美容中药

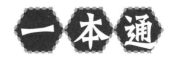

武谦虎 编著

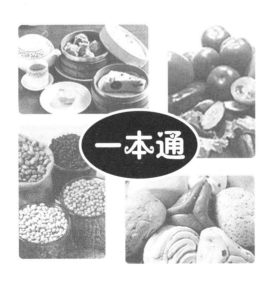

中国医药科技出版社

内 容 提 要

本书系统地阐述了常用美容中药的药性、美容作用及应用等内容。本书共分七章，第一章介绍中药美容历史、皮肤护理基础知识、中医药美容及现代中药美容原理、美容中药的中医辨证施治。第二章至第四章分别介绍单味美容中药、美容方剂、美容药膳的组成、功效、美容应用、制备与用法、注意事项等内容。第五章介绍美容中药制剂，第六章介绍中药化妆品，第七章简要介绍常见损美性疾病的中药治疗。

本书内容翔实，简明实用，可供从事中医药美容保健的医药工作者、医药院校师生及中药美容爱好者参考。

图书在版编目（CIP）数据

美容中药一本通/武谦虎编著 . —北京：中国医药科技出版社，2013. 10（2024.10重印）
ISBN 978 – 7 – 5067 – 6327 – 1

Ⅰ. ①美…　Ⅱ. ①武…　Ⅲ. ①美容 – 中药学　Ⅳ. ①R287. 6

中国版本图书馆 CIP 数据核字（2013）第 201413 号

美术编辑　陈君杞
版式设计　郭小平

出版　中国医药科技出版社
地址　北京市海淀区文慧园北路甲 22 号
邮编　100082
电话　发行：010 – 62227427　邮购：010 – 62236938
网址　www. cmstp. com
规格　710×1020mm $^1/_{16}$
印张　18 $^3/_4$
字数　308 千字
版次　2013 年 10 月第 1 版
印次　2024 年 10 月第 5 次印刷
印刷　北京金康利印刷有限公司
经销　全国各地新华书店
书号　ISBN 978 – 7 – 5067 – 6327 – 1
定价　**38. 00 元**
本社图书如存在印装质量问题请与本社联系调换

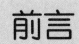

Preface 前言

随着时代的发展，要求从事中医药美容的工作者必须全面掌握常用美容中药的药性、药理作用及临床应用等知识，鉴于此，我编写了《美容中药一本通》一书，希望能为促进美容业发展尽自己的微薄之力。

本书有以下特点。

1. 对常用美容中药名称及美容方剂来源做了考证，中药基本上采用《中华人民共和国药典》及《中药学》的正规名称，以正本清源，确保美容用药的安全有效。

2. 为了方便美容爱好者在家庭中应用，本书适当收载了中药美容药膳的内容。

3. 鉴于世界"绿色革命"浪潮的推动，许多人喜爱和崇尚作为自然疗法的中药美容，为达到雅俗共赏，寓教于乐的效果，本书收录了一些与中药美容有关的诗词、典故和趣事。

本书编写过程中，参考并选用了一些正式出版的中医药美容书刊资料，在此一并对原作者表示衷心感谢。本书末尾处附有参考文献，但由于篇幅及体例所限，尚有零星参考资料未能——注明出处，敬请谅解。

需要在此提醒读者朋友的是，如果您是美容爱好者，您想试用本书介绍的美容中药及方剂、美容中药药膳，最好请在医师指导下使用；一旦使用过程中出现皮肤过敏等不适症状，请立即停用所用美容中药、方剂及药膳，并及时去医院就诊。

由于时间仓促及编者知识水平有限，本书不当及错误之处在所难免，敬请各位读者及专家批评指正。

编者
2013 年 6 月

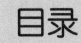

Contents 目录

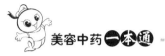

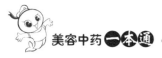

|第四章| 美容中药药膳 ／ 178

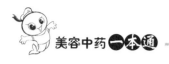

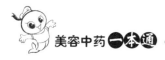

第一章 概　论

一、中药美容简介

中药美容法是通过中药的内服、外用来防病健身、延衰驻颜或治疗损美性疾病的一种美容方法。

中药美容法是中医美容各种方法中内容最丰富的一部分。中药美容以内服为主，外用为辅，并需在中医美容理论指导下辨证使用。外用除了可用传统外用制剂外，如今更流行使用化妆品。化妆品常用美容中药一般可分为保健型和治疗型两大类。保健型美容中药多具有滋润肌肤、防皱除纹、悦色增白、护发增辉、护肤防裂等作用，如古代本草文献中所谓"好颜色"、"悦泽人面"、"白丽"等功效。治疗型美容中药多具有乌发、除黑黯、去粗刺、灭瘢痕、蚀赘疣、消黑子、疗疮疡等功效。中药美容法因其内容丰富，故又是各种美容方法中最重要的一种，成为目前中医美容学的重点研究内容。

美容中药多来自植物、动物、矿物或其他类药物，植物药中以皮、花入药者为多。中医有"以皮治皮"之说，皮药入皮，直达病体，起到美容作用，如白杨皮、木兰皮、石榴皮等。中医还有"以色补色"之说，花瓣娇艳，质轻上达，可令气血上荣于面，使容颜姣好，如桃花、樱桃花、蜀葵花、李花、木瓜花、梨花、杏花、马蔺花、旋覆花、凌霄花等。在动物药中，有许多是动物油脂（如猪、羊、牛、犬、鹅、熊脂等）以及乳汁、蜂蜜、蜡等，它们具有赋形作用，同时还具有凝润泽肤、润燥滑利的效用。

中药补气、补血的药物，具有增强人体功能、提高抗病能力及延缓衰老的作用，自然和美容密切相关。现代药理学研究指出，补虚药主要是增加营养成分，如碳水化合物、蛋白质、氨基酸、维生素和无机盐等，在调整整体的同时，能改善皮肤营养，增强皮肤生理功能，如白术、何首乌、麦冬、黄精之类，且甘味药多富含油脂，可润泽肌肤，悦人容颜，如瓜蒌仁、桃仁、冬瓜仁、杏仁、柏子仁、桃仁等。

中药美容重视内调，但亦强调外治，将中药制成不同的剂型用于皮肤、黏膜、毛发局部，一方面药物的有效成分直接作用于皮肤或黏膜，起到体表治疗及保健的作用，如灭菌、杀虫、消炎、止痛、止痒等作用，对于局部症状较突出的损美性疾病或皮肤缺陷，从皮肤直接给药，药效更捷。另一方面，

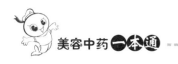

可起到体内治疗及保健作用，药物经过配伍可很好地被透皮吸收到体内，发挥全身治疗或保健作用。中医认为外病是由于体内脏腑、阴阳、气血失调所引起，故"外治之理即内治之理，外治之药即内治之药，所异者法耳"。即药物的内服、外用都能达到调理整体的作用，只是给药途径不同而已。

尤其值得重视的是药膳美容在中医临床上有悠久的历史，药膳美容是采取食药结合，以养内为主，内以扶助正气以固本，寓美寓补于食。药膳美容注重整体，内外兼调。整体美容是药膳美容的指导思想，并且人体的形体容颜状况与五脏的健康状况亦密不可分，若人体外表现出容颜憔悴、形容枯槁、鬓发斑白、皮肤干枯松弛等，都与内在脏腑的失调分不开。药膳美容法所应用的原料均取自各种有美容作用的食物和中药，食物多为日常饮食中所用，获取方便，安全可靠，简便易行。比如经常食用萝卜，绞取汁水，每日饮用，坚持数月，可起到细腻白嫩皮肤的作用，面黑、皮肤粗糙者尤宜。用新鲜秋茄子剖开，外擦扁平疣、寻常疣表面，每次约擦 4～5 分钟，以有微热感为度，早晚各一次，可连续坚持擦至疣脱落，且愈后无瘢痕。经常食用牛奶，可滋润皮肤，使皮肤细腻光滑，对于肥胖多痰湿者，多饮茶，食黄瓜、冬瓜、山楂等食物，可助减肥防胖；而桑椹、黑芝麻、核桃等对于须发早白者食之则有乌须发之功。

二、中医药美容历史简介

中医药美容历史悠久，经验丰富。中医药美容的历史至少可以追溯到2000 年前，20 世纪 70 年代湖南长沙马王堆汉墓出土的古医书中已有关于药物美容、针灸美容、气功美容、饮食美容的记载。在历史长河中，中医药美容的各种方法被无数医学家反复应用、验证、筛选，经过去粗取精、去伪存真而渐臻完善。大量中医药美容文献经筛选得到的精华，为现代美容学的发展提供了宝贵的文献依据，尤其是中药美容方面，为开发研制天然化妆品提供了丰富的实践经验。

关于美的记载早在甲骨文中就有"沐"和"浴"，其意思是洗脸和洗澡，这个时期人们已经开始注意自己的仪表，商纣王时甚至已经会制"燕脂"，用涂胭脂来使人变美，而到春秋战国时期就有用中草药使人变美的记载，如《山海经》中有"茼草……服之美人色"的记述；该书中还记载有 12 种与美容有关的药物。

我国最早的药学专著《神农本草经》中有美容保健功效的药物已达 160余种，如白芷能"长肌肤，润泽颜色，可做面脂"；白僵蚕能"灭黑斑，令人面色好"，除此之外，书中还提到有些药可以制成面脂。东汉医圣张仲景《伤寒杂病论》中有当归生姜羊肉汤、百合鸡子黄汤、猪肤汤等，说明了中医药美容食疗的应用效果。《黄帝内经》是中医药学的理论基石，它论述了人体毛发、胡须、颜面、五官、皮肤以及形体与内在脏腑经络、阴阳气血津液等的关系，为中医中药、食疗药膳治疗和预防损美性疾病奠定了理论基础。

魏晋南北朝时期，中医药美容的书籍大量出现，其中最著名的当数葛洪的《肘后备急方》，以其所刊载的美容方剂之早、之多、之专，而堪称中医美容第一书。

到隋唐五代，隋·巢元方的《诸病源候论》对损美性疾病的临床特征及病因病机进行了深入的分析和探讨。

唐代是中国历史上政治最稳定、经济最繁荣的时期。洗面、化妆等美容方法也有了相当大的发展，美容之风更是盛行。杜甫的腊日诗中说："口脂面药随恩泽"，说明当时涂唇的口脂、美容的面药等美容用品已经作为皇帝恩赐的常用之品，赏赐给嫔妃、臣下，以示皇恩浩荡。据史书记载，武则天57岁时，仍然有年轻时的容貌，世人认为这与她用香汤沐浴，药粉洗面，油脂、香粉等宫廷秘方涂面是分不开的，证明中药美容方法是具有独特的功效。唐代的两部非常重要方剂书籍《备急千金要方》和《外台秘要》中，均设立专篇收载美容方法，其中有面药、面脂、手膏、澡豆方等外用美容方法。孙思邈集唐以前医方学之大成，著成《备急千金要方》和《千金翼方》两书，书中不仅阐述了美容概论，还记录了大量的美容方药和方法。

宋代王怀隐等的《太平圣惠方》论述了许多疾病的药膳疗法，陈直的《养老寿亲书》是我国现存的早期老年医学专著，其所载方中药膳占70%。

元代忽思慧《饮食正要》药膳方、食疗方相当丰富。还有妊娠食禁、乳食禁、饮酒避禁等。

明代中医药美容继续发展，朱棣领衔编撰的《普济方》中有主要作用为润肤驻颜、除皱祛斑、生发乌发的方药，及对发于面、手等部位的损容性疾病具有治疗作用的方药。李时珍的《本草纲目》，记载的美容中药近300种，是对前人经验的总结，功效涉及增白、护肤、祛皱、消斑、去雀斑、乌发、香体、洁齿、悦颜等方面，《本草纲目》中还收载许多保健药膳。

清代的药膳更有特色，如王士雄的《随息居饮食谱》介绍了药用食物七门三百余种，章穆的《调疾饮食辩》所涉及的药用食物更多，袁枚的《随园食单》介绍了多种药膳的烹调原理和方法，曹庭栋的《老老恒言》（又名《养生随笔》）中列出老年保健药粥百种。

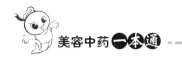

三、皮肤护理基础知识

（一）皮肤的结构

皮肤是人体最大的器官，被覆于身体表面，成人的皮肤总面积约 $1.2 \sim 2.0 m^2$。皮肤也是人体最重要的器官之一，占总体重的16%，约相当于肝脏的3倍。皮肤厚度随年龄、部位的不同而异。其厚度平均为 $0.5 \sim 4mm$，掌跖部最厚，眼睑部最薄。皮肤由表皮、真皮和皮下组织等组成，其间分布有丰富的血管、淋巴、神经以及毛发、指（趾）甲、汗腺、皮脂腺等附属器组成。

1. 表皮

表皮由角朊细胞和树枝状细胞两大类细胞组成。

（1）角朊细胞　角朊细胞又称角质形成细胞，是表皮的主要成分。一般由深层到表层，依次分为基底层、棘细胞层、颗粒层、透明层和角质层。

基底层：位于表皮的最深层，为一层矮柱状或立方状细胞，排列整齐呈波纹状。细胞的底部由齿状的小突起穿过基底膜伸入真皮，借以紧固位置，并从真皮中吸收营养。基底细胞常含有黑素颗粒，呈帽状分布于核上方。基底细胞具有活跃的增殖功能，并不断向表皮演变，产生新的表皮细胞，故此层又称生发层。

表皮的更替时间是指基底细胞演变成棘细胞层、颗粒层、透明层和角质层到最后脱落所需时间。表皮细胞从棘细胞层下部演变至颗粒层最上部的时间约为14天，从颗粒层最上部再演变至角质层，直到最后脱落约为14天，故一般认为正常表皮细胞的更替时间约28天。

棘细胞：位于基底层上方，一般由 $4 \sim 10$ 层细胞组成。细胞呈多边形，核较大呈圆形，细胞间有许多短小的胞质突起如棘状，故称为棘细胞。该层由于细胞层数占表皮的大部分，所以是表皮中是最厚的一层。棘细胞和基底细胞繁殖能力很旺盛，在伤口愈合时，除伤口周围的基底细胞外，部分棘细胞也加速分裂，参与伤口的愈合过程。

颗粒层：位于棘细胞层上方，由 $3 \sim 5$ 层梭形细胞组成。其特征为细胞质内含有透明角质颗粒，细胞趋向退化，逐渐变小。颗粒层细胞间贮存水分，这些细胞可以从外部吸收物质，所以这一层对于化妆品的使用效果起着重要作用。

透明层：位于颗粒层上方，由 $1 \sim 3$ 层已死亡的扁平透明细胞构成。此层仅见于掌跖的表皮。胞质中透明角质颗粒液化成角母蛋白，和张力细丝融合在一起，形成防止表皮细胞组织液外渗的屏障。

角质层：位于表皮的表层，由几层至几十层扁平角质细胞组成。角质层细胞是一些已角化死亡的细胞，所以在美容上称为"死皮"，对酸、碱、有机溶剂等有一定的抵抗能力，对于保护表皮十分重要。角质层还可以抵挡紫外线和一定的温度、湿度等外来的刺激，且能耐一定的摩擦，可防止细菌感染，并且可以防止体内水分过度蒸发，赋予肌肤张力与湿润。

表皮中只有基底细胞层和棘细胞层具有分裂功能。表皮的更新是由这两层移动开始，经颗粒层和透明层阶段转变为角质层，最后角质层脱落完成表皮的更新，这一过程称之为角化过程。如果人体表皮被化学或机械的方法去除，只要能保留部分基底细胞，就可以得到表皮的完全再生而不留痕迹。如果创伤深达真皮的深层，表皮的基底细胞层被完全破坏，那么表皮将被瘢痕组织代替，皮肤将出现难看的瘢痕。由此可见，人体的皮肤仅仅是表皮和真皮的浅层可以被更换而又不产生令人厌恶的瘢痕。

（2）树枝状细胞 表皮树枝状细胞有四种类型，包括黑素细胞、朗格汗斯细胞、麦克尔细胞、未定型细胞。

黑色素细胞主要分散在基底层细胞间、毛发和真皮结缔组织中，每个黑色素细胞伸出细长树枝状突起和一批角朊细胞接触，形成表皮黑素单位。

2. 真皮

真皮由胶原纤维、网状纤维和弹力纤维以及细胞和基质构成，可分为乳头层和网状层。真皮位于表皮之下，比表皮厚 3 ~ 4 倍，弹性大，可伸可缩，起缓冲机械性冲击，保护机体的作用，是皮肤对外防护的第二道保障。

（1）乳头层 位于真皮最上面、最薄的一层。表面隆起，形成许多乳头状隆起并突向表皮。其内有丰富的毛细血管、毛细淋巴管和感觉神经末梢及触觉小体。伤及此层时可出现点状出血。

（2）网状层 位于真皮下部较厚的一层，与乳头层无明显界线。主要由粗大的胶原纤维、较多的弹力纤维和网状纤维组成。由于弹力纤维的回缩性，可使皮肤伸展后恢复正常。老年人弹力纤维变性而失去弹性，皮肤呈松弛状态，并出现皱纹。真皮中尚有血管、淋巴管、神经及皮肤附属器等。真皮层在美容学上有着重要的意义，一般美容学治疗深度未达真皮层时，皮肤则可恢复不留痕迹。如深达真皮或真皮以下，则造成瘢痕，这是美容治疗中必须注意的，应用高频电刀、二氧化碳激光、冷冻、刮除术及磨砂祛除死皮时，一定不能伤及真皮层。

3. 皮下组织

皮下组织位于真皮下，真皮层和皮下组织间无明显界线。皮下组织主要是一层脂肪组织，有一定的弹性，可缓冲外来冲击，起着保护机体的作用，并供给身体热量。皮下组织又是皮肤保护各种组织和内脏器官的第三道屏障。

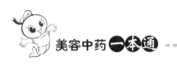

它含有丰富的结缔组织及血管、汗腺、皮脂腺、毛囊、淋巴管和神经。这层脂肪的多少，决定着人的胖瘦。过胖影响美容和健康，过瘦使皮肤松弛，缺乏光泽，显得苍老。动物性脂肪较易储存，植物性脂肪较易分解，转变为能量，供机体利用。故少食动物性脂肪可预防肥胖症。

4. 皮肤的附属器

皮肤的附属器包括毛发、皮脂腺、汗腺和指（趾）甲。

（1）毛发　毛发为一杆状角化物，露在皮肤以外的部分叫毛干，埋在皮肤内的叫毛根，毛根末端膨大呈球状，称毛球。毛球的底部向内凹陷充满结缔组织的部分叫毛乳头，内含血管和神经，可供给毛发生长所需要的营养和控制毛发的生长，所以它使毛发的生长点。毛根在皮肤内被一管状囊所包绕，叫毛囊。在毛囊的一侧有一束斜行的平滑肌叫立毛肌。立毛肌的一端连于毛囊，另一端附着于真皮的浅层，呈倾斜的方向。立毛肌受交感神经支配，收缩时可使毛发竖立，引起皮肤出现"鸡皮"现象。毛发分毳毛、短毛和长毛。毳毛分布于全身皮肤，无色素，软而细。短毛如眉毛、睫毛、鼻毛、耳毛等。长毛如头发、腋毛、阴毛等。三种毛各有各的作用，并受神经、内分泌、营养等因素的影响，与人体健美有关系。

毛发的生长：毛发的生长呈周期性，即生长期和休止期相互交替，退行期则是由休止期到生长期之间的过渡时期，此期较短，不同部位的毛发各期长短不一。头发的生长期平均为 2～6 年，休止期约 4 个月，退行期为数周。头发的生长是不同步的，生长的速度每天约 0.27～0.44mm，头发有 10 万根以上，其中 90% 处于生长期。正常人每日可脱落 50～100 根头发，同时也有相等发量再生。眉毛的生长期为 2 个月，休止期长达 8～9 个月，故眉毛较短。

（2）皮脂腺　皮脂腺多位于毛囊和立毛肌之间，主要功能是分泌皮脂，立毛肌收缩时可促进皮脂的排出。

（3）小汗腺　小汗腺属单管状腺体，可分为分泌部和导管部。分泌部的功能是分泌汗液，导管部是汗液排出表皮的导管。

（4）大汗腺　大汗腺属大管状腺体，分泌部位位于皮下脂肪层，腺腔大，为小汗腺的 10 倍。大汗腺导管多开口于毛囊的皮脂腺入口之上方，少数直接开口于皮肤表面。分泌液为乳状液，无气味，排出后被细菌分解即产生臭味，称腋臭。

（5）指（趾）甲　指（趾）甲是由多层紧密的角化细胞构成，外露部分称甲板，覆盖甲板周围的皮肤称甲廓，伸入近端皮肤中的部分称甲根，甲板下的皮肤称甲床，甲根之下的甲床称为甲母质，是甲的生长区，近甲根处新月状淡色区称甲半月。指甲每日生长约 0.1mm，趾甲生长速度更慢，为指甲生长速度的 1/4~1/3。

（二）皮肤的生理功能

皮肤是一个保护器官，是人体的外壳，是人体与外界环境的主要屏障，具有感觉、调节体温、分泌排泄、吸收代谢作用，并具有免疫功能。

1. 保护作用

皮肤的保护作用可表现在以下几个方面。

（1）机械性保护作用　皮肤由表皮、真皮和皮下组织构成一个完整的屏障结构。表皮角质层致密而柔韧，能耐受轻度的搔抓和摩擦；真皮中胶原纤维，弹力纤维和网状纤维织成网，具有伸展性和弹性，对外界机械性损伤具有缓冲作用。

（2）对物理性损伤的防护　皮肤的角质层含水分少，电阻值较大，具有一定的绝缘性。皮肤对光线有吸收作用。角质层的角化细胞可吸收大量的短波紫外线（波长为 180~280nm），棘细胞和基底细胞可吸收长波紫外线（波长为 320~400nm），黑素细胞产生的多聚体黑色素对紫外线的吸收作用更强。黑素细胞受紫外线照射后可产生更多的黑色素，传递给角朊细胞，从而增强了皮肤对紫外线辐射的防卫能力。皮肤和毛发表面凹凸不平，部分细胞呈剥离状态，可反射光线，减少可见光的损害。

（3）对化学物质损伤的防护　皮肤的角质层是防止化学物质进入体内的主要屏障区，但这种屏障作用是相对的，能在一定程度上防止化学物质的渗入，但接触高浓度的酸碱和盐类，皮肤立即受腐蚀，发生化学性烧伤。

（4）对微生物的防御作用　皮肤对微生物的侵害有多方面的防御功能，如致密的角质可以机械地阻挡一些微生物的入侵。角朊细胞不断角化而脱落可以排除一些微生物。干燥的皮肤表面和弱酸性的 pH 环境不利于微生物的生长繁殖。

（5）防止液体丢失　皮肤的多层结构和致密的角质层，以及皮肤表面的脂质膜可以阻止液体丢失。成人 24 小时通过皮肤弥散丢失水分约 240~480ml（不显出汗），如果角质层丧失，水分丢失可增加 10 倍或更多。

2. 感觉作用

皮肤内分布着丰富的神经末梢和神经小体，对外界感觉十分灵敏。皮肤把外来的刺激通过神经传入大脑神经中枢，从而有意识或无意识地在身体上做出相应的反应。

感觉分为触觉、痛觉、压觉和温觉；另一是复合感觉，由皮肤中不同类型的感觉器官和信号传入中枢后，经过大脑皮层整理综合而形成，如形体觉、

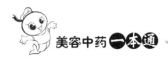

两点辨别觉、定位觉和图形觉等。

3. 体温调节作用

皮肤在体温调节中起着十分重要的作用。皮肤中含有冷感受器和热感受器。冷感受器在皮肤温度低于 30℃时开始发出冲动，热感受器在皮肤温度超过 30℃时开始发出冲动，47℃时频率最高。这些神经冲动传入丘脑下部体温调节中枢，在体温调节中枢控制下，通过增减皮肤血液量、发汗、寒战等生理调节反应，使体温维持在一个正常的稳定水平。

4. 分泌和排泄作用

皮肤中有皮脂腺和汗腺参与机体的代谢。汗腺能分泌汗液，含水分99.0% ~99.5%，固体成分（如氯化钠、尿素、尿酸等）占 0.5% ~0.1%，每天可排泄 500 ~1000ml，汗腺代替了肾脏部分排泄功能。

皮脂腺分泌皮脂和排泄少量废物，皮脂腺的发育和分泌直接受内分泌系统的控制。青春期分泌活动旺盛，女性绝经期后和男性 70 岁以后分泌减少。雄性素及长期大量应用皮质类固醇可促使皮脂腺肥大、增生，分泌增加。药理剂量的雌激素可以降低皮脂腺的活性。摄入过多的糖和淀粉类食物使皮脂分泌显著增加，而脂肪的影响则较少。

皮脂有润滑皮肤和润滑毛发的功能，可使皮肤不干燥，毛发柔软光亮，又有保温、防止水分蒸发，防止水和水溶性物质侵入和抑制某些微生物生长的功能。如果皮脂分泌过多，阻塞了毛囊孔，就容易发生痤疮。

5. 代谢作用

皮肤参与机体的一般代谢，包括糖、蛋白质、脂肪及水、电解质的代谢，其中最主要的是皮肤经紫外线照射后，可把表皮内含有的 7 - 脱氢胆固醇转变成维生素 D_3。该维生素与人体内钙、磷的代谢关系十分密切。

6. 吸收功能

皮肤具有吸收外界物质的能力，这在皮肤病治疗上有着重要的意义。皮肤主要通过表皮和附属器吸收外界物质。物质可通过角质层细胞和细胞间隙进入真皮。毛囊、皮脂腺是皮肤吸收的主要部位。一般认为，汗腺的吸收作用较小。

完整的皮肤只吸收很少的水分，单纯水溶性物质如维生素 C、维生素 B。葡萄糖、蔗糖等不被皮肤吸收。电解质吸收不显著。脂溶性物质如维生素 A、维生素 D、维生素 E、维生素 K、睾酮、孕酮、雌激素及大部分皮质类固醇制剂可经毛囊、皮脂腺吸收。油脂类也经毛囊、皮脂腺吸收，一般规律是羊毛脂 > 凡士林 > 植物油 > 液状石蜡。能增加皮肤渗透性的物质如氮酮、二甲基亚砜、丙二醇、乙醚、三氯甲烷等有机溶剂可增加皮肤对物质的吸收。表面活性剂可起湿润、乳化、增溶作用，有助于物质与皮肤表面紧密接触，增加吸收功能。

皮肤吸收功能的大小与角质层的厚度、毛囊和皮脂腺的密度，皮下毛细血管网的分布的多少有关系。当皮肤损害时，可降低皮肤的屏障作用，增加皮肤的吸收，损害的面积越大，吸收功能越大。

7. 社会作用

皮肤可以表现人体的外在形态美。美的皮肤给人一种美的感觉。有时人的面部表情、仪容笑貌，有助于人类的情感交流，促进了解，加深友谊。美的皮肤与人的婚恋、就业、事业的成功都有着一定的关系。

（三）面部皮肤的类型及护理

面部皮肤分类方法目前较混乱，多达十余种，例如干性、油性、混合性、敏感性，最近又有人提出粗糙的老年性皮肤等。这里仅介绍皮肤的四种最基本类型，即油性皮肤、干性皮肤、中性皮肤、混合性皮肤。

1. 中性皮肤

中性皮肤是健康理想的皮肤。皮脂腺、汗腺的分泌量适中，皮肤的特点既不干燥也不油腻，皮肤光滑细嫩而富有弹性，厚薄适中，对外界刺激不敏感，皮肤没有瑕疵。皮肤纹理不粗不细，毛孔较小。中性皮肤多见于青春期前的少女，皮肤 pH 在 5～5.6 之间。

中性皮肤的人一定要谨慎使用化妆品，所谓"娇娇者易污"，以免损害了自己的皮肤。日常生活中尽量避免刺激，包括物理性及食物刺激。

2. 油性皮肤

油性皮肤是皮脂腺分泌功能旺盛。油性皮肤的特点：皮肤油腻发亮，肤色较深，毛孔粗大，皮肤纹理较粗，对外界刺激不敏感，不易产生皱纹。所以，油性皮肤的人比干性皮肤的人耐老。但因皮脂分泌过多，积于毛囊内不能顺利排出，易生粉刺、痤疮。皮肤的 pH 在 5.6～6.6 之间。油性皮肤的护理时间应尽量用水质化妆品，以不化妆为好；在饮食上少吃油腻性食品，而且应保证充足的睡眠。大量的临床实践发现，油性皮肤的人多伴有晚间睡得晚，早晨不起床，即目前所说的"昼眠型"的睡眠规律的人。因为油腻来自于皮脂腺的过度分泌，所以单纯采用化妆品来改变其性质是不可能的。另外油性皮肤的人应勤洗脸，保持面部汗孔的排泄功能通畅，以减少粉刺、痤疮的产生。

3. 干性皮肤

干性皮肤的特点是：皮肤白皙、细嫩，毛孔细小而不明显。皮脂分泌较少，皮肤易干燥，起细小皱纹，对外界刺激较敏感，皮肤易生红斑。皮肤毛

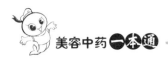

细血管较明显，易破裂。皮肤 pH 在 4.5～5 之间。干性皮肤又根据缺水、缺油程度的不同分为干性缺水皮肤和干性缺油皮肤两种。

干性缺水皮肤多见于 35 岁以上的人，与汗腺功能减退、皮肤营养不良、缺乏维生素 A、饮水量不足等因素有关。风吹、日晒也可以引起皮肤缺水。干性缺水皮肤的特点：皮肤较薄，干燥而不润泽，可见细小皮屑，皱纹较明显，皮肤松弛缺乏弹性。

干性缺油皮肤由于皮脂分泌量少，不能滋润皮肤，或护理不当，常用碱性大的香皂洗脸等，导致皮肤缺油。皮肤外观较干，缺乏光泽，皮纹细致，毛孔细小不明显，常见细小皮屑。

这类皮肤容易出现过敏反应，使用化妆品应慎重，当出现红肿或环行红斑时应立即停止使用化妆品。这种皮肤的人不适合用香味过浓的洗面皂和化妆品，以防过敏。干性皮肤的人应多吃营养丰富的食品，以补充皮肤所需的维生素及微量元素。尽量少吃辛辣等刺激性食物，保证充足的睡眠，避免阳光长时间的曝晒，以防日光敏感性皮炎发生。干性皮肤的人春秋两季有时起皮屑，所以适当选用油质或乳质化妆品；夏季可用凉帽遮挡阳光，冬季可适当戴口罩。干性皮肤平时应注意自我按摩及使用鲜奶或水果面膜护理，以防皱纹过早出现。

4. 混合性皮肤

混合性皮肤的特点是兼有油性皮肤和干性皮肤的特征。表现为面部 T 型区（前额、鼻部、口周、下颏）皮肤呈油性，其余部位呈干性。

混合性皮肤护理起来比较困难，有人提出分部位护理，事实上很难做到。通常可采用油性皮肤的护理方法进行护理，护肤以水质滋养剂为主，在饮食上注意少吃肥肉及含脂肪多的食品。

究竟哪种皮肤最好？这的确令人很难回答。因为皮肤的类型是正常状态，而不是病理现象，但是皮肤的类型确实隐藏着产生某些皮肤病的可能性，从这个意义上讲，油性皮肤与干性皮肤各有长短，当然，如果你拥有中性皮肤，那你一定要懂得珍惜，因为这是最好的皮肤。

一般皮肤美与不美并不以皮肤类型为标准，不论什么型皮肤，只要具有细腻平滑，柔软而富有弹性，洁净无瑕，红润而有光泽，就会使人产生愉悦的感觉，这就是相对美的皮肤。反之，皮肤脱屑或皱纹满布，皮肤有毛囊性小粉刺或痤疮、雀斑或黄褐斑，或皮肤粗糙而缺乏弹性，这种皮肤很难令人产生美的感觉。

皮肤的类型并不是终生不变的，它随着人的体质因素，年龄因素及自然环境变化而在不断地改变着，但一般的规律是各型皮肤容易向干性皮肤转化，所以产生皱纹是老年人的共同特点。

四、中医美容原理

（一）影响美容的因素

1. 五脏与美容

人体是以五脏为中心完成一系列生命活动的有机整体。五脏内与六腑血脉相连，外与体窍相通，是生命协调中心，是气血生化之源。和美容直接相关的形体容貌是五脏功能的外化延伸，五脏供养体窍，体窍反映五脏。五脏功能的强弱直接影响到体窍的荣枯。中医认为：心，其华在面，其充在血脉，开窍于舌；肺，其华在毛，其充在皮，开窍于鼻；脾，其华在唇，其充在肌，开窍于口；肝，其华在爪，其充在筋，开窍于目；肾，其华在发，其充在骨，开窍于耳及前后二阴。"其华"、"其充"、"开窍于"反映了五脏和体窍的标本关系。五脏强壮不仅使人长寿，而且使人形体容貌健美；五脏不足不仅使人容易短寿，而且使人形体容貌失去美感。由此看来，美容问题实际就是健康与疾病、五脏协调和失调的问题。五脏"有诸内"为本，体窍"形诸外"为标，中医美容不仅保养"标"，更重调理"本"，是养于内，调于内，治于内而美于外。五脏对于形体容貌保健具有非常重要的意义，许多美容方法诸如补心脾以养神润面，健脾胃以丰肌调形，养肝肾以明目乌发，理肺胃以消疮洁肤，补脾肾以健美抗衰等等无不以五脏为着眼点。

（1）心与美容　心与美容的关系主要体现在主血脉、主神两方面。

心主血脉，推动血液运行，面部血脉十分丰富有相对表浅，故面色明暗润枯在很大程度上反映了心主血脉的功能，这也是心"其华在面"意义所在。不论肤色深浅，健康人的面色应透出红润的血色。红为血液充盈，润为血脉畅达，或黄中透红或白黑透红或黑里透红。心血不足则面色不华，心气不足则面色㿠白，心血瘀阻则面色瘀暗，心火血热则面红或易生疮。

心主神。广义的神是生命活动的外观，通过面色、眼神、反应、形体动作等反映出来，即所谓"神气"。神气表现生命自然和谐之美，和心的协调密切相关。神是在心的调节下，五脏六腑的功能协调配合的生命美，这是形体容貌美的基础。离开了"神气"，任何美容方法都将失去意义。狭义的神是指人的精神思维活动，虽分属五脏，但由心所主，"所以任物者谓之心"。神不仅对人的精神风貌有深刻影响，而且通过心影响五脏，"悲哀忧愁则心动，心动则五脏六腑皆摇。"神的活动以心血为物质基础，心血充足则人的神志清晰，精力充沛，感觉灵敏；心血不足则精神衰退、健忘、多梦、失眠、恍惚、惊悸；心火血热则心烦不安、多梦、失眠。中医美容强调形神俱养，健美的

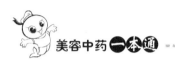

外形和良好的精神风貌缺一不可。形神合一是中医美容的最高境界。因此，养心怡神是重要的美容方法。

（2）肺与美容　肺主皮毛，皮毛的营养来源于肺。肺主宣发，一是宣发卫气，二是宣发津液。

卫气源自脾胃，须经肺的宣发方能布达皮毛发挥功能。卫气循行于肌表皮腠之间，剽悍滑利，能够温煦肌肤，调节汗孔，抗御外邪，促进代谢。因此，皮肤的功能大部分是卫气的功能，功能的完整性是皮肤美容的先决条件。如果肺气不足或肺气郁闭使肺失宣发，就会引起卫气虚弱或卫阳郁滞而导致皮肤功能失常。卫气虚则皮毛肌肤失养，肌肤不温，易生冻疮，汗出异常，皮肤抵抗力差，反复感染，易招风邪而瘙痒过敏，皮肤干枯；卫阳郁滞化热易生斑、疹、疮、痈等皮肤病。

肺宣发津液至皮毛，这对于保持皮肤充足的含水量具有重要意义。皮肤缺水是皮肤干燥、衰老，产生皱纹的重要原因，当皮肤缺水，干燥起屑，产生许多细小皱纹、皲裂或唇焦时，应注意清热润肺，养阴生津。

（3）脾与美容　脾对美容来说，首先是作为后天之本、生化之源对五脏六腑、全身健康的深刻影响；其次，脾和形体肥瘦、肌肉虚实、肌肉弹性、面色唇色直接相关。

脾气健运，气血生化有源，脏腑强壮，这是形体容貌美的基础，可表现为体重适中，肌肉结实，四肢有力，肌肉充盈饱满，面有光泽，口唇红润。长期的脾胃功能失调均会有损美性改变。如脾胃积滞化热可见皮肤油腻粗糙、形体肥硕、便秘、口臭、体臭、痤疮、酒糟鼻、皮肤容易过敏等；如脾胃虚弱，生化乏源则可见皮肤干枯、面色萎黄、精神疲惫、四肢乏力、肌肉松弛下垂、口唇色淡无华。

脾主运化水湿，参与水液代谢。对皮肤说，畅通的水液代谢，充分的水液供应可以使皮肤充盈饱满又无虚浮胀满之象。皮肤对缺水和水液停留均很敏感。如脾失健运，水湿内停，痰湿内盛可致形体肥胖臃肿，神昏嗜睡，胸闷多痰，打鼾，面色黄白不泽，面部虚浮郁胀；如恣食肥甘，伤胃损脾，湿热内蕴又常常是引发多种皮肤病的原因，如斑秃、脂溢性脱发、脂溢性皮炎、皮肤瘙痒、毛囊炎、湿疹等。

（4）肝与美容　肝与七情、月经、爪甲、眼睛、筋等有密切关系，并因此影响美容。

肝主条达，疏泄情志。情志条达则七情平和适度，神态安详，眉目舒展；肝气郁结，七情不畅通则使人郁郁不乐、愁眉苦脸或烦躁易怒。

肝藏血，调节血量，濡养双目、爪甲、筋膜，参与月经形成。肝血充盈则双目明亮，视物清晰，爪甲红润饱满，关节活动灵活，动作敏捷；肝血不足则面色㿠白，目涩无神，视物昏花，爪甲干枯薄脆，体态衰老，关节屈伸不利，动作迟钝。肝气疏泄有度，血海施泄有时，冲任畅通，经候如常；如肝失疏泄则月经不调，常可继发月经前后损美性变化、烦躁易怒、月经疹、痤疮、黄褐斑等。

肝藏血、肾藏精，精血互化互生，故曰"肝肾同源"。肝肾精血对形体肌肤毛发起着濡润作用，并维持阴阳平衡。肝肾不足是人体衰老的主要原因，可见憔悴苍老，面色晦暗、发毛脱落、听力下降、视物昏花、腰膝酸软、体态不灵活等；肝肾阴虚、肝阳上亢可形成中老年人损美的常见病机——火燥相结，表现为形体消瘦，皮肤晦暗干燥，头发脱落干枯，心烦失眠，易生黑眼圈、黄褐斑等。

肝胆湿热熏蒸可见带状疱疹，面如蒙垢不洁、面色黄染；湿热下注可致妇科带下诸病等。

（5）肾与美容　肾藏精，乃先天之本，寿命之根。肾中精气的生理性消长盛衰是人体生长衰老的内在根据。小儿天真活泼、青少年热情洋溢、中年人稳重干练、老年人从容平静是各年龄阶段特有的生命美，生命美的根在肾。但在生命过程中衰老也会带来一系列损美性改变，抗衰驻颜也是美容需要解决的重要课题。随着肾中精气的自然衰退，五脏功能下降并随之出现一系列生理性衰老的改变：驼背弯腰，活动不灵活，皮肤松弛、皱纹横生、肤色转暗，缺乏光泽，头发发白稀疏脱落，牙齿松动脱落，视物昏花，听力下降，记忆力下降，以致最后老态龙钟，丧失人体外在之美。因此生命的衰老之根也在肾。心、脾、肝、肺等脏腑疾病引起的损美性改变，可能由于及时正确的治疗和调养而恢复，但衰老是不可抗拒的自然规律，一旦发生则难以逆转。因此，应通过后天的养生保健，比如良好的生活习惯，合理的饮食结构，适当的形神调养等以后天养先天，延缓肾精的衰减速度，从根本上延年抗衰从而驻颜美容。

2. 气血津液与美容

气血津液是构成人体的基本物质，也是美容的物质基础。

（1）气与美容　气是在肺、脾、肾三脏的综合作用下，由先天之气、水谷之气、自然清气组合而成，它具有以下主要功能。

推动作用：气为血之帅，气行则血行，血脉因之而畅达，这对于远离心脏的皮肤、毛发、五官、爪甲非常重要，可因之及时得到气血营养，新陈代谢畅通，表现为肌肤光泽饱满，毛发光亮润泽，双目明亮有神，五官功能正常。如因气滞、气虚失于推动，致血脉淤滞则可见形容损美性改变；面色晦

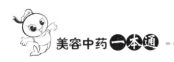

滞暗淡、皮肤干燥、色素沉着、慢性湿疹、脱发、毛发不泽等等。

温煦作用：气的温煦作用保证了终年暴露于外的头面皮肤五官、四肢能够有效地抵御寒邪，即使在寒冷的环境中，也能使气血津液畅行无阻，使得皮肤温润有活力，四肢温暖。如气虚失于温煦则耳、手、面、鼻、皮肤不耐寒冷，易生冻疮，寒冷性麻疹、寒冷性多形性红斑，手足不温、肤色苍白、精神不振。如气聚不散，郁而化热，可见疮疡疖肿，口舌生疮，口气热臭、烦躁失眠。

防御作用：肌肤对外邪的抵抗力主要是气的防御功能。相当一部分损美性皮肤疾患是由于气的防御功能降低，外邪乘虚侵袭而然。这部分皮肤疾患发病是否，以及发病后机体的反应、预后轻重转归均和气的卫外防御功能强弱有密切关系，比如反复的皮肤感染、皮肤过敏等。

固摄作用：皮肤重量的70%是水分，这是皮肤充盈饱满抗皱的基础之一；皮肤含有丰富的血液，这是皮肤的营养来源。皮肤水分的保持，血液不溢出脉外均依赖于气的固摄。如气虚失于固摄则会汗出异常，汗出过多，皮肤干燥或浸渍感染，皮下出血。

气化作用：气化，是指通过气的运动使精气血津液相互转化及其新陈代谢。气虚气滞均会导致气化失调，代谢障碍，其中以水液代谢障碍最为常见。气化不行，水湿内停可见皮肤㿠白不泽，面部郁浮肿胀，发根稀疏脱落，形体肥胖臃肿，头昏嗜睡，白带增多，月经不调等。

（2）血与美容　头面部皮肤血管十分丰富又相对表浅，使毛发茂盛，面色红润，这是容貌重要的美学特征。头面部对血液的盈虚畅滞很敏感。血虚可见面色萎黄，口唇色淡，手足麻木，毛发稀疏黄软，皮肤干燥瘙痒。血瘀则可见肤色晦暗，色素沉着，皮肤粗糙，重者可见肌肤甲错失养，毛发脱落等。血热可见皮肤潮红，皮肤油腻，痤疮，皮下出血，少白头，脱发，心烦失眠等。血燥由血虚或热病久病伤及阴血而化燥，可见皮肤干燥，肌肤失养，皮肤瘙痒，脱屑，皲裂，肥厚。

血能养神，形神美容均离不开血的濡养。血虚不能养神，可见心悸、失眠、健忘；血热扰动心神，可见心烦急躁、失眠多梦。

中医美容诸如中药、气功、推拿针灸等无不注重补血、活血、凉血。同时，由于气血关系密切，也常注重行气、补气。

（3）津液与美容　津液可使皮肤滋润，颜色透明，富于弹性，不易生皱纹，关节运动滑利。津亏阴伤，失于津润可见皮肤干燥、脱屑、瘙痒、皲裂、起细小皱纹、口唇干焦起皮。皮肤长期缺水是皮肤老化的重要原因。

津液代谢畅通和津液滋润，对于皮肤来说同样重要。津液气化不行，积聚停留，可见结节性红斑、湿疹、囊肿、痤疮、面部水肿、郁胀等。

3. 六淫与美容

六淫引起的一系列人体损美性改变，主要是在头面部及皮肤。因为头面部终年暴露于外，饱经风霜，历尽寒暑；而皮肤乃人身之藩篱，六淫伤人，皮肤首当其冲。六淫侵袭，一方面促使皮肤老化，尤其是严寒、酷暑、干燥、潮湿、阳光曝晒对皮肤保养非常不利，皮肤生理性衰老的必然性和人类生存环境中六淫的不可避免性有密切关系。六淫是皮肤衰老的外因。另一方面六淫可导致或加重多种皮肤疾病，五官病变。

（1）风邪　六淫之中，于美容影响最甚的是风邪。风性善动不居，具有升发、向上向外之特性，最易伤及皮肤及头面五官，致使营卫失调，血气不和，津液不行，常见瘙痒、皮损播散游走不定、脱屑呈糠秕状、干燥、粗糙、色赤等皮损。风邪所造成的损美性皮损是多种多样的，并且发病迅速，消失亦快。

内生之风多由阴虚、血虚、血瘀化燥而生，表现为病程较久，剧烈瘙痒，皮肤干燥肥厚，晦暗脱屑，毛发干枯易脱。

风为百病之长，其他外邪也多依附于风邪而侵袭人体。所以，在美容方药中，祛风药被普遍使用，如川芎、防风、藁本、僵蚕、蔓荆子。祛风也是中医美容护肤疗肤的重要治则。

（2）寒邪　寒为阴邪，其性收引，易伤阳气。头面为"诸阳之会"，为寒邪易伤之地。冬天腠理致密，血管收缩，汗腺活动减少，阳气入藏，皮肤津液相对减少，再加上空气寒冷，水分减少，常见肤色偏暗，皮肤干燥、紧绷，不温，这是皮肤的正常变化。但过于寒冷或者长时间受寒则对皮肤十分不利，如干冷则皮肤干燥、粗糙、脱屑、瘙痒、皲裂；湿冷则诱发皮肤血管运动障碍，使循环淤滞，可见冻伤、冻疮、寒冷性红斑。因此，冬季既要注意皮肤保温保水保湿，也要保持皮肤干爽。

内寒多由脾肾阳虚而来，失于温煦的机体表现为形神普遍的功能低下，面色㿠白，精神不振，水肿，虚胖，畏寒怕冷，性功能下降，毛发易于脱落，须眉不茂。

（3）暑邪　暑为夏季主气，其性炎热，开泄腠理，伤津耗气；也多挟湿，成暑湿之患。暑邪伤人，致汗出，伤津耗气，如不及时补充水分，常使皮肤脱水而干燥；但如不能及时的疏导汗液，再加上暑湿蕴蒸，会大大地加重皮肤负担，不停排汗，皮肤含水量增加，可见手足浸渍，皱褶湿烂、汗疹、痱毒、毛囊炎、疖肿、黄水疮、暑热疮，多种皮肤癣病也会应运而生。

夏季的烈日曝晒，对皮肤的伤害更加严重，尤其是中年女性。一方面日

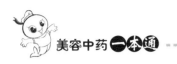

晒促使皮肤黑素的产生及沉着，形成色斑或使肤色变暗。另一方面日光中的紫外线损伤皮肤弹性纤维，使弹性下降，皮肤松弛，产生皱纹，日光使皮肤衰老的重要外因。

此外，夏季使用空调，虽然减少了暑邪的伤害，但如果长期生活、工作于空调环境，由于空气中水分的减少，会使皮肤缺乏滋润，干燥不适。

（4）湿邪　湿乃长夏主气。夏秋之交，阳热下降，水气上蒸，湿热蕴蒸，增加皮肤负担，可出现秽浊之象，如面垢，皮肤黏腻不爽，湿疹、带状疱疹、脂溢性皮炎、痤疮、脓疱疮、狐臭、手癣、足癣、体癣、股癣等，而且病程缠绵，易于复发。

脾失健运则生内湿，痰湿停滞可见肥胖臃肿，神昏嗜睡，打鼾，肤色无华，黄褐斑等；湿郁化热上蒸，可见皮肤油腻，易生黄褐斑或痤疮，口气热臭，牙齿不洁。

不论内湿、外湿，对于皮肤、体形、神气的美容均十分不利，因为湿邪重浊黏滞之性最有碍于神清气爽的美容要求。

（5）燥　燥乃温秋主气，通于肺。肺主皮毛，开窍于鼻，燥邪为患，易致皮毛官窍失濡。外燥可见口鼻干燥，咽干口渴，皮肤干燥、皲裂、粗糙、大量脱屑，毛发焦枯发又易折易脱。

内燥多因肺胃阴虚或肝肾阴虚或血管、肌肉皮毛失养而然，可见肌肉消瘦，口干咽燥，皮肤干涩无光泽，毛发干枯，小便短少，大便干结，心烦失眠，眼干目涩，甲极薄脆。

（6）火　火乃阳盛所致。既可自外而来，如各种温热之邪，又可因脏腑气血失调、七情过激、过食辛辣肥甘或素体阳盛而内生。火邪具有炎上的特点，故头面部损美性改变常见，也是化脓性皮肤病的主要病因。如火邪上犯之颜面丹毒、口唇疱疹；肺胃蕴热上蒸可致痤疮、酒糟鼻、脂溢性皮炎；肝肾阴虚火旺，火燥相结皮肤可致雀斑、黄褐斑；肝郁化火，风火搏结于皮肤可见扁平疣；脾胃积热可见形体肥壮，口热口臭，口腔反复溃疡，便秘溺赤，皮肤油腻粗糙等；火热蕴结皮肤可致化脓性皮肤病，红肿热痛，炎症明显。

4. 情志与美容

适度的七情变化是脏腑功能正常的表现，与健美的形体、容貌相配，正是形神相合的表现，符合美容要求，但是当七情反应过度或持续不解，超过了人体的调节能力时，就会使脏腑气血失调，并通过形体、容貌等反应在外，出现形神失调的损美性改变。适度的七情，良好的情绪如高兴、快乐、欢愉、振奋、轻松、平和等可使肝气条达，脾胃健运，五脏协调，气血畅达，外在表现为容光焕发，面色红润，神态安详。而过度的七情，不良的情绪如悲痛、抑郁、愤怒、惊恐、紧张、忧虑等会伤及心神。进而怒伤肝，忧伤肺，思伤脾，恐伤肾。过喜伤心，使人嬉笑不休，心气涣散，神情恍惚；抑郁伤肝，肝气郁结可见黄褐斑、痤疮；悲忧不解则脾肺气虚，可见面色㿠白，神情惨淡，善悲易哭，体弱多病；思虑过度，心脾血虚可见面色萎黄，口唇爪甲色淡，心悸失眠，记忆力下降；恣情纵欲，贪欲不止则伤肝肾，可见形体无力，腰膝酸软，性功能下降，形容憔悴，眼圈发黑，脱发等。

许多损美性疾病的发生发展与情志有着十分明显的关系，如斑秃、脱发、神经性皮炎、荨麻疹、黄褐斑、酒糟鼻、湿疹、白癜风、肥胖、消瘦等都与情绪不良、紧张、压抑等不良精神情志刺激有关，故内在的精神情志是外在美的支柱。很难想象，一个心胸狭隘或长期精神情志不佳的人会有强壮的体魄，优美的体态，舒展的容貌，健康的皮肤。

当然影响美容的因素还有很多，如饮食、劳逸等也与美容有一定的关系。平素要注意饮食均衡、合理，劳逸得当。

（二）中药美容原理

1. 滋润五脏，补养气血

五脏即心肝脾肺肾，通过经脉、气血、津液与人体皮肤、五官、须发、四肢九窍构成一有机体，五脏六腑气血的盛衰直接关系到机体的健康和面容的容枯。五脏通过经脉、络脉、阳气阴血及津液的运动而散布体表以滋补、滋养皮肤，抗御外邪侵袭，从而保持面部色红润、肌肉丰满、皮肤毛发润泽等。所以五脏六腑强盛是体态健康美丽的保证，气血充盈是体态健康美丽润泽容貌不枯。气血是构成人体和维持人体生命活动的最基本物质之一，气血旺盛表现在面的物质基础。故中医疗法非常重视脏腑、气血在美容中的作用，通过润五脏补益气血使身体健壮、容颜长驻。

2. 疏通经络，活血行瘀

经络广布于人体，是运行全身气血，联络脏腑肢节，沟通上下内外的通路，维持人体正常生理活动的精微物质都是通过经络系统运送到全身每个部位的。只有经络保持通畅，气血运行无阻，才能拥有健康的体魄和容润的肌肤。若经络不通，气血运行不畅，必致停而为瘀，皮肤肌肉得不到气血濡养则面色无华，甚至导致皮肤疾病的发生而影响美容，故中医疗法中均要遵循疏通经络，活血行瘀的原则，以求得较好的美容效果。

3. 祛风清热，凉血解毒

自然界中的风、寒、暑、湿、燥、火六气，在正常情况下不致危害人体，但当气候异常变化或人体正气不足，抵抗力下降等情况时，六气即成为致病因素，侵犯人体而为病。此时的六气称为六淫，六淫是外感疾病的主要致病

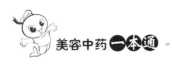

因素。对于美容而言，六淫中危害最甚的当责之于风邪、热邪。

4. 消肿散结，燥湿止痒

损容的某些疾病如痤疮、酒糟鼻等多表现为局部红肿、瘙痒等，特别是那些久病缠绵的面部疾病，多与湿邪有关，因此在祛风清热，凉血解毒的同时还应当适当配入消肿散结，燥湿止痒之药品。

5. 增白悦色，驻颜减皱

皮肤白皙光润悦泽，莹洁红润，富有弹性不仅是健康的标志，更是美的魅力所在。除了通过补益脏腑气血，调阴阳、通经活络等中医美容手段达到增白的目的外，在美容制品中，还常常配以一些直接滋养肌肤增白悦颜和抗老减皱之药物。

五、中药现代美容原理

中医美容临床实践表明，中药美容有以下八大作用：①消炎抗菌；②增强皮肤弹性；③保护皮肤黏膜，预防粉刺；④预防雀斑和皱纹；⑤洁净皮肤抗皮脂溢，预防化脓性皮肤病；⑥润泽皮肤，防止老化；⑦敛汗，除汗；⑧减少头皮屑，美化毛发。

中药为什么具有以上作用呢？现将已知的中药现代美容原理概述如下。

1. 抗氧化作用

人体在正常代谢过程中会产生一类叫"自由基"的有害物质。自由基中以过氧化氢（又称羟自由基）和过氧化脂质（又称氧自由基）对人体危害最大，它与皮肤老化也有很大关系。人体随着年龄的增长，外界环境的变化，生理机能的转化，机体内分泌产生波动性反应，就会引发自身氧化反应的加剧，从而产生多余的自由基。体内自由基增加的另一个原因，是人体自身清除氧化物的功能减低，氧自由基沉淀于皮肤表层，直接参与黑色素的代谢过程，便会在皮肤表面形成黄褐斑，产生皱纹，导致皮肤老化。

经现代科学手段检测老化皮肤组织，可测定到脂褐素和蜡样质两类色素物质，它们可促进皮肤变黑、粗糙、发皱，其形成与自由基的参与有关。此外，当皮肤发生炎症时，吞噬细胞就会聚集到炎症部位，在那里产生吞噬作用并释放大量活性氧。这些活性自由基与皮肤发生生物分子反应，引起脂质过氧化，损伤细胞，加速黑色素、紫褐素和蜡样质的产生，促使皮肤老化。

自由基无时不在体内产生，不断促使皮肤老化。但机体也能产生清除自由基的物质，如超氧化物歧化酶（SOD）、过氧化氢酶（AT）、谷胱甘肽过氧化氢酶（GSH – Px）等，其中SOD是体内清除自由基的主要抗氧化物质，它可调节细胞内自由基水平，使之达到平衡。人到中年后或由于某些疾病，会造成 SOD 释放功能降低，而产生自由基的能力却得到增强，使体内自由基失去平衡，出现多余的自由基，引起自由基对细胞的损伤，而组成细胞膜的不饱和脂肪酸是最容易受到攻击的生物分子，一旦受到损伤，就会在随后发生的一系列反应中，产生黑色素类物质，导致皮肤出现老化现象的老年斑。

天然食物中含有维生素 A、维生素 C、维生素 E，β－胡萝卜素及花青素低聚物具有抗氧化作用，能有助于机体清除自由基，新鲜水果、蔬菜、海产品等富含以上抗氧化物质，多吃常吃确实能起到抗衰美容的作用。

现代药理研究表明，从中药中提取的下述几类化合物有抗氧化作用，可选用于美容保健。

（1）黄酮类 中药槐米、葛根、黄芩等含有黄酮类物质。现已发现黄酮类化合物抑制自由基的机制是对过氧自由基起一种氢原子供体的作用，从而终止自由基连锁反应链，抑制了反氢过氧化合物的生成。

（2）姜黄素类 姜黄、莪术、郁金等姜科植物含有姜黄素类化合物，能抑制自由基对生物膜的损伤作用，可使细胞膜稳定。当归和川芎所含有效成分阿魏酸钠对脂质过氧化也有明显的抑制作用。

（3）木脂素类 五味子所含的五味子酚以及五味子甲素、五味子乙素、五味子丙素均有明显抑制脂质过氧化作用。

（4）单宁类 从茶叶中提取的表儿茶精、d－儿茶精、咖啡因对亚油酸自动氧化都有抑制作用，所以饮茶有益于健康，或许可能与茶中单宁类化合物的抗氧化作用有关。

（5）三萜类 三萜类化合物甘草次酸能抑制 ADP/Fe^{2+} 或维生素 C/Fe^{3+} 诱导的肝微粒体生成过氧化脂质反应。

（6）中药复方 桂枝茯苓丸、八味地黄丸都可降低小鼠肝中脂质过氧化物的含量，抗衰老方活力苏（何首乌、黄芪、枸杞、黄精、丹参、淫羊藿）可增加老年人血中 SOD 和过氧化氢酶活力。六味地黄丸和八味地黄丸可抑制产生亢进的活性自由基。

2. 改善黑色素代谢

黑色素细胞主要分布在皮肤表层基底层细胞间、毛发和真皮结缔组织中，每个黑色素细胞伸出细长树枝状突起和一批角朊细胞接触，形成表皮黑色素单位。黑色素代谢过程归纳如图 1－1 所示。

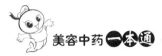
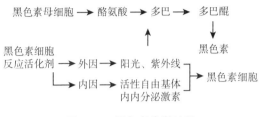

图 1-1 黑色素代谢过程

3. 改善血液循环功能

具有活血化瘀功效的美容中药（如丹参、红花、桃仁、赤芍、川芎等）有下列药理作用：①改善血流动力学，如扩张外周血管，增加器官血流量，故可改善人体头面部及肢体血管的血液供应和营养；②改善血液流变学，如改善血瘀患者血液的浓、黏、凝、聚状态，抑制血小板聚集和增加纤溶酶活性；③改善微循环，主要表现在改善微循环血流量或微血管形态，增加毛吸血管通透性，使吞噬细胞吞噬更多的自由基和黑色素，同时还能促使对组织的修复和再生，抑制过度增长的成纤维细胞（纤维母细胞），有利于消去瘢痕疙瘩。

4. 改善脂质代谢功能

许多中药具有降低血脂的作用，可减少血液和肝脏中的脂质，故可防治高脂血症和脂肪肝。如泽泻、决明子、山楂等能影响与胆固醇代谢有关的酶及抑制肝内三酰甘油的合成，从而降低血中胆固醇，改善肝脏和血液的脂肪代谢，有助于防治肥胖症、脂肪肝和心血管疾病，故可起到轻身美容作用。

5. 改善胃肠功能

大黄、生首乌、虎杖、决明子等含有蒽醌类化合物，黄精、地黄、麦冬、天冬、冬瓜、西瓜等含有黏液质、甘露醇，这些中药可促进胃肠蠕动，促进排便，对于肥胖者及过食者可减少营养过度吸收，促进氨类毒素排放，从而起到排毒养颜的功效。

6. 调节机体免疫功能

大多数补益类美容中药具有增强和调节免疫功能的作用，如黄芪、党参、灵芝等中药能促进网状内皮系统对内毒素的吞噬功能及特异性抗体的生成。四君子汤、四物汤及六味地黄丸等方药对细胞和体液免疫也有促进作用。

补益类美容中药中所含的多糖类和苷类化合物对免疫功能的影响尤其引人注意。从人参、香菇、枸杞、灵芝、银耳、黄精、党参、树舌及猴头菌等提取的多糖对免疫有刺激或调节作用，而北沙参多糖则免疫抑制作用。人参、白芍、绞股蓝、黄芪等提取的皂苷类成分对免疫有刺激或调节作用。

通过美容中药的免疫调节作用，能增强人体的抗病能力，使机体维持健康的生理功能，而真正的美来自机体自身的健康，故美容中药具有的免疫调节作用对维护人体健美具有重要价值。

7. 改善皮肤的营养作用

现代药理学研究指出，补虚药主要是增加营养成分，如碳水化合物、蛋白质、氨基酸、维生素和无机盐等，在调整机体整体的同时，能改善皮肤营养，增强皮肤生理功能，如白术、何首乌、麦冬、黄精之类；种子类中药多富含油脂，可润泽肌肤，悦容颜，如瓜蒌仁、核桃仁、冬瓜仁、杏仁、柏子仁、桃仁等。

8. 抗病原微生物作用

许多清热解毒类美容中药（如黄芩、黄连、金银花、连翘等）具有抑制皮肤细菌、病毒和真菌的作用，能起到清洁皮肤，防治感染的作用，能有助于防治粉刺、毛囊炎、疖肿等皮肤病，从而使起到洁肤爽肤作用。

六、美容中药的中医辨证施治

中药是在中医药理论指导下防治疾病的药物，同样美容中药也需在中医美容理论指导下辨证施治。将美容中药与中医辨证施治结合起来，总结出中药美容最常用的十大法则，阐述如下。

（一）清热化湿法

本法适用于脂溢性皮炎、皮脂溢出症、痤疮、月经疹、白癜风等损美性皮肤病出现的湿热证。

本证临床表现：皮疹较红，皮肤油腻不爽，覆有较多的油腻性鳞，有刺痒感、咽干、大便不爽，舌质偏红，纳少，脉滑数，故治宜清热化湿，方用泻黄散加减。可选用的中药有茵陈、薏苡仁、黄芩、黄柏、藿香、栀子、石膏、甘草、陈皮等。

据现代研究，茵陈、黄芩、栀子等中药具有抑制皮肤细菌和真菌的作用，无论内服还是外用都能起到清洁皮肤、祛除油腻的作用，故可用于脂溢性皮炎、痤疮等呈现出的湿热证。

（二）健脾化湿法

本法适用于黄褐斑、月经疹等损美性皮肤病出现的脾湿证。

本证临床表现：斑疹面积较大，偏于湿热者可见面部皮肤油腻，有秽垢之感，便于气虚者可见体倦乏力，妇女可见白带量多，或黄或白，腹胀纳呆，舌质淡润，脉缓弱，故治宜健脾化湿，方用实脾丸，湿热重者可用清利消斑汤。可选用白术、茯苓、薏苡仁、冬瓜皮、鸡内金、苍术、太子参、党参等。

（三）清热解毒凉血法

本法适用于日光性皮炎、酒糟鼻、痤疮、单纯性疱疹等损美性皮肤病出

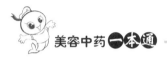

现的热毒证。

本证临床表现：皮肤表面出现大面积弥散性红斑、肿胀、水泡密集，部分破溃糜烂，自觉瘙痒，身热，口渴，小便短赤，舌红苔黄，脉滑数。故治宜清热解毒凉血，方用五味消毒饮或甘露消毒丹。可选用金银花、野菊花、紫花地丁、蒲公英、丹皮、赤芍、生地、茵陈、黄芩、滑石等。

据现代研究，茵陈、黄芩、金银花、野菊花、紫花地丁、蒲公英等中药具有抑制皮肤细菌、病毒和真菌的作用，无论内服还是外用都能起到清洁皮肤、祛除油腻的作用，故可用于酒糟鼻、痤疮、单纯性疱疹等呈现出的湿热证。

（四）清泄肺热法

本法适用于口臭、酒糟鼻、痤疮、口周皮炎等损美性皮肤病出现的肺热证。

本证临床表现：口气秽臭，口干口淡，呼吸急促或现红色丘疹、粉刺、小脓疱、舌红、苔薄黄，脉数。治宜清泄肺热，方用枇杷清肺饮或地骨皮丸加减，可选用枇杷叶、黄芩、桑白皮、地骨皮、栀子、黄连、黄柏、甘草等。

（五）疏肝活血通络法

本法适用于黄褐斑、白癜风、汗瘤管等出现的肝郁证。

本证临床表现：患者以妇女为主，大多伴有月经不调病史，有褐斑或白斑淡红，病程常和情绪波动有关，可伴有胁痛乳胀，易怒，口苦，纳差，苔薄白，脉弦。方用逍遥丸加减或疏肝活血祛风方加减或柴胡疏肝散加减，可选用柴胡、白芍、白术、薄荷、栀子、丹皮、赤芍、香附、当归、郁金、川芎、枳壳等。

（六）滋补肝肾法

本法适用于斑秃、白发、雀斑、黄褐斑、白癜风等损美性皮肤病所出现的肝肾阴虚证。

本证临床表现：头发焦黄或花白、脱落，雀斑、褐斑，伴有腰膝酸软，头晕耳鸣，舌淡有裂纹，苔少，脉沉细。方用杞菊地黄丸加减或七宝美髯丹加减或二至丸加减，可选用熟地、山药、山萸肉、丹皮、泽泻、茯苓、枸杞、菊花、何首乌、菟丝子、黑芝麻、牛膝、墨旱莲、女贞子等。

（七）活血化瘀法

本法适用于斑秃、黄褐斑、痤疮等损美性皮肤病所出现的血瘀证。

本证临床表现：面部色斑紫暗或痤疮出现的结节、囊肿和瘢痕。方用大黄䗪虫丸、血府逐瘀汤、桃红四物汤、复方丹参片等。可选用大黄、土鳖虫、丹皮、赤芍、桃仁、红花、川芎、丹参、三七、当归、益母草等。

现代药理学研究表明：许多具有活血化瘀功效的美容中药如丹参、红花、桃仁、赤芍、川芎等可改善血流动力学，既能改善人体头面部及肢体血管的血液供应和营养，又能改善血液流变学，还能改善微循环，主要表现在改善微循环血流量或微血管形态，增加毛吸血管通透性，使吞噬细胞吞噬更多的自由基和黑色素，同时还能促使对组织的修复和再生，抑制过度增长的成纤维细胞，有利于消去瘢痕。

（八）清胃消积法

本法适用于单纯性肥胖、口臭、便秘、酒糟鼻、唇炎、妇女多毛症等损美性皮肤病所出现的脾胃积热证。

本证临床表现：体壮肥硕，消谷善饥，面色红润，精神饱满，但心情急躁，口干舌燥，大便干结，小便黄赤，易于上火，口舌生疮，多见于青年男女。方用防风通圣丸加减，可选用防风、连翘、大黄、芒硝、黄芩、栀子、石膏、桔梗、白术、滑石等。

（九）健脾养血安神法

本法适用于：虚劳、不寐、白发等损美性疾病所出现的心脾血虚证。

本证临床表现：面色不华，口唇色淡，心悸，失眠，健忘，多梦，舌质淡，脉细或结代。方用归脾汤加减或四物汤加减，可选用人参、黄芪、当归、龙眼肉、远志、炒白芍、熟地等。

（十）凉血熄风法

本法适用于斑秃、脂秃、白发、白癜风、脂溢性皮炎等损美性皮肤病所出现的血热风燥证。

本证临床表现：突然出现脱发或头发变白，皮肤现白斑，伴有多梦，烦热，舌质暗红或有瘀点。方用四物汤合六味地黄丸、凉血熄风生发汤或凉血消风散，可选用生地、炒白芍、川芎、当归、山药、山萸肉、丹皮、紫草、白鲜皮、蝉衣、白蒺藜、荆芥、苦参等。

第二章 单味美容中药

一、润肤增白类中药

本类药物药性大多柔润，故有滋润皮肤，减轻色素沉着，增白皮肤的作用。可用于皮肤干涩晦暗，面上黑气，色素沉着者。根据药物特性，或内服或外用，也可内服、外用并用。

◆ 白 及 ◆

【性味功效】味苦、甘、涩，性微寒。归肺、肝、胃经。具有收敛止血，消肿生肌的功效。

【美容功能】增白、滑肌、消肿、生肌。

【美容应用】

1. 手足皲裂。用白及研极细末过筛，凡士林加热调匀成软膏，外涂患处，一日 3 次。

2. 黄褐斑。白及与浙贝、白附子研末，调入雪花膏中，早晚各擦 1 次。

3. 痤疮，油性皮肤。牵牛子、白及、甘松、山柰、海金沙，等分为末，用鸡蛋清调擦。治雀斑，加丁香。

4. 皮肤护理。白及与白附子、冬瓜子、白芷、细辛、防风、当归、川芎等同研细末，调敷面部，久用可润白皮肤。

5. 烧伤及外科创伤，疮疡溃后，用白及可促进愈合，有生肌之功。用白及粉 10g 加入蒸馏水 120ml 浸泡过夜，加热溶解，并加入虎杖提取物及甘油等制成药膜，治疗 I 度烧伤，疗效较好，可促其早日生肌结痂。

【用法用量】6～15g；外用适量。

【注意事项】白及反乌头；外感咳血，肺痈初起及肺胃有实热者忌服。

【按语】现代研究表明：白及治疗创伤和溃疡的作用机制可能是通过神经反射机制增强机体的防卫能力，刺激肉芽组织的增生；对葡萄球菌及链球菌具有抑制作用，且可在局部形成一层保护膜，控制及防止感染；可缩短凝血时间，减少出血，从而利于创面愈合。

◆ 白 术 ◆

【性味功效】味苦、甘，性温。归脾、胃经。具有补气健脾，燥湿和中的功效。

【美容功能】健脾益气，燥湿利水，润肤增白。

【美容应用】

1. 脾胃虚弱，面色萎黄，肌肤瘙痒。白术、陈皮各 60g，神曲 60g 微炒，人参、荜茇各 30g，炮干姜 9g。捣筛为末，煮枣肉和丸，如梧桐子大，以粥饭下，每日服 20～30 丸，分 2～3 次服。

2. 脾虚湿盛，形体肥胖，面色㿠白，肌肉松软，带下绵绵。白术与防己、黄芪等同用，方如防己黄芪汤。

3. 抗衰延年，皮肤保养。常和苍术同用，白术去粗皮 1000g，苍术 500g，琥珀（饭上蒸一炊许，为末）30g，前两味水煎去渣熬膏，入琥珀。每日 15g，开水调下或含化，可悦泽润色。白术久服延年益寿，抗衰老。

4. 雀斑。用米醋（白醋）浸白术，7 日后擦雀斑，日久可退。

5. 本品气味芳烈，富于脂膏，秋冬干燥之时，研极细末调涂于手、面，可滋润皮肤。

【用法用量】5～15g。

【注意事项】阴虚燥渴，气滞胀闷者忌服。

【按语】白术香气袭人，穿透力强，既能开毛窍、畅荣卫，又能润肌肤、去黑气。《药性赋》称白术能：“主面光悦，驻颜去䵟。”现代研究表明：白术主含苍术醇、苍术酮和维生素 A。白术具有增强机体免疫功能、滋补强壮、抗凝血、利尿和降低血糖等功能，白术久服可悦泽润色，延年益寿，抗衰老。

◆ 僵 蚕 ◆

【性味功效】味咸、辛，性平。归肝、肺经。具有祛风解痉，化痰散结的功效。

【美容功能】润肤增白，灭䵟消斑。

【美容应用】

1. 面上黑气，黄褐斑。用白僵蚕、黑牵牛、细辛各等份，为末，敷面。

2. 粉刺、酒糟鼻。以白僵蚕、山柰、白附子各 1.2g，绿豆粉 1.8g，冰片 0.6g，麝香 0.3g，胰皂 120g。研极细末，洗脸擦面。

3. 皮肤保健、护肤。白僵蚕、朱砂、雄黄各 30g，珍珠 10 枚，为末，以面脂和粉，纳药搅。涂面作妆，以醋浆水洗去。

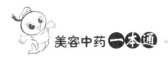

4. 面瘫，口眼歪斜，面肌痉挛，多配白附子、全蝎，如牵正散。

【用法用量】内服 4.5 ~ 9g；散剂 1 ~ 1.5g，外用适量。

【注意事项】本品性偏温燥，阴虚燥热，血虚失养，无外邪为病者忌之。本品不宜与桑螵蛸、桔梗、茯苓、茯神、萆薢等配伍使用。

【按语】现代研究表明：僵蚕含有较多的蛋白质（67.44%），此蛋白质有刺激肾上腺皮质作用，并含有多种微量元素和氨基酸，对皮肤有一定的营养作用。

◆ 珍 珠 ◆

【性味功效】性甘、咸，性寒。归心、肝经。具有镇心安神，清肝除黯，收敛生肌的功效。

【美容功能】细肌肤，除面黯，收敛生肌。

【美容应用】

1. 正常皮肤的保养护理。内服：将珍珠研极细末，每次一小茶匙（约2g），温茶服用，每隔 10 ~ 15 天服 1 次。外用：珍珠研极细末，以牛乳和匀，每日敷面。内外结合能很好地延缓皮肤衰老，使皮肤白皙滋润。

2. 手足皮肤逆胪，俗称"肉刺"或"倒刺"。以珍珠粉涂之。

3. 肝虚目暗，视物昏花，茫茫不见或目生顽翳，均可以珍珠末制剂外用点眼以明目。

4. 创面久不愈合及溃疡，烂蚀诸证，可与炉甘石、血竭等同用；与牛黄同用系珠黄散，用治喉痛腐烂及牙疳烂蚀诸证。

【用法用量】0.3 ~ 1g；多入丸散，外用适量，入药需研磨成极细末，不宜量多勤服。

【注意事项】脾胃虚寒者慎用。疮毒若内毒未净者勿用珍珠以生肌，以防难以收口。

【按语】自古以来，无论医家还是民间都把珍珠作为美容保健佳品。李时珍在《本草纲目》中称"珍珠粉涂面，令人润泽好颜色，涂手足，去皮肤逆胪，能化面去黯鼆，令光泽洁白。"现代研究发现，珍珠含有大量的蛋白质和氨基酸，对肌肤有较好的营养和滋润作用，还有抑制脂褐素和清除自由基的作用。不过，珍珠所含的蛋白质不易被吸收利用，一般需研成极细粉或制成水解液才能起到很好的美容保健作用，故一般珍珠都以极细粉或制成水解液形式加入化妆品中。

◆ 白蒺藜 ◆

【性味功效】味苦、辛，性平。归肝、肺经。具有散风疏肝，行气破血的功效。

【美容功能】祛风明目，去斑增白。

【美容应用】

1. 风热上扰，目赤肿痛，多泪或目暗，视物昏花。

2. 白癜风。本品生捣为末，每次冲服6g，日二服。

3. 面上瘢痕。本品和山栀子共为细末，以醋调和，夜涂旦洗。

4. 脂溢性脱发、斑秃。治脱发可与白鲜皮、地肤子、何首乌、野菊花、赤芍等同用；治斑秃和六味地黄丸等相配伍使用。

【用法用量】6～10g。

【注意事项】气血虚弱者及孕妇慎用。

【按语】现代药理研究发现，白蒺藜能刺激下丘脑释放促性腺激素释放因子，并有抗衰老和强壮作用。

◆ 冬瓜子 ◆

【性味功效】味甘，性凉。归肝、脾、肺经。具有利水消肿，清热化痰的作用。

【美容功能】润肤，增白，减肥。

【美容应用】

1. 面色沉暗，皮肤干燥。可用冬瓜子120g，桃花120g，陈皮60g，共研细末，混匀，瓷瓶装备用。饭后开水冲服，每日3次。

2. 脾虚湿盛，肥胖。以红小豆、薏苡仁、糯米、冬瓜子、黄瓜各适量，前二味洗干净蒸20分钟，然后加入糯米、冬瓜子蒸熟，熟后撒上黄瓜丁，食用。

3. 香身避秽。冬瓜子、松根白皮、大枣各30g，共为细末，酒服1g，日二服。平时服用以香身避臭。

【用法用量】3～12g，外用煎水或研膏涂。

【注意事项】脾胃虚寒者不宜食用本品。

【按语】《神农本草经》谓本品"令人悦泽好颜色，益气不饥。"现代研究表明，冬瓜子所含有的植物油中的亚油酸等物质，是润泽皮肤的美容剂，不饱和脂肪酸可以使容颜红润光泽，皮肤细嫩柔润，头发乌黑光亮，所以冬瓜子是古代面脂中的常用药。

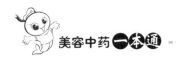

◆ 楮实子 ◆

【性味功效】性寒，味甘。具有补肾清肝，明目，利尿的功效。用于腰膝酸软、虚劳骨蒸、头晕目昏、目生翳膜、水肿胀满。

【美容功能】润肤，明目。

【美容应用】

1. 润肤。用于面色沉暗，皮肤干燥。

2. 明目。用于视物不清，目翳。

【按语】楮实子是一味常用的抗衰老、养生与美容中药，古代不少本草书籍中有记载，"主阴痿水肿，益气，充肌肤，明目"（《名医别录》），此所言充肌肤作用，实际上就包含了对肌肤的充养丽容作用；"主阴痿，水肿，益气充肌肤，明目。久服不饥不老，轻身"（《证类本草》），说的是楮实子不仅能充养肌肤，聪耳明目，久服尚能长生，亦即养生之意。《本草蒙筌》关于楮实子在养生与美容方面的作用有："充肌肤，助腰膝，益气力，补虚劳。悦颜色轻身，壮筋骨明目……赤者频服，不老不饥，筋力倍增，行及奔马。并载经注，决无欺人。奈何滋补药中，用之稀少。惜哉！惜哉！"。现代研究证实楮实子的养生美容作用是通过提高机体耐缺氧能力、改善脑部氧代谢、促进需氧代谢改善等多种途径来实现的。楮实子具有很好的抗衰养生、悦泽颜容之作用。

◆ 玉 竹 ◆

【性味功效】味甘，性平。归肺、胃经。具有养阴润燥，生津止渴的功效。

【美容功能】养肺胃，润肌肤，去黑斑，抗衰老。

【美容应用】

1. 素体肺胃阴虚，口燥咽干，大便秘结，皮肤干燥，肤色灰暗，形容憔悴，食少，形体欠养，可用本品单味久服，或配伍白芍、何首乌、党参、当归等。

2. 皮肤干燥。秋冬季节，皮肤口唇干燥，起皮屑，瘙痒，可用玉竹、南沙参、瘦肉等煲汤饮，以滋润皮肤。

3. 素体偏于阴虚者，可用之以抗衰延年驻颜。

【用法用量】6～12g。

【注意事项】内有痰湿气滞者不宜，脾胃气虚者不宜。

【按语】玉竹又名葳蕤。《神农本草经》把玉竹列为上品，认为"葳蕤久

服去面黑黚 ，好颜色，润泽，轻身健年。"

❖ 天门冬 ❖

【性味功效】味甘、苦，性寒。归肺、肾经。具有滋阴降火，清肺润燥的功效。

【美容功能】润燥，养颜，增白。

【美容应用】

1. 皮肤干燥，粗糙，手足皲裂，肤色沉暗。天门冬适量，和蜜捣烂，每晚睡觉前涂擦。

2. 素体偏于阴虚内热者养生保健之用。可以天门冬、熟地，炼蜜为丸，每日以酒化服 3 次，每次 3 丸。可强骨。

【用法用量】6～15g，外用适量。

【注意事项】脾胃虚寒，食少便溏，风寒咳嗽者忌内服。

【按语】本品最早见于《神农本草经》，被列为上品，称其"久服轻身益气延年"。唐代的甄权则说"煮食之，令人机体滑泽白净，除身上一切恶气不洁之疾。"现代研究发现，天门冬含有天冬酰胺、瓜氨酸、丝氨酸、苏氨酸、脯氨酸、甘氨酸等 19 种氨基酸，多种低聚糖，天门冬素，甾体皂苷，β‐谷甾醇等。

❖ 白　芷 ❖

【性味功效】味咸、辛，性平。归肝、肺经。具有散风祛湿，通窍止痛，消肿排脓的功效。

【美容功能】祛风，润肤，增白。

【美容应用】

1. 面色不白，色素沉着。可用白附子、冬瓜子、白及、石榴皮等份为末，酒浸 3 日，洗面后敷之，久则面光泽如玉，面上黑气乃祛。

2. 皮肤疵痕。本品擅长治疗面部疵痕，常与白鲜皮、白蒺藜等同用。

3. 面部扁平疣。白芷 15g，细辛 3g，苦参、苍术、夏枯草、蛇床子各 5g，露蜂房 3～6g，水煎服，日 1 剂，分两次温服，同时药液湿敷患处。

4. 黄褐斑。白芷不拘多少，去粗皮，研细末过筛，以洁净猪油和匀，洗面后涂脸，早晚各 1 次，每次 1 小时。亦可用于皮肤黑变病。

5. 痤疮。可以用白芷敷面或与防风、丹参、菊花等制成洗剂，早晚洗面。

6. 白癜风。常与白蒺藜、旱莲草、首乌等同用。内服为主。

7. 口气热臭，牙垢龈肿。白芷、川芎各等份，炼蜜为丸，食后睡前嚼化

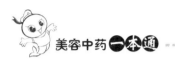

1 丸。

【用法用量】3～10g，外用适量。

【注意事项】阴虚有热者忌用，气虚者不宜使用。

【按语】历代医家都把白芷作为美容的重要药物。《本草经百种录》谓："凡驱风之药，未有不枯耗精液者，白芷极香，能驱风燥湿，其质又极润，能和利血脉，而不枯耗，用之则有利而无害者也"。在古方外用脂粉中，多以白芷为主药。现代研究表明：白芷含有的活性成分白芷素具有显著的扩张动脉作用，尤其对面部血管有较好的扩张作用。白芷擅长行面部血脉，祛头面风邪，所以常服白芷配方或以白芷研细粉外搽面部，能使面部肌肤饱满，皮肤红润光滑。

◆ 山 药 ◆

【性味功效】味甘，性平。归脾、肺、肾经。具有健脾养胃，补肾固精，生津益肺的功效。

【美容功能】健脾胃，补虚损，润皮肤。

【美容应用】

1. 皮肤干燥。可用于脾虚引起的皮肤干燥，毛发枯萎，面色萎黄，易生色斑。可用本品做粥、饼食疗，或以山药磨泥外敷，可润皮毛。也可配伍黄芪、党参、鸡内金、茯苓等组成复方内服。

2. 肥胖。脾虚湿盛，形体肥胖，可以山药为主食或配伍苡仁、苍术、陈皮、茯苓等同用。

3. 虚损。脾胃虚，身体瘦无力，皮肤干燥，毛发枯萎，面色萎黄，易生色斑，纳食少，大便溏。可以本品作食疗，也可配伍黄芪、党参、鸡内金、茯苓等组成复方使用。由于脾胃为气血生化之源，脾胃的功能强健，自然便能生化出更多的气血以供养机体，当然也包括供养皮肤、五脏六腑和气色容颜等。如此，自然能达到为皮肤增加气色的目的，也就是能起着悦泽容颜的作用。因而，常服山药，对机体的容颜气色是大有裨益的。

【用法用量】15～30g，内服为主，也可外敷患处。

【注意事项】内有邪实者慎用。

【按语】山药药用历史悠久，始载于《山海经》一书。该药不仅是良好的补肺、健脾与补肾之药，而且还是一味常用的养生抗衰与美容之品。古人对山药在养生与美容方面的记载主要有："补中，益气力，长肌肉"、"益肾气，健脾胃"、"补虚损，益颜色"、"镇心神，安魂魄，开达心孔，多记事，补心气不足"、"久服耳目聪明，轻身，不饥，延年"。《神农本草经》将其列为"补虚、除寒、长肌肉、久服耳目聪明"之上品。认为山药能"益肾气、健脾胃、止泄泻、化痰涎、润皮毛"则始见于李时珍的《本草纲目》。《日华子本草》中有山药"助五脏、强筋骨、长志安神、主治泄精健忘"之说。《药品化义》亦谓:"山药,温补而不骤,微香而不燥,循循有调肺之功,治肺虚久咳,何其稳当。因其味甘气香,用之助脾,治脾虚腹泻,怠情嗜卧,四肢困倦。"

现代研究表明:山药含有的薯蓣皂苷可能调节了机体激素水平;含有17种氨基酸(精氨酸、谷氨酸、天冬氨酸含量较高)及铁、铜、锌等,具有增强机体免疫功能作用,可改善体质和气色作用。山药还含有大量的黏蛋白。黏蛋白是一种多糖蛋白质的混合物,对人体具有特殊的保健作用,能防止脂肪沉积在血管上,从而保持血管弹性,阻止动脉粥样硬化过早发生。山药可用于减少皮下脂肪堆积,能防止结缔组织的萎缩等。许多滋补方剂,如六味地黄丸、杞菊地黄丸、归脾汤、参苓白术散等都含有山药。山药所含的多巴胺,具有扩张血管、改善血液循环的重要功能。山药还有抗氧化作用,能预防和减少色斑。故常服食山药确实能起到健身美容作用。更值得一提的是,对于爱美的女性而言,山药本身就是一种高营养、低热量的食品,即使多食也无发胖的后顾之忧,是一种天然的纤体美食,故常服食山药确实能起到健身美容作用。

❖ 黄 芪 ❖

【性味功效】味甘,性微温。归肺、脾经。具有补中益气,固表止汗,利水消肿的功效。

【美容功能】润肤增白,强身健体,抗衰老。

【美容应用】

1. 润肤增白。黄芪与山药、白术等益气健脾中药配伍服用,可起到润泽肌肤,增白美容的作用。

2. 强身健体,延缓衰老。黄芪与白术、防风组成玉屏风散,能增强机体抵抗力,预防呼吸道感染。黄芪与其他补益药配伍,如补中益气汤、归脾汤确能起到强身健体,延缓衰老的作用。

【用法用量】9~15g,水煎服。

【注意事项】有外感风邪且无气虚时不宜服用。

【按语】黄芪首先记载于《神农本草经》并被列为上品。历代医家都把它作为补气要药,脾胃派之鼻祖李杲曾言:"脾胃一虚,肺气先绝,必用黄芪温分肉,益皮毛,实腠理,不令汗出,以益元气而补三焦。"现代研究显示:黄

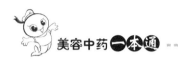

芪含有皂苷类、黄酮类、多糖类、氨基酸、微量元素及不饱和脂肪酸等，黄芪多糖具有免疫增强作用，可促进血清和肝脏蛋白质代谢，增加末梢白细胞总数，并有延缓衰老的作用。经常服用黄芪能起到抗衰老和美容健体的作用。

◆ 茯　苓 ◆

【性味功效】味甘、淡，性寒。归心、脾、肾经。具有利水渗湿，健脾，安神的功效。

【美容功能】健脾安神，利水渗湿，生发润肤。

【美容应用】

1. 脾虚体倦，面色萎黄，口唇色淡，形体瘦弱，食少便溏。茯苓常与党参、白术、炙甘草同用，如四君子汤。利水渗湿有助于消除肌肤湿气水肿，恢复鲜活颜容。

2. 脾虚湿盛，形体肥胖，面色㿠白，肌肉松软下垂，食少，舌淡胖，苔白，脉濡。茯苓多与泽泻、陈皮、山楂、薏苡仁等同用。健脾有助于生化气血，为全身各脏腑组织器官提供更多的气血，从而减缓器官功能减退和容颜的衰老。

3. 心脾血虚，心悸，失眠，形容憔悴，眼神暗淡，眼圈发黑，记忆力下降。方如归脾丸。

【用法用量】10～15g，外用适量。

【注意事项】虚寒滑精，气虚下陷或阴虚者不宜服之。

【按语】苏颂《本草图经》把茯苓列为名贵滋补品，常为药膳，味美爽口，养颜益寿。该药不仅是健脾渗湿之药，而且还是一味常用的养生抗衰与美容之品。古人对茯苓在养生与美容方面的记载主要有："久服安魂、养神、不饥、延年"，"调脏气，伐肾邪，长阴，益气力，保神守中"，"开心益智，安魂魄，养精神，"云其通神而致灵，和魂而炼魄，明窍而益肌，厚肠而开心，调荣而理胃，上品仙药也。善能断谷不饥"，"养精神，美颜色"，"茯苓久服，百日病除，二百日昼夜不眠，二年役使鬼神，四年后玉女来侍"等。现代研究表明：茯苓含β-茯苓聚糖、三萜类化合物、蛋白质及钾、钠、镁、磷等。茯苓具有增强机体免疫功能，镇静，保肝等功能。常服茯苓可健脾强身，润肤美容。

◆ 白附子 ◆

【性味功效】味辛、甘，性温，有毒。归脾、胃经。具有祛风痰，镇痉的功效。

【美容功能】引药上行，祛风止痉，润肤增白。

【美容应用】

1. 面黑不白、色素沉着、黄褐斑。用白附子、冬瓜子、白及、石榴皮等份为末，酒浸 3 日，洗面后敷之，久则莹面如玉，能祛面上黑气。

2. 面色憔悴无华，面部皮肤干燥，皱纹较多。用白附子、白芷、赤石脂、杏仁、桃花、冬瓜子、玉竹、牛膝、远志、白石脂、细辛、鸡矢白各等份，捣筛为细末，以乳、蜜和为丸，饭前空腹服 1 丸，日 3 次。适当服用有利于皮肤的保养。

3. 面神经麻痹，口眼歪斜。白附子可与半夏、全蝎、天麻、天南星等配伍使用。

4. 酒糟鼻。以白附子为末，用水调涂之。

【用法用量】3~9g，外用适量。

【注意事项】孕妇忌服；阴虚内热者不宜内服；生品不作内服之用。

【按语】本品性燥，引药上行，能除头面风湿之邪，擅治面部皮肤病。《名医别录》称其"主面上百病。"《本草从新》云"阳明经药，能引药上行，治面上百病。阳明之脉荣于面，白附子能去头面游风，可作面脂，消瘢疵，祛风痰。"

❖ 甘 草 ❖

【性味功效】味甘，性平。归心、肺、脾、胃经。具有益气健脾、清热解毒、祛痰止咳、缓急止痛、缓和药性的功效。

【美容功能】润肤增白，除臭。

【美容应用】

1. 润肤增白。用于皮肤保湿，皮肤皲裂等。

2. 用于脾胃虚弱所导致的口臭。

【按语】甘草，一个古老的中药名字，一种极普通的植物，说它古老，就是因为两千多年来，它在中药学宝库中占有重要的一席之地，为历史上各个朝代的医学家所重视，并有多种美好的称号。我国古代第一部药学专著《神农本草经》就把甘草列为上品。公元 5 世纪名医陶弘景在《名医别录》中称它为美草、密草，并有"国老"这样的尊称。又说甘草为众药之主，药中之王，经方少有不用者，即中医的药方，差不多都有甘草，达到了"十方九草"、"无草不成方"之说，到了公元 7 世纪，著名中医学家甄权也说它有"调和众药有功，故有国老之称"。现代科学表明，甘草主要成分有甘草酸、甘草苷等，甘草酸是非常珍贵的天然解毒剂，有显著的促进肾上腺皮激素样作用，可用于人体抗衰老、抗炎、调节机体免疫力，提高生理功能，改善高脂血症，维持水盐代谢平衡。药理研究证实了甘草有免疫调节作用，外用可以防晒，增白消斑，防止皮肤粗糙等，因此不少美白护肤品中都含有甘草提取液。油溶部分的甘草提取物可以抑制酪氨酸酶和多巴色素互变酶的活性，水溶性的甘草酸盐有温和的抗炎作用。从甘草中提取的化合物甘草黄酮在美容化妆品中有多种功效：①具有抗炎、抗变态反应的作用，这主要来自于甘草酸铵——甘草酸及甘草次酸盐，还能抑制毛细血管通透性；②肾上腺皮质激素样作用，甘草具有盐皮质甾醇样作用和糖皮质类甾醇样作用。甘草黄酮还有抑制酪氨酸酶活性、清除氧目由基，其抗氧化能力与维生素 E 比较接近。甘草含有蛋白质和多种氨基酸、多糖类、果酸、维生素类、微量元素等，其中蛋白质及其水解后的氨基酸用于化妆品，对皮肤、毛发有营养保湿作用，并对损伤的皮肤、毛发有修复作用。将甘草黄酮与其他药物配伍制成复方美白褪斑液，临床治疗下列皮肤问题：①"黧黑斑"；②使用各种化学制剂化妆品导致的接触性皮炎；③由身体血热偏盛，加之饮食不节、外邪侵袭、血郁痰结所导致的寻常性痤疮；④日光性及药物性皮炎；⑤由肾水不足外搏而致的雀斑；⑥皮肤损害自愈后遗留下之瘢痕性或非瘢痕性的色素沉着。

❖ 莲 花 ❖

【性味功效】味甘，苦，性平。归心、肝经。具有散瘀止血，去湿消风的功效。

【美容功能】镇心益色，驻颜轻身，增白防衰。

【美容应用】莲花加莲子加藕阴干，共研细末，温酒送服，能驻颜延年。

【用法用量】内服：研末，1～1.5g；煎汤，6～9g。外用：适量，鲜者贴敷患处。

【按语】莲花，又名荷花。荷花相传是王母娘娘身边的一个美貌侍女玉姬的化身。当初玉姬看见人间人们成双成对，男耕女织，十分羡慕，因此动了凡心，在河神女儿的陪伴下偷出天宫，来到杭州的西子湖畔。西湖秀丽的风光使玉姬流连忘返，忘情地在湖中嬉戏，到天亮也舍不得离开。王母娘娘知道后用莲花宝座将玉姬打入湖中，并让她"打入淤泥，永世不得再登南天"。从此，天宫中少了一位美貌的侍女，而人间多了一种水灵的鲜花。秦汉时代，人们就将荷花作为滋补药用，荷花药用在中国有 2000 年以上的历史。荷花是圣洁的代表，更是佛教神圣净洁的象征。荷花出尘离染，清洁无瑕，故许多人都以荷花"出淤泥而不染，濯清涟而不妖"的高尚品质作为激励自己洁身自好的座右铭。宋代文学家周敦颐的《爱莲说》一文最能体现。同时荷花是友谊的象征。《本草纲目》中记载说荷花、莲子、莲衣、莲房、莲须、莲子心、荷叶、荷梗、藕节等均可药用。荷花能活血止血、去湿消风、清心凉血、解热解毒。《本草纲目》称莲花功效为"镇心益色，驻颜轻身"。书中并载有"服食驻颜"的方法："七月七日采莲花七分，八月八日采根八分，九月九日采实九分，阴干捣筛。每服方寸匕，温酒调服。"

　　注："方寸匕"为古代量取药末的器具名。其形状如刀匕，大小为古代 1 寸正方，故名。1 方寸匕约等于 2.74ml，盛金石药末约为 2g，草木药末约为 1g。

二、悦容增颜类中药

　　本类中药主要通过补益心脾气血、活血化瘀理气，使气血充盈畅达，上荣于头面官窍，使面色红润，眼睛明亮，毛发润泽。适用于面色不华，缺乏血色，萎黄和㿠白，口唇爪甲色淡或瘀暗，皮肤干燥瘙痒，毛发枯黄不光泽，视物不清，昏花等。本类中药以内服为主。

❖ 枸杞子 ❖

　　【性味功效】味甘，性平。归脾、肾经。具有滋补肝肾，益精明目的功效。

　　【美容功能】悦容增颜，祛斑润肤，减肥。

　　【美容应用】

　　1. 悦容增颜。用于妇女气血不足，面色萎黄，口唇色淡，可与人参、当归、白术、茯苓等同用。

　　2. 色素沉着，黄褐斑。可用于肝肾阴虚所致的色素沉着、黄褐斑，可与熟地、山药、山茱萸、丹皮、茯苓、泽泻、白菊花同用，方如杞菊地黄丸。

　　3. 皮肤干燥。可用于阴血不足引起的皮肤干燥，毛发枯萎。

　　4. 单纯性肥胖。以枸杞子30g，每日当茶冲服，早晚各1次。

　　【用法用量】10～30g，内服。

　　【注意事项】本品不适宜用于脾虚生湿，泄泻者，忌用铁器水煎。

　　【按语】枸杞的药用价值不但为医药学家所熟知，而且为普通百姓所了解。历代文人也多有赞美之诗词，如唐代著名诗人刘禹锡就曾经写过枸杞诗，赞美枸杞的功效。诗云："僧房药树依寒井，井有清泉药有灵。翠黛野生笼石甃，殷红子熟照铜瓶。枝繁本是仙人杖，根老能成瑞犬形。上品功能甘露味，

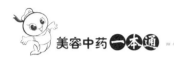

还知一勺可延龄。"现代研究表明：枸杞富含多种氨基酸、维生素和微量元素等，枸杞中的维生素 C 含量比橙子高，β－胡萝卜素含量比胡萝卜高。天然的β胡萝卜素能抗老、抗癌及预防日照皮肤损伤，对皮肤有很好的营养作用；枸杞果皮中富含的有效成分之一——枸杞多糖对骨髓造血功能和各项细胞免疫指标有明显的增强作用，能明显提高机体血液、肝和肌组织的超氧化物歧化酶（SOD）的活性含量，有利于活性氧的清除，减少过氧化脂质产生，延缓衰老和抗疲劳，从而发挥防治色素沉着、黄褐斑作用，故女性常喝枸杞泡茶可以起到美白养颜祛斑的功效。

◆ 熟地黄 ◆

【性味功效】味甘，性微温。归肝、肾经。具有滋阴补血，填精补髓的功效。

【美容功能】悦容增颜，乌发抗衰，祛斑润肤。

【美容应用】

1. 皮肤干燥。可用于阴血不足引起的皮肤干燥，毛发枯萎，可与当归、川芎、菟丝子等同用。

2. 脱发。用于肝肾阴虚所致的形容早衰、毛发变白、脱落，可以六味地黄丸为主加减治疗。

3. 色素沉着，黄褐斑。可用于肝肾阴虚所致的色素沉着、黄褐斑，可与山药、山茱萸、丹皮、茯苓、泽泻、枸杞子、白菊花同用，如杞菊地黄丸。

【用法用量】10～30g，内服。

【注意事项】本品性质滋腻，凡消化不良、气滞多痰、脘腹胀满、食少便溏、邪留未去者均不宜服用。

【按语】现代研究表明地黄富含多种糖类、氨基酸和微量元素等营养物质，对肌肤有较好的保养作用；还可增强免疫功能，明显提高 SOD 活性而具有抗氧化作用，减少过氧化脂质产生，从而发挥防治色素沉着、黄褐斑作用。

◆ 阿　胶 ◆

【性味功效】味甘，性平。归肺、肝、肾经。具有滋阴润肺，补血止血的功效。

【美容功能】悦容增颜，祛斑润肤。

【美容应用】阴血亏虚引起的一系列损美性改变，面色不华，皮肤干枯，妇女月经漏下不止，头晕心悸，口唇爪甲色淡，形体消瘦，大便秘结，面部色素沉着，黄褐斑。可用本品配墨旱莲、女贞子、菟丝子、当归、枸杞、黑芝麻、核桃仁等用。

1. 与黑芝麻、核桃仁配伍制成益元膏使用。我国的传统服用步骤是取阿胶 250g，砸碎。然后放入汤盆或较大的瓷碗中，加黄酒 250g，浸泡 1～2 天。至泡软。再取冰糖 200g，加水 250ml 化成冰糖水，倒入泡软的阿胶中，加盖。最后置盛胶容器于普通锅或电饭煲内，水浴蒸 1～2 小时至完全溶化。将炒香的黑芝麻、核桃仁放入继续蒸 1 小时，搅拌，成羹状。取出容器，放冷，冰箱存放。每天早晚各服一匙，温开水冲服。大约可服用一个月。此方能补血益肾，益智乌发，养颜益寿，润肠通便。

2. 制成阿胶粥使用。取大米或小米 100g，阿胶砸碎后的小块 15g，冰糖 50g 和水做成粥，阿胶在加入前先用开水溶化后加入粥内搅匀，开一滚即可，不要将阿胶块直接加入粥内，这样容易粘锅底，经常食用能补血益肾，强身健体，延年益寿。

3. 做成阿胶鸡蛋汤食用。将阿胶小碎块 5～10g 用开水一碗化开，鸡蛋调匀后加入阿胶液煮成蛋花，加入蜂蜜适量调味服用。每日晨起服用一次，治阴血不足，胎动不安，烦躁不宁，虚劳咳嗽等。

【用法用量】3～10g，内服。

【注意事项】本品性质滋腻，守而不走，凡脾胃虚弱内有痰湿瘀血者应慎用。

【按语】阿胶是由驴皮熬制而成，具有滋阴补血、补肺润燥的功能，有利于滋润肌肤，美容养颜，历代被作为女性美容佳品。现代化学研究表明：阿胶富含骨胶原和蛋白质（蛋白质水解后产生赖氨酸、精氨酸、组氨酸等 18 种氨基酸，包括 7 种人体必需氨基酸）以及钾、钠、镁、锌等 17 种人体有益元素。现代药理研究表明：阿胶能促进红细胞和血红蛋白的生长；改善体内平衡（与所含甘氨酸有关）；预防和治疗进行性肌营养不良，其原理与阿胶能防止食物中维生素 E 氧化有关。服用阿胶之所以使肌肤光泽，是因为阿胶对皮肤有营养作用，并能促进钙的吸收，还含有丰富的胶原蛋白，又可作为人体必需氨基酸和微量元素的重要补充来源，故阿胶能起到营养肌肤，延缓皮肤衰老的作用。

◆ 当 归 ◆

【性味功效】味甘、辛，性温。归心、肝、脾经。具有补血活血，调经止痛的功效。

【美容功能】补血和血，悦容红颜。

【美容应用】

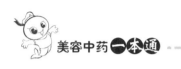

1. 妇女气血虚弱，月经过多，崩中漏下、头痛、头晕、面色萎黄，口唇色淡，爪甲薄脆，头发稀疏黄软，记忆力下降。可与白术、党参、黄芪、白芍等同用，如归脾汤、八珍汤。亦可与黄精合用制成当归黄精丸。

2. 月经不调，痛经，闭经，有瘀血，经血瘀暗，面色不华，肌肤干燥，面易生黄褐斑。用四物汤（当归、川芎、生地、芍药）加减调治。如有黄褐斑、老年斑，亦可与白芷、丹参、紫草制成化斑剂，外用。

3. 皮肤护理，抗皱之用。当归、丹参、生地、黄芪、麦冬、白芷、白附子各50g，人参15g，三七25g，为细末，经干燥处理，以新鲜鸡蛋少许，加水或蜂蜜做成面膜，每周1次。

4. 齿痛及口腔臭秽难闻。当归、生地、川芎、连翘、防风、荆芥、白芷、羌活、黄芩、山栀、枳壳、甘草各等份，细辛减半，水煎服食。

【用法用量】5~12g。

【注意事项】湿盛中满、大便泄泻者及孕妇不宜服用。痤疮、失眠患者不宜服用。

【按语】现代研究发现，当归含有大量的挥发油、维生素、有机酸、人体所需的17种氨基酸等多种有机成分及微量元素。实验研究表明，当归能扩张外周血管，降低血管阻力，增加循环血液量等。所含的阿魏酸有直接减少过氧化氢含量，并与膜磷脂酰乙醇胺结合，通过直接消除自由基，抑制氧化反应和自由基反应等拮抗自由基对组织的损害。人体内的酪氨酸酶能产生导致雀斑、黑斑、老人斑的黑色素，其活性越高，则老年斑的出现愈早，而且数量也越多。近年来，医学家对《千金翼方》中抗老消斑、美容健肤的"妇人面药"进行了科学验证，从中筛选出使用频率最高的药物，结果表明，当归的水溶液抑制酪氨酸酶活性的功能很强，因而能抑制黑色素的形成，对治疗黄褐斑、雀斑等色素性皮肤病收效良好，具有抗衰老和美容作用，有助于使人青春常驻。将当归添加到美容霜、祛斑霜中以求得营养皮肤，防止皮肤粗糙，防治粉刺、黄褐斑、雀斑等作用，经观察无明显不良反应。当归还能促进头发生长，用当归制成的护发素、洗发膏，能使头发柔软发亮，易于梳理。故当归被历代医家推崇为补血养颜的要药。

❖ 龙眼肉 ❖

【性味功效】味甘，性温。归心、脾经。具有养血安神，补益心脾的功效。

【美容功能】补心脾，悦容貌。

【美容应用】

1. 思虑过度，劳伤心脾，气血亏虚，症见心悸失眠，记忆力下降，双目无神，面色憔悴不华，视物昏花，口唇色淡，形体消瘦，纳差腹胀，白发脱发。可用本品加鸡蛋煎水代茶，或加莲子煮粥，亦可加木耳煎汤饮用。代表方为归脾汤。

2. 中老年妇女体质虚弱者，用于日常养生保健，少量久服可益智宁心，延缓衰老。

【用法用量】10～15g。

【注意事项】内有痰火，湿盛中满，内有痰湿，形体肥胖者不宜服用。

【按语】龙眼为食药皆宜的保健佳果。该药作为滋补之剂，在我国已有2000多年的历史。现代研究发现，作为三大营养素的蛋白质、糖、脂肪，该药均含有，还含有维生素 B_1、维生素 B_2、维生素 P、维生素 C，微量元素钙、铁等，故龙眼肉具有补血养颜的功效。

❖ 大　枣 ❖

【性味功效】味甘，性温。归脾、胃经。具有补脾益胃，缓和药性的功效。

【美容功能】补血养颜，健脾安神。

【美容应用】

1. 养颜。多用于血虚所致面黄肌瘦，皮肤干枯，爪甲苍白，毛发不泽，或妇人脏躁，精神不安。可与党参、当归等同用，亦可作为食物药膳调养，如取红枣 50 克，粳米 100 克，同煮成粥，早晚温热服食，对美容皮肤大有益处。

2. 中焦不和，饮食无味，百体懒重，形体消瘦，此症必用大枣，可增强肌肉和体重。

3. 久服香身，去体臭。用大枣肉和桂心、白瓜仁、松树皮为丸，大枣去皮核捣烂。

4. 防止脱发。红枣有健脾养胃之功能。"脾好则皮坚"，皮肤容光焕发，毛发则有了安身之处，所以常食营养丰富的红枣可以防止发脱落，而且可长出乌黑发亮的头发。

【用法用量】3～15 枚。

【注意事项】本品助湿生痰，令人中满，增加体重。故形体肥胖，食积，虫积，齿作痛，痰热咳嗽者不宜服。

【按语】大枣是最常用的益寿食物中药之一。大枣既具有人体必需的多种氨基酸、维生素（其中维生素 C 含量较高）、矿物质，又具有治疗疾病的多种

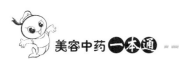

活性成分如皂苷类、黄酮类、生物碱、有机酸等，说明大枣具备保健益寿，美容养颜的物质基础。民间有"一日食仨枣，百岁不显老"、"要使皮肤好，粥里加红枣"之说。究其原因是大枣中大量的维生素B可促进皮下血液循环，使皮肤和毛发光润，面部皱纹平整，皮肤更加健美。大枣中所含的维生素C还是一种活性很强的还原性抗氧化物质，参与体内的生理氧化还原过程，防止黑色素在体内慢性沉淀，可有效减少色素沉着及老年斑的产生。

◆ 肉苁蓉 ◆

【性味功效】味甘、咸，性温，归肾、大肠经。具有补肾助阳，润肠通便的功效。临床上主要用于肾阳亏虚，精血不足，阳痿早泄，宫冷不孕，腰膝酸痛，痿软无力及肠燥津枯便秘等。

【美容功能】润肤养颜，温阳通便。

【美容应用】

1. 润肤养颜。肉苁蓉是一味常用的养生抗衰与美容之品。古人对肉苁蓉在养生与美容方面的记载主要有："久服轻身"，"润五脏，长肌肉"，"益髓，悦颜色，延年"。全身脏腑的阴阳得到温煦滋养，那么，机体的脏腑功能必然得到加强，阴阳更加协调和合，自然气血也就更加充盈旺盛，因而"久服轻身"，"润五脏，长肌肉"，"益髓，悦颜色，延年"，"治女人血崩，壮阳，日御过倍大补益"，"补精败，面黑，劳伤"等一系列作用目的便能得以实现了。

2. 温阳通便。肉苁蓉还是良好的补肾与通便之药。通便能促代谢，通便能加速毒物排出，也就是通便解毒作用，使肉苁蓉成为药性温柔，以补为通的通便药，以此达到养生与美容的目的。人到中老年以后，脏器的功能日渐衰退，一个直接的表现就是便秘。原本不便秘的体质，在不知不觉中出现了便秘，不仅毒物能耗损正常的气血，更重要的是影响了正常气血的运行，惹致种种病证，同时从美容的角度说，所谓"欲美容，先通便"。肉苁蓉是补肾通便的代表药物。

【按语】从养生与美容的角度来说，肉苁蓉仍是用于以基于肾虚证为主的，对于缺乏肾虚特征性的或具有肾虚潜质之养生健体与美容亦可择机适当使用。现代研究认为，肉苁蓉的养生美容作用可能与其调节免疫、调节内分泌、雄性激素样作用、抗氧化、保护肝肾功能及增加胃肠动力等综合作用有关。

◆ 蜂 蜜 ◆

【性味功效】味甘，性平。归肺、脾、大肠经。具有滋养补中，润燥，解毒，止痛的功效。

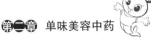

【美容功能】养血润燥，清热解毒。

【美容应用】

1. 贫血面色萎黄。每日 80～100g，分 3 次冲服。

2. 皮肤干燥、皲裂、粗糙，黄褐斑。以蜂蜜、水、鸡蛋制面膜敷面；也可以蜂蜜跟茯苓调和，涂面上。

3. 颜面疮毒，以生蜂蜜外涂患处，可清热解毒。

【用法用量】15～30g，冲服，或入丸剂、膏剂，外用适量。

【注意事项】痰湿中满，肠滑泄泻者不宜内服。

【按语】早在《神农本草经》中就把蜂蜜列位上品，称其"久服，强志轻身，不饥不老，延年神仙。"现代研究发现，蜂蜜含有果糖、葡萄糖、蔗糖、麦芽糖等糖类物质，蛋白质，氨基酸，有机酸，多种维生素及铜、铁、锰等微量元素。药理研究表明，蜂蜜中含有的三大营养素对机体有滋补强壮作用，如可促进机体生长发育，提高耐缺氧、耐高温、耐疲劳能力，促进细胞再生；能兴奋造血功能，使红细胞、血红蛋白和血小板数增加；能兴奋性功能和促肾上腺皮质激素样作用；促进损伤组织活动再生修复过程，有利于创伤组织的愈合。故蜂蜜具有润燥养颜的作用。

◆ 桃 花 ◆

【性味功效】苦，平。具有泻下通便，利水消肿的功效。可用于水肿，腹水，便秘。

【美容功能】润肤，祛斑，养颜。

【美容应用】

1. 润肤。现代研究证明，桃花含有香豆精、维生素 A、维生素 C 等，能扩张血管、疏通脉络、润泽肌肤。

2. 祛斑。古人有"人面桃花相映红"的说法。桃花扩张血管、疏通脉络的作用，能使促进人体衰老的脂褐素加快排泄，可预防和消除面部晦暗、雀斑、黄褐斑及老年斑。

3. 养颜。中医认为，桃花有利水、通便、活血之功效。桃花无论外用还是内服都对滋养容颜有很好的效果。

【用法用量】每次取 10g 即可，用沸水冲后当茶饮用，不但能减肥，还可使脸色红润有光泽。还取桃花 250g、白芷 30g，用白酒 1000ml 密封浸泡 30天，每日早晚各饮 15～30ml。同时取其少许倒在手中，两掌搓至手心发热，来回揉擦面部，对黄褐斑、黑斑、脸色灰暗等面部色素有较好效果。

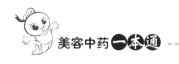

三、驻颜去皱类中药

本类药物大多具有补益肝肾，延缓衰老之功，并从根本上延缓衰老，标本兼顾，既强壮脏腑，又能驻颜去皱。本类药物虽然起效较慢，但只要持久服用，必见其效，且疗效持久。

❖ 人 参 ❖

【性味功效】味甘、微苦，性平。归脾、肺、心经。具有大补元气，复脉固脱，补脾益肺，生津安神的功效。

【美容功能】悦容增颜，消斑去皱。

【美容应用】

1. 悦容增颜。用于妇女气血不足，面色萎黄，口唇色淡，可与白术、茯苓、当归、白芍等同用，如八珍汤。

2. 色素沉着。可配伍丹参、红花、当归等活血化瘀中药使用。

【注意事项】本品不宜用于实证、实热证及湿热证，体质壮实者服用。炎热天气应慎用。

【按语】长白山属高寒山区，秋天人们的手接触水容易"破"，手在水里泡几十分钟便会泡"囊"。但奇怪的是，洗参人每天工作 10 小时以上，即手在冷水中刷洗人参浸泡 10 小时，手指肚也泡不囊，连续洗参一个月时间也不皲手，相反皮肤细腻，有光泽。常年加工、营销人参者，总是红光满面，精神饱满，比实际年龄年轻得多。这不能不肯定是人参功效所致。就连从前弃之如草的人参茎叶，近些年发现，对人们护发、洗发有特殊功效。实验证明，用人参茎叶泡水洗发，手感滑腻，头发乌亮，而且可以去除头皮屑。人参是众所周知的补益中药。人参入药，源远流长，最早的记载见于《神农本草经》，并被列为上品，认为人参"补五脏，安精神，定魂魄，止惊悸，除邪气，明目，开心益智。久服轻身延年。"现代研究表明，本品含有人参皂苷、人参多糖、氨基酸、微量元素、维生素等。人参具有免疫增强作用，抗氧化作用，故可改善体质和气色，预防和减少色素沉着，并对皮肤有保湿作用，可延缓和减少皮肤皱纹的出现。

❖ 麦 冬 ❖

【性味功效】味甘，性微寒。归心、肺、胃经。具有养阴润肺，益胃生津，清心除烦的功效。

【美容功能】养阴润燥，肥健乌发。

【美容应用】

1. 养阴润燥。用于皮肤干燥、皲裂、粗糙。以麦冬提取液和鸡蛋制面膜敷面。

2. 肥健乌发。用于健美丰乳，美发乌发。

【用法用量】3～10g，内服。

【注意事项】脾胃虚寒泄泻者忌服。

【按语】本品是养阴生津的良药。从《神农本草经》到《医学衷中参西录》，都对该药以很高的评价。尤其是《本草新编》一书对之更加赞赏，称其能"益经强阴，解烦止渴，美颜色，悦肌肤，退虚热，解肺燥，定咳嗽，真可诗之为君而又可借之为臣使也。"宋代著名的文学家、诗人苏东坡对麦冬也十分推崇，亲自拟了"苏轼麦门冬汤"，还写了一首咏麦冬的诗："一枕清风值万钱，无人肯买北窗眠，开心暖胃门冬饮，知是东坡手自煎。"现代研究表明，麦冬含有甾体皂苷、β-谷甾醇、黄酮类、葡萄糖、氨基酸和维生素A等。麦冬的改善心肌营养血流、耐缺氧、提高机体的免疫功能、抗菌等作用与古人所言麦冬可"美颜色，悦肌肤"有密切的关系，麦冬确实是一味润肤美容的佳药。

◆ 桑 椹 ◆

【性味功效】味甘，性寒。归肝、肾经。具有补肝益肾，养血祛风的功效。

【美容功能】悦容增颜，消斑去皱，乌发生发。

【美容应用】

1. 悦容增颜。用于阴血不足引起的面色不华，唇干色淡，脉细数。常与当归、枸杞子、女贞子、墨旱莲等补血养阴的中药配伍使用。

2. 消斑去皱。用于阴血不足引起黄褐斑、雀斑等色素沉着疾病，并可延缓皮肤松弛，延缓和减少面部皱纹的出现。

3. 乌发生发。用于阴血不足引起脱发和须发早白。

【用法用量】3～10g，内服。

【注意事项】因桑椹性寒，故凡脾胃虚寒、大便稀者不宜多食。近年来有小儿进食较大量桑椹引起出血性肠炎的报道，也有食用桑椹后导致过敏反应的报道。因此，若食用本品过程中出现腹泻及面目红赤、耳内、鼻腔内、上眼睑内、咽喉部出现肿胀瘙痒等过敏反应时，应及时就医。

【按语】桑椹有紫、红、青等品种，以紫色成熟者为佳，红者次之。桑椹味甜带酸，清香可口，营养丰富，含有丰富的葡萄糖、果糖、蛋白质、脂类、

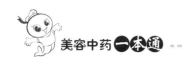

醇类、挥发油、芦丁、胡萝卜素、多种氨基酸、维生素以及锌、锰等多种微量元素。桑椹不仅营养丰富，味道可口，还是一味良药。桑椹自唐代以来，历代本草都公认为具有止消渴，利五脏关节，通血气，久服安魂定神，令人聪明，变白不老的功效。如《本草求真》称其能"除热养阴……乌须黑发"；《开宝本草》称其能"变黑不老"。现代研究认为，桑椹具有调整机体免疫功能，促进造血细胞生长、降血脂、护肝等多种作用。在临床上桑椹多用于治疗肝肾亏虚、阴血不足所致的贫血、失眠健忘、头晕目眩、须发早白、神经衰弱及习惯性便秘等病症。所含芸香苷可提高毛细血管的抵抗力，减少毛细血管的通透性，增加其弹性，并有抗氧化作用，故桑椹能抑制黑色素的产生，令肌肤净白自然。舒解皮肤的紧绷感，使肤色平衡，让美白成分渗透肌肤底层。桑椹多元的保养效果，具有修补与释放皮肤的特性，可作常备皮肤保养品之用。

◆ 菟丝子 ◆

【性味功效】味甘、辛，性平。归肝、肾经。具有补肾固精，养肝明目的功效。

【美容功能】补肾固精，养肝明目，驻颜乌须。

【美容应用】

1. 肝肾不足，未老先衰。可与鹿茸、肉苁蓉、杜仲、熟地、车前子、桂心等同用，方如菟丝子丸。

2. 黄褐斑。与女贞子、旱莲草、川芎、当归、鸡血藤、僵蚕等配伍。

3. 白癜风。菟丝子新鲜全草180g，入白酒或75%乙醇360g，浸泡5~7天后，过滤去渣，外涂。

4. 粉刺。生捣菟丝子，绞其汁涂面。

5. 肝虚目暗，视物不清。可用酒制菟丝子与鸡蛋煎服。

【用法用量】10~15g，内服。

【注意事项】本品性偏温热，故阴虚火旺，大便燥结，小便短赤，有出血倾向者不宜服用。

【按语】菟丝子历来被医家用作补肾壮阳之剂，《神农本草经》、《名医别录》中都认为菟丝子具有延年益寿的功效。《本草正义》则把菟丝子称为"养阴通络上品"，"久服则阴液足而目自明"。现代研究表明，菟丝子含有生物碱，蒽醌类，香豆素，黄酮类，维生素样物质如β-胡萝卜素、γ-胡萝卜素及钙、镁、铁、锰、锌、铜。药理研究表明，菟丝子有雌激素样作用，还有增加下丘脑-垂体-卵巢的促黄体功能，尚有降血压、抗肿瘤等作用。说明古人关于其"久服明目轻身延年"的说法有一定的科学根据。

❖ 核桃仁 ❖

【性味功效】味甘，性温。归肾、肺、大肠经。具有温补肺肾，润肠通便的功效。

【美容功能】补肾抗衰，润肤乌发。

【美容应用】

1. 驻颜去皱。常食核桃既能延缓皮肤衰老，减少皱纹，又能营养脸部皮肤，使人面有红润和光泽。

2. 乌发生发。可用于肾虚引起的头发早白或脱发。

【用法用量】3～10g，内服。

【注意事项】痰火热盛，阴虚火旺者忌用。

【按语】核桃仁是香脆可口的干果，是西方国家圣诞节上的传统食品。据《本草纲目》沿引宋代苏颂的话说，"此果本出羌胡，汉时张骞使西域始得种还，植之秦中，渐及东土，故名之"。自《神农本草经》将其介绍于世之后，历代本草都认为该药具有补肾强身的功效。《罗氏会约医镜》中记载："食之令人肥健，润肌肤，乌须发，固精气。"现代研究认为，核桃仁含脂肪油（58%～74%），蛋白质，糖类，钙、磷、铁、锌、镁等元素，维生素 A、维生素 B_1、维生素 B_2、维生素 C、维生素 E，磷脂等。脂肪油的主要成分为不饱和脂肪酸。药理研究表明，核桃仁有增加血清白蛋白，减少胆固醇在肠道的吸收，促进胆固醇在肝内的降解，所含的锌、镁元素具有调节体内新陈代谢，延缓机体的衰老过程等作用，维生素 A、维生素 C、维生素 E 还有抗氧化作用。维生素 A、维生素 C、维生素 E，卵磷脂及不饱和脂肪酸是已被证实的抗衰老和美容物质，故常服核桃仁能抗衰养颜。

❖ 葛 根 ❖

【性味功效】味甘、辛，性平。归肺、胃经。具有解表退热，透疹，生津止渴，升阳止泻的功效。

【美容功能】润肤，驻颜去皱。

【美容应用】

1. 润肤去皱。经常用葛根粉加水炖服，可起到较好的润肤去皱作用。

2. 骨质疏松症。经常用葛根粉加水炖服，可延缓中年和绝经期妇女因雌激素水平下降引起的骨质疏松症。

【用法用量】5～15g。

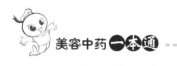

【按语】现代研究发现，葛根含有异黄酮类化合物，如葛根素、黄豆苷、黄豆苷元等，尚含有三萜类化合物如槐二醇、黄豆皂醇 A 及 B 等，尿囊素，胡萝卜素、β-谷甾醇等。药理研究表明，葛根总黄酮及其葛根素能使冠状动脉血管及其他血管明显扩张，阻力下降，血流量增加。葛根所含的异黄酮类化合物具有雌激素样作用，中年妇女如能适当服用可延缓更年期，延缓皮肤衰老；更年期妇女适当服用则可纠正和改善因雌激素水平下降引发的骨质疏松、烦躁不安等不适症状。故葛根对女性美容保健可起到较好的作用。

◆ 覆盆子 ◆

【性味功效】味甘、酸，性微温。归肝、肾经。具有补肝肾，缩小便，固精的功效。

【美容功能】补肝肾，驻容颜，乌须发。

【美容应用】

1. 须发早白属肝肾阴虚，气血不足者。以覆盆子榨取汁，合成膏，涂发。或与远志、杜仲、地肤子、补骨脂、核桃肉、山药等配伍，方如《御院药方》的覆盆子丸。

2. 中年女性，未老先衰，形容憔悴，肤色晦滞，毛发花白，腰膝酸软，精神不振，常与枸杞子、菟丝子、五味子、车前子同用，方如五子衍宗丸。

【用法用量】3~10g。

【注意事项】阴虚火旺，小便短涩者不宜服用。

【按语】覆盆子虽然是一味收涩药，但历代本草都认为覆盆子具有补益美容作用。如《名医别录》曰"主益气轻身，令发不白"；《日华子本草》曰"安五脏，益颜色，养精气，长发，强志"；《开宝本草》"补虚续绝，强阴建阳，悦泽肌肤，安和脏腑，温中益气，疗劳损风虚，补肝明目"。故覆盆子在补益美容方面有一定效果。

◆ 紫河车 ◆

【性味功效】味甘、咸，性温。归肺、肝肾经。具有补肾益精，益气养血的功效。

【美容功能】益经血，补虚损。

【美容应用】

1. 妇人气血大亏，形容失养。形体消瘦，面色干燥色暗，眼圈发黑，目光无神，毛发干枯，月经不调，甚至皮肤甲错，皮肤瘙痒。可用本品药膳缓缓调养。

2. 禀赋不足，体质虚弱，抵抗力差，易受外感，咳嗽气喘经久不愈，面色㿠白，性功能下降，月经不调，神经衰弱。可配合生地、龟甲、杜仲、牛膝、当归等，如河车大造丸。

【用法用量】1.5～3g，每日2～3次，重者用量加倍。研末装胶囊吞服或入丸散。如用新鲜胎盘，每次半个至1个，水煮服食；也可制成胎盘组织液，肌内注射或穴位注射。

【注意事项】体质壮实不虚及阴虚火旺者不宜服用本品。

【按语】本品入药已有千余年的历史。尤其是朱震亨极力推崇之后，其滋补之功更是广为人知。现代研究发现，紫河车的化学成分极为复杂，其中最为引人注目的是丙种胎盘球蛋白、干扰素、多糖、水解蛋白及多肽等成分。众所周知，丙种胎盘球蛋白具有增强机体的免疫功能；干扰素有抗病毒和抗肿瘤作用；多糖有增强免疫功能和抗肿瘤作用。紫河车还含有红细胞生长素、凝血因子、促性腺激素和肾上腺皮质激素，对贫血、出血、性功能不全和肾上腺功能不全有一定的防治作用。这与中医学关于该药具有养血益精的功能之说是一致的。药理和临床研究也表明，紫河车对增强体质，改善机体的免疫功能有良好的作用。紫河车被广泛用作化妆品的营养添加剂，长期使用，可使肌肤细腻白皙而有光泽，并可延缓和减少皮肤皱纹的出现。

❖ 鹿 茸 ❖

【性味功效】味甘、咸，性温。归肾经。具有温补肾阳，补养精血的功效。

【美容功能】壮元阳，补精血，益颜色。

【美容应用】

1. 肾阳不足，形寒肢冷，性功能下降，阳痿，宫寒不孕，小便频数，面色不明，精神困乏。可用鹿茸15～30g切片，干山药30g切末，上药用白酒浸7日，饮酒，日3小杯为度，也可配伍人参、熟地、枸杞子等，如参茸固本丸。

2. 经血不足，形容失养，面色发黑，形体消瘦，面色无光，耳聋目昏，齿松牙落，腰膝酸软，毛发干枯。可选用鹿茸配伍当归、乌梅等制成蜜丸服用。

【用法用量】1～3g，研细末，一日分3次服。或入丸、散。

【注意事项】服用本品因从小剂量开始，缓缓增加，不宜一开始就用大剂量，以免阳升风动，头晕目赤或伤阴动血。故阴虚火旺、血热、胃火、痰热、热病、有出血倾向者均忌服用本品。

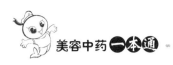

【按语】现代研究表明，鹿茸含有多种氨基酸（其中以脯氨酸、赖氨酸、丙氨酸含量最高）、硫酸软骨素 A、雄激素、雌酮，大量的骨胶原、蛋白质以及钙、磷、镁等。药理研究证明，鹿茸能促进发育生长，兴奋机体功能；家兔服用鹿茸粉后，红细胞、血红蛋白及网状红细胞数量增加，鹿茸能提高离体子宫的张力和增加其节律性的收缩。中等剂量的鹿茸能引起心跳加快，每分钟输出量增加，对已疲劳心脏的作用更明显。故鹿茸能起到很好的滋补强壮和美容养颜作用。

◆ 远　志 ◆

【性味功效】味辛、苦，性微温。入心、肾经。具有宁心安神，化痰的功效。

【美容功能】安神益智，解郁悦容。

【美容应用】

1. 神经衰弱，失眠健忘，心神不安，面色憔悴，眼圈发黑，眼袋明显。可与人参、酸枣仁、茯神等同用，方如归脾汤。

2. 中老年人日常生活中抗衰老益智之用。方如《圣惠方》中黑发延年方，用远志、白茯苓、熟地、生地、地骨皮、麦冬、黑芝麻，久服轻身不老，耳目聪明，不忘，驻颜，齿落望生。

3. 痈疽肿毒。单用为末酒送服或外用。

【用法用量】3～10g，外用适量。

【注意事项】阴虚阳亢者不宜，有溃疡病及胃炎者慎用。

【按语】远志虽是一味安神药，但历代本草对其抗衰老和美容的评价较高，如《神农本草经》称其能"……补不足，除邪气，利九窍，益智慧，耳目聪明，不忘，强志倍力"；《神农本草经疏》则称其"久服轻身不老，好颜色，延年者，主心血，心气足则血色华于面，君子强明则十一管皆得职，故延年不老；阳气日积，故轻身也。"现代研究发现，远志含有远志皂苷 A、B、C、D、E、F，尚含有远志碱、远志糖醇等。

◆ 莲　子 ◆

【性味功效】味甘、涩，性平。归脾、心、肾经。具有补脾止泻，益肾涩精，养心安神的功能。

【美容功能】润肤驻颜，乌须黑发。

【美容应用】

1. 润肤驻颜。《本草蒙荃》称"食之延寿笑无量，且悦颜色，堪作神仙。"

2. 乌须黑发。《本草拾遗》认为服后"令发黑，不老"。

【用法用量】10~15g，内服。

【注意事项】中满痞胀及大便燥结者忌用。

【按语】《神农本草经》把本品视为能使人"轻身耐老，不饥延年"的良药。现代研究表明，莲子含有蛋白质、脂肪、碳水化合物、维生素、矿物质如钙、磷、铁盐等营养素及含牛角花糖苷、和乌胺、莲心碱、异莲心碱等活性成分。由此可见，中医学关于本品久服能延年益寿的说法是经得起科学检验的。

四、生发乌发类中药

◆ 补骨脂 ◆

【性味功效】味苦、辛，性温。归脾、肾经。具有补肾壮阳，纳气，止泻的功能。

【美容功能】乌发驻颜，延年益寿。

【美容应用】

1. 下元虚冷，形寒肢冷，面色无华。常用本品配伍菟丝子、核桃肉、没药、沉香等，如补骨脂丸。

2. 斑脱、脱发。肌内注射 50% 补骨脂注射液，每日一次 5ml，同时以紫外线照射患处，由每次 2 分钟增加至 10 分钟，

3. 白癜风。用 30% 补骨脂乙醇浸出液涂患处，再同时以日光或适宜剂量的紫外线照射患处。

【用法用量】3~10g，内服或外用。

【注意事项】《神农本草经疏》称："凡病阴虚火动、梦遗、尿血，小便短赤及目赤口苦舌干，大便燥结，内热作渴……皆不宜服。"如需紫外线照射配合治疗，必须在医师操作或指导下进行。

【按语】自南北朝至今，补骨脂一直被视为补肾壮阳的良药。以该药为主的补骨脂丸、青娥丸、养血返精丸，历来被认为是具有强筋骨，益元气，延年益寿作用和养颜的良方。现代研究发现，补骨脂的化学成分主要为香豆素类衍生物和黄酮类化合物。其药理作用比较复杂，近来发现具有提高机体免疫功能的作用。这一发现证明该药具有"益元气"的功效是正确的。补骨脂的免疫促进作用和改善心血管功能的作用，是该药延年益寿作用的两大支柱。临床实践还发现，补骨脂在一些损美性皮肤科疾病如银屑病、白癜风、

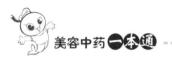

斑秃等和妇科病（如子宫出血）有良好效果。

❖ 何首乌 ❖

【性味功效】性苦、甘、涩、微温。归肝、肾经。具有养血滋阴，润燥通便，解疮毒的功效。

【美容功能】补益肝肾，乌发生发。

【美容应用】

1. 肝肾亏虚，毛发缺乏生机，须发早白或发黄，头发枯黄无光泽，分叉，头发脱落、稀疏。方如七宝美髯丹，以本品为主，配当归、枸杞子、菟丝子。宜久服，极验。

2. 肥胖症属血脂高，内分泌紊乱者，可用何首乌配泽泻、生山楂、莱菔子、草决明、防己、黄芪等，水煎服。

【用法用量】10～30g。补益精血当用制首乌；解毒疗疮宜用鲜品；润肠通便宜用生首乌。

【注意事项】大便溏泄及有痰湿者不宜服用。近年有服用何首乌出现肝损害的报道，需引起重视。

【按语】李时珍在《本草纲目》中把何首乌归入蔓草类。它根细长，末端膨大成粗壮块根，外色黑褐，内色红紫，夏秋开花，花色黄白。何首乌多生于山野石隙、墙角和旷地上，在我国各地都能寻找到它的踪迹。自唐以来，何首乌备受世人的青睐。经长期临床实践证实，何首乌具有诸多功效。在中医文献中早就有"何首乌能止心痛、益气血、乌须发、悦颜色、长筋骨、益精髓、延年不老"的记载。古方"七宝美髯丹"就是以何首乌为主药制成，对因肝肾虚亏、精血不足、身体衰弱、须发得不到充足营养而变枯白者，有特殊的疗效。近年来，国内外医药学家证实何首乌含有较多的卵磷脂，而卵磷脂是构成神经组织，特别是脑脊髓的主要成分，同时为血球及其他细胞膜的重要原料。此外，何首乌中含有较多的蒽醌衍生物，具有促进肠蠕动、降低血中胆固醇、抗衰防老的作用。卵磷脂还有促进血细胞的生成、抗氧化作用，这些都是何首乌延年益寿、抗衰老、美容的物质基础。

❖ 墨旱莲 ❖

【性味功效】味甘、酸，性寒。归肝、肾经。具有补肝肾，凉血止血的功效。

【美容功能】补肾益阴，乌发生发。

【美容应用】

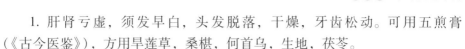

1. 肝肾亏虚，须发早白，头发脱落，干燥，牙齿松动。可用五煎膏（《古今医鉴》），方用旱莲草，桑椹，何首乌，生地，茯苓。

2. 眉发稀疏色淡者，可用旱莲草汁涂擦，生速而繁。

【用法用量】10～15g，鲜者加倍，外用适量。

【注意事项】脾胃虚寒者忌服。

【按语】墨旱莲与女贞子配伍组成的二至丸，是较为经典的滋补肾阴方。现代研究发现，墨旱莲含蟛蜞菊内酯、甲蟛蜞菊内酯等内酯成分，异黄酮类、挥发油、皂苷类、胡萝卜素、蛋白质（约含26.5%）等，墨旱莲富含钾。墨旱莲具有抑菌、保肝、升高外周白细胞的作用。故墨旱莲在保健美容方面值得进一步研究。

❖ 黑芝麻 ❖

【性味功效】味甘，性平。归肝、肾、肺经。具有补肝肾，润五脏，生津，润肠通便的功效。

【美容功能】益精血，乌须发，润皮肤。

【美容应用】肝肾亏虚，精血不足，形体较瘦，大便坚闭，皮肤干燥，面色枯槁，头发干燥无光泽，时发目疾。本品可单用，蒸熟或炒香研末服，或与枣膏及蜂蜜为丸服。亦可配桑叶，为桑麻丸。

【用法用量】10～30g。宜炒熟用，宜久服。

【注意事项】大便溏泻者慎用。

【按语】现代研究表明，本品含蛋白质，脂肪，糖类，纤维素，钙、磷、铁等矿物质，卵磷脂，维生素 B_2，维生素 E，叶酸。其中脂肪中含有大量不饱和脂肪酸如油酸、亚油酸、棕榈酸、花生酸等。药理研究表明，黑芝麻富含的维生素 E 和卵磷脂为抗衰老重要成分，可抑制体内的自由基，使细胞分裂的代数显著增加，对抗动脉粥样硬化，降低血糖，增加肝脏和肌肉中糖原的含量。故黑芝麻具有较好的抗衰老，乌须发，滋养皮肤的作用。

❖ 桑 叶 ❖

【性味功效】味苦、甘，性寒。归肝、肺经。具有疏散风热，清肝明目的功效。

【美容功能】乌须发，明目。

【美容应用】

1. 风热目赤。本品可用于感受风热引起的目赤、泪下，可用桑叶煎汤洗眼。

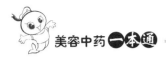

2. 须发早白。本品可用于肝肾亏虚，精血不足，形体较瘦，大便坚闭，皮肤干燥，面色枯槁，头发干燥无光泽。可配黑芝麻，共为蜜丸，即桑麻丸。

【用法用量】5～10g。

【注意事项】外感风寒者忌服。

【按语】历代医家对桑椹子补益作用比较推崇，但却忽视了桑叶的保健美容作用。其实早在李时珍《本草纲目》中就有记载，桑叶能"治劳热咳嗽、明目、长发。"《本草逢原》称"桑叶清肺热，去风明目。取经霜者，煎汤洗风眼下泪。同黑芝麻蜜丸久服，须发不白，不老延年。"可见，桑叶在保健美容方面还有待进一步开发利用。

◆ 黄　精 ◆

【性味功效】味甘，性平。归肺、脾、肾经。具有补中益气，润心肺，强筋骨的功效。

【美容功能】补脾润肺，益精乌发。

【美容应用】

1. 须发早白、稀疏，牙齿松动脱落，皮肤干燥晦暗，可配干姜、桂心，制成黄精膏（《普济方》）。

2. 皮肤瘙痒症。用黄精外涂患处。

3. 肥胖症，可用黄精配伍草决明、荷叶、陈皮、山楂、何首乌等。

【用法用量】10～20g；鲜者30～60g。

【注意事项】脾虚有湿，咳嗽痰多及便溏者不宜服之。

【按语】黄精是一味常用的抗衰老、养生与美容中药，黄精被视为补脾益肺，养阴生津，强壮筋骨的佳品。几乎在历代本草书籍中有记载。在抗衰老、养生方面，如"黄精者，是芝草精也……常服此药，与天地相毕……一年内即变老为少，气力倍增"，《神仙芝草经》记载："黄精宽中益气，使五脏调和，肌肉充盛，骨髓坚强，其力倍增，多年不老，颜色鲜明，发白更黑，齿落更生。……"唐代大诗人杜甫就有诗云："扫除白发黄精在，君看他年冰雪容"。黄精通过上滋肺阴，中健脾气，下补肾精，达到了容颜、泽面、润肤、乌发、靓颜的目的。通过滋补肺阴，达到了为机体润肤补水的效果，通过健脾益气，生化气血，达到为机体健康着色的目的。通过补益精血，达到直接亮泽容颜、乌须黑发的目的。尤其是通过补肾填精，充实肾元，起延缓衰老、轻身延年之作用。

❖ 侧柏叶 ❖

【性味功效】味苦、涩，性微寒。归肺、肝、大肠经。具有凉血止血的功效。

【美容功能】凉血祛风，乌发生发。

【美容应用】

1. 预防脱发。侧柏叶30g，核桃2个，柯子3个，共捣烂，用冰水浸泡。梳头时，梳子蘸此水梳头，天天如是，可有效地预防脱发。

2. 头发脱落，斑秃，秃顶。用鲜品浸泡于60%乙醇中，7天后滤取药液，涂擦毛发脱落部位，每日3此。亦可阴干做末，和麻油涂发。

3. 毛发枯黄不容。可用侧柏叶泡水外用沐发。

4. 头皮瘙痒，头上白屑多。侧柏叶300g，胡桃7个，梨1个，诃子5个，上药捣烂，以井水浸片刻，擦头。

【用法用量】10～20g，外用适量。与酒相宜。

【注意事项】《本草述》曰："多食亦能倒胃。"

❖ 天 麻 ❖

【性味功效】味甘，性平。归肝经。具有平肝、息风、止痉的功效。

【美容功能】息风止痉，润肤乌发。

【美容应用】脱发，斑秃，秃顶，头发稀疏，搔抓而脱落，头皮瘙痒，头皮屑多。可配首乌、杞子、熟地、旱莲草等内服；配川芎、白芷，炼蜜为丸，茶酒送下，不拘时，可治头皮屑多。

【用法用量】3～10g。研末吞服，每次1～1.5g。

【按语】在《神农本草经》和《开宝本草》中都认为天麻有延年益寿的功效。但近代中医药书籍只谈及有息风定惊，镇静安神的作用。近年的研究证明，天麻所含的天麻多糖可增强机体的免疫功能；天麻能改善心肌的营养血流，提高实验动物的耐缺氧能力。这些都为古人关于天麻"久服益气，轻身长年"之说找到了一定的理论依据。近年来临床发现天麻对治疗脱发有一定效果。

❖ 芡 实 ❖

【性味功效】味甘、涩，性平。具有益肾固精，健脾理胃的功效。

【美容功能】美颜美发。

【按语】芡实是睡莲科植物芡实的种仁。又名鸡头米、雁头米、水鸡头

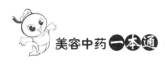

等。芡实在中国自古作为永葆青春活力、防止未老先衰之良物。《滇南本草》中说："益肾脏而固精，久服黑发明目。"中医养生学认为，芡实抗衰延年，最益脾胃。宋代大文豪苏东坡到老年仍然身健体壮，面色红润，才思敏捷。据他在书中自述，主要得益于数十年如一日地坚持天天食用煮熟的芡实，所以才腰腿壮健，行走有力。提倡在秋天进食芡实，它的意义还在于可调整被炎夏所消耗的脾胃功能。现代研究发现，芡实含有维生素 C、维生素 B 族、铁、钙、蛋白质、淀粉、脂肪等，这些成分都有益于保健美容。

◆ 莲　须 ◆

【性味功效】味甘、涩，性平。具有清心通肾，乌发固精等功效。

【美容功能】固精气，乌须发

【按语】《本草纲目》说莲须有"清心通肾，固精气，乌须发"之功效。现代研究表明，莲须含有异槲皮苷、木犀草素、葡萄糖苷、槲皮素及多种维生素。白莲须就是白莲子的雄蕊，在药用方面有固精止血的功效。

◆ 海　藻 ◆

【性味功效】味咸，性寒。具有清热、软坚散结的功效。

【美容功能】乌发美发。

【美容应用】适宜于五脏虚弱，气血不足，面色无华，毛发不泽者食用。

【按语】海藻中的蛋氨酸、胱氨酸含量丰富，能防止皮肤干燥，常食还可使干性皮肤富有光泽，油性皮肤可改善油脂分泌。海藻中所含维生素丰富，可维护上皮组织健康生长，减少色素斑点。自古以来，海藻类就是保养头发的佳品，从现代营养学的观点看，海藻类食物含有丰富的碘，而碘是毛发不可缺少的营养成分。市场上常见的富含碘的海藻类食物有海带、紫菜、裙带菜等。

五、减肥瘦身类中药

◆ 决明子 ◆

【性味功效】味甘、苦，性微寒。归肝、大肠经。具有清肝明目，润肠通便的功效。

【美容功能】利水通便减肥，清肝明目。

【美容应用】

1. 实证肥胖，体形壮硕，便秘，尿黄，口苦，性情急躁，食量大，有高血压倾向。用草决明配生大黄、夏枯草、枳实、生地等，煎汤内服。

2. 肝经风热，目赤肿痛，羞明流泪。本品炒后研末，茶调，敷两太阳穴，干则易之。

【用法用量】10～15g。

【注意事项】气虚、阳虚及便溏者不宜。

【按语】现代研究认为，决明子含有蒽醌类化合物，棕榈酸、亚油酸等有机酸以及微量元素铁、锌、锰、铜、镍等，具有降血压、降血脂、抗氧化、缓泻和免疫调节等作用。故近年来决明子常与其他中药配伍用于减肥瘦身。

◆ 苍 术 ◆

【性味功效】味辛、苦，性温。归脾、胃经。具有燥湿健脾，祛风湿的功效。

【美容功能】健脾减肥，养颜乌发。

【美容应用】

1. 脾虚湿重，形体肥胖臃肿，胸闷脘胀，饮食不多，体重倦怠，下肢水肿，白带多，苔白腻，脉濡滑。苍术与陈皮、半夏、薏苡仁配合使用。

2. 延年抗衰，用于颜面苍老，须发早白，眼目昏涩，脚腿无力。可单用久服或与地骨皮、桑椹、熟地、何首乌同用。

3. 脂溢性皮炎，手足汗疱疹、慢性急性湿疹，苍术与黄柏同用为二妙散，内服。

【用法用量】5～10g。

【注意事项】阴虚内热，气虚多汗，有出血倾向者不宜服用。

【按语】《太平圣惠方》中，即有用苍术为主治疗青盲雀目之方。现代研究报道苍术含有维生素 A、维生素 D，故对夜盲症及角膜软化症有效。苍术用于脾虚湿重，形体肥胖臃肿。

◆ 夏枯草 ◆

【性味功效】味苦、辛，性寒。归肝、胆经。具有清肝火，散瘀结的功效。

【美容功能】降压减肥，清肝散结。

【美容应用】

1. 形体肥健，头晕目眩，口苦心烦，血压偏高，面色红润，可用夏枯草、

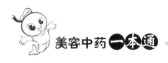

丹皮、栀子、白芍、茯苓等组方，煎服。

2. 肝火上炎，目珠胀痛，羞明流泪，可单用，亦可伍石决明，菊花、蝉衣等。

3. 口眼歪斜。用夏枯草3g，胆南星1.5g，防风3g，钩藤3g，水煎，临卧服。

4. 汗斑白点，夏枯草煎浓汁，日日洗之。

5. 痤疮。属于热毒郁结，结节红肿，久久不散者，取夏枯草清热散结。

【用法用量】10～15g。

【注意事项】脾胃虚寒者不宜服用。

【按语】现代研究发现，夏枯草主要含有三萜皂苷，皂苷元为齐墩果酸和熊果酸，尚含有游离的齐墩果酸和熊果酸，胡萝卜素，芸香苷、咖啡酸、生物碱等。夏枯草具有抗菌、抗炎、免疫抑制、降血糖等作用。故夏枯草对一些损美性皮肤病如汗斑、痤疮有一定的疗效。

◆ 荷 叶 ◆

【性味功效】味苦、涩，性平。归心、肝、脾经。具有健脾祛湿，利水消肿的功效。

【美容功能】健脾祛湿，利水消肿。

【美容应用】

1. 单纯性肥胖，面部郁胀，四肢倦怠，白带多，食少腹胀。可用单味荷叶烧炭存性，研末，每服6g，米酒调下，日三服，或荷叶15g，水煎沸5分钟或沸水泡10分钟，饮用。

2. 用于沐浴，可治皮肤瘙痒，光腻皮肤。用荷叶1000g，威灵仙、藁本、藿香、零陵香、茅香各500g，甘松、白香各250g，上药去土共为粗末，每日60g，用生绢袋盛，放入水中，煮沸，放稍温洗澡用（不可添加冷水）。

【用法用量】3～10g，鲜品15～30g。

【注意事项】本品畏茯苓。升散消耗，凡上焦邪盛，血压高，治宜清降者，不可用之。

◆ 山 楂 ◆

【性味功效】味酸、甘，性微温。归脾、胃、肝经。具有消食积，散淤滞的功效。

【美容功能】活血化瘀，降脂减肥。

【美容应用】

1. 恣食肥甘，形体肥胖，血脂偏高，可用山楂、银花、菊花各 10g，水煎代茶饮。亦可配伍丹参、首乌、陈皮、半夏等。

2. 皮肤瘙痒，以山楂煎汤沐头洗身。

3. 冻疮，以成熟北山楂若干枚，细辛 2g 为末，合于山楂泥中，敷于患处，每日换药 1 次。

【用法用量】10～15g，大剂量可至 30g。

【注意事项】脾胃虚弱，无积滞者慎服。多食令人嘈烦易饥，损伤脾胃生发之气。损齿，齿龋者不宜服之。

【按语】现代研究发现，山楂富含山楂酸、酒石酸、枸橼酸等有机酸及维生素 C，还含有黄酮类、内酯、蛋白质等成分。药理实验证明，山楂有降血脂、扩张冠状动脉，改善心肌营养血流和强心作用，还可抑制单胺氧化酶而显示有抗衰老作用。故山楂无论在减肥瘦身、抗衰老，还是在心血管疾病预防保健都有很好的药用价值。

◆ 莱菔子 ◆

【性味功效】味辛、甘，性平。归肺、脾、胃经。具有消食除胀，降气化痰的功效。

【美容功能】健脾消积，化痰减肥。

【美容应用】痰湿内盛，形体肥胖，胸闷脘胀，肢体困重，大便不畅，苔白腻，脉濡细。可用炒莱菔子，伍党参、白术、猪苓、陈皮、半夏等。

【用法用量】6～10g。

【注意事项】本品药性耗散，无食积、痰滞，气虚者均不宜服。

【按语】现代研究发现，莱菔子含有较高的脂肪油等，对胃肠运动有一定的调节作用，可减少食物营养的过度吸收，从而起到一定的减肥瘦身作用。

◆ 薏苡仁 ◆

【性味功效】味甘、淡，性微寒。归肺、脾、胃经。具有利水渗湿，健脾止泻、除痹舒痉、清热排脓的功效。

【美容功能】健脾利湿，清热除疣。

【美容应用】

1. 单纯性肥胖属于脾虚湿盛者，用本品配伍健脾益气利湿之品。

2. 扁平疣，以薏苡仁 60g，水煎为粥，分 2 次服。

3. 痤疮。取紫背天葵鲜品 50g（干品 15g），薏苡仁 30g，以淘米水煎半小时成薏苡仁粥。拣去紫背天葵，内服半小碗，同时取热汁适量擦洗患处，

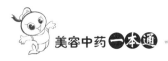

隔日 1 剂，分 3 次服完。

4. 牙齿污垢，齿疼痛。以薏苡仁根煎水，含漱，冷则易之，再含漱，直至痛止。

5. 唇肿。薏苡仁 30g，防风、赤小豆各 6g，水煎温服。

【用法用量】10 ~ 30g。本品力缓，用量需大，宜久服。健脾炒用，其余生用。除药用外，亦可为食疗佳品。

【注意事项】大便干燥，内无湿气者及孕妇慎用。

【按语】据《后汉书》记载，薏苡原产交趾，马援出使交趾时常食之，得以益气轻身，因而带回种子引种。历代本草对该药都评价较高。如《神农本草经》说"久服，轻身益气"。现代研究发现，薏苡仁富含蛋白质、粗纤维及钙、镁、磷，含有亚油酸、油酸、肉豆蔻酸等有机酸，维生素 B_1，氨基酸（以酪氨酸为最多），多糖类化合物等。薏苡仁的营养价值较高，富含的蛋白质等可以分解酵素、软化皮肤角质，使皮肤光滑，能减少皱纹，使肌肤白皙，故长期服用具有滋润肌肤的作用。薏苡仁对消除雀斑、老年斑、妊娠斑、蝴蝶斑、脱屑、痤疮、皲裂、皮肤粗糙等也有良好疗效。

◆ 陈　皮 ◆

【性味功效】味辛、苦，性温。归肺、脾经。具有行气健脾，和胃止呕，燥湿化痰的功效。

【美容功能】健脾燥湿，理气调中。

【美容应用】

1. 单纯性肥胖属于脾虚痰湿内盛者。以二陈汤（陈皮、半夏）为主，加减治疗。

2. （趾）嵌甲作痛，不能行走。浓煎陈皮汤，浸良久，甲肉自离，轻手剪去，再以虎骨末敷之即安。

3. 口臭、体臭。陈皮久服或泡水代茶饮。

【用法用量】3 ~ 10g。

【注意事项】本品辛散苦燥，温能助热，舌赤少津，内有实热、吐血、自汗，内无积滞者不宜服用。

◆ 防　己 ◆

【性味功效】味辛、苦，性寒。归脾、肾、膀胱经。具有祛风湿，利水消肿的功效。

【美容功能】利水祛湿，减肥降压。

【美容应用】形体肥胖，臃肿，肌肉松弛，尿少，常见下肢水肿，懒于动作，纳呆，舌体肥大。苔薄白。方如防己黄芪汤。

【用法用量】5～10g。

【注意事项】本品苦寒较甚，不宜大量单独使用以免损伤脾胃，反致内湿壅盛而增重。食欲不振及阴虚内有湿热者不宜服用。广防己含有马兜铃酸，具有一定的肾毒性，不宜用于美容治疗。

◆ 泽 泻 ◆

【性味功效】味甘、淡，性寒。归肾、膀胱经。具有利水渗湿，泄热的功效。

【美容功能】利水渗湿，减肥延年。

【美容应用】

1. 中年肥胖，血压偏高，眩晕耳鸣，白带多，尿少，方如泽泻汤。凡见水液代谢障碍，水湿停滞而肥胖者，均可用之。

2. 中老年人养生保健，少量久服，可令人耳聪目明，身轻面润。

【用法用量】5～10g。

【注意事项】肾虚精滑者忌服。

【按语】《神农本草经》对泽泻的评价很高，把它视为能延年益寿的上品。现代研究表明，泽泻含有蛋白质、磷脂、淀粉和不饱和脂肪酸等营养成分，说明该药有一定的补益作用，与《神农本草经》"养五脏"之说是吻合的。药理研究显示，泽泻有降血脂、降血压、降血糖、防治动脉粥样硬化、抗脂肪肝等作用，这些与古人"久服轻身延年"的说法相符合。由此可见，泽泻虽为利水渗湿之药，但也有祛病强身，减肥延年之功。

◆ 大 黄 ◆

【性味功效】味苦，性寒。归脾、胃、大肠、肝、心经。具有泻下攻积，泻火解毒，祛瘀通经的功效。

【美容功能】通泻肠胃，推陈致新，清热泻火。

【美容应用】

1. 形体壮实肥胖，食欲亢进，腹部肥厚，大便燥结，面红口干，反复口腔溃疡，舌红，苔黄，脉数有力，多见于青壮年。以大黄为主，通泻肠胃，消除积滞，可配伍柴胡、半夏、枳实、厚朴、草决明等，如大柴胡汤，防风通圣散等。

2. 囊肿型聚合型痤疮，取大黄祛瘀生新之功，方如大黄䗪虫丸，可内服

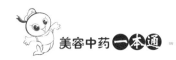

外用并举。对痤疮粉刺、酒糟鼻可选大黄、硫黄，如颠倒散，外涂患处。凡痤疮、酒糟鼻属肠胃实热，大便闭结者，均可考虑以大黄为主，配伍其他药物治疗。

3. 口腔炎、口唇溃疡、毛囊炎、口臭、齿衄等，取生大黄 9～24g，煎取 150～500ml，供漱口、热敷及洗涤用，每日 4～6 次。

4. 烧伤烫伤，以大黄粉、地榆粉用麻油调涂，既止痛又灭瘢。

【用法用量】3～12g，外用适量。生大黄长于泻下清热，入汤剂宜后下；酒大黄长于活血化瘀。

【注意事项】凡表证未罢、气血虚弱、脾胃虚寒，内无实热、积滞以及胎前产后经期均不宜服用。

【按语】现代研究发现，大黄含有结合型蒽醌类衍生物（泻下作用较强）和游离型蒽醌类衍生物（泻下作用较弱），鞣酸，大黄多糖和儿茶素等。药理研究表明，大黄具有导泻、保肝利胆、抗菌、抗病毒、抗肿瘤、降血脂等作用，还能改善微循环，调控凝血和出血功能。故大黄对肥胖症、痤疮等损美性疾病有较好的疗效。

六、香口去臭类中药

◆ 丁 香 ◆

【性味功效】味辛，性温。归脾、胃、肾经。具有温中降逆，温肾助阳的功效。

【美容功能】芳香宣透除臭。

【美容应用】

1. 七窍臭气。方用丁沉丸：丁香、炙甘草，当归，川芎，麝香各 15g，沉香、白瓜子各 30g，藁本 9g。除麝香外，诸药研筛细末，与麝香拌匀，炼蜜为丸，如小豆大小，每日 20 丸，温酒下，日 3 次。

2. 牙齿黑臭，口气臭秽，唇舌生疮。以丁香煮汁含之；或丁香末，绵裹含之。

3. 口臭、汗臭、气滞胃痛偏于湿重痰盛，无内热者，可用五香丸：丁香、藿香、零陵香、青木香、甘松香各 90g，桂心、白芷、当归、香附子、槟榔各 30g，麝香 0.08g。上 11 味，捣筛为末，炼蜜如丸，如梧桐子大，含咽含津尽，日三夜一，每次 3 丸，忌食五辛。但阴虚内热，常口燥咽干，喉咙疼痛者不宜服用。

4. 瘢痕疙瘩。以丁香 50g、艾叶 30g、红花 20g、冰片 6g，将艾叶、丁香分别加水 1000ml, 蒸馏法提取挥发油 300ml, 红花用 70% 乙醇 100ml 浸泡渗滤, 在醇液中加入冰片溶化, 按 1∶1∶1 混合而成, 外擦患处, 每日数次。

5. 夏日汗多体臭。丁香 30g 研细末, 川椒 60 粒和匀, 盛香袋中, 佩戴在身。

【用法用量】内服 2~5g, 煎汤; 制丸、散, 适量; 外用适量。

【注意事项】热病及阴虚内热者不宜服用; 畏郁金。

◆ 石 膏 ◆

【性味功效】味辛、甘, 性大寒。归肺、胃经。具有清热泻火, 除烦止渴的功效。

【美容功能】清热泻火, 除臭固齿。

【美容应用】

1. 胃热口臭、口疮, 牙龈肿痛, 齿黄垢不洁属于中焦热盛者。如属脾胃伏火, 用泻黄散 (藿香、栀子、石膏、甘草、防风); 属胃热阴虚者, 用玉女煎 (石膏、熟地、麦冬、知母、牛膝)。并可用生石膏 120g, 香附 30g, 白芷 24g, 甘松、山奈、藿香、沉香、川芎、零陵香各 10g, 细辛、防风各 15g, 共研细末, 先以温水漱口, 然后擦药于齿上, 可令牙齿洁白。

2. 酒糟鼻, 颜面湿红。用煅石膏、蛤粉各 15g, 轻粉、黄柏各 7.5g, 青黛 4.5g, 制成 "黛粉膏", 外擦患处。

3. 痤疮属于肺胃热盛者, 方如石膏四黄汤。

【用法用量】15~60g, 内服宜生用, 入汤剂打碎先煎。外用宜煅石膏。

【注意事项】本品大寒, 体质虚寒、血虚、阴虚内热者均不宜服用。

【按语】现代研究发现, 石膏有解热收敛皮肤, 增强机体免疫功能 (与石膏中含有大量 Ca^{2+} 有关)。故可治疗一些中医辨证为 "热性" 的损美性疾病。

◆ 木 香 ◆

【性味功效】味辛、苦, 性温。归脾、胃、大肠、胆经。具有行气止痛的功效。

【美容功能】理气温中, 香口除臭。

【美容应用】

1. 因脾胃虚弱或肝气郁结, 不能消化食物, 留滞化腐; 或因脾胃伏火冲发于口; 或龋齿空洞, 食物残留, 久则馊腐酸臭, 致使口臭难闻, 可用丁香、藿香、桂心、白芷等制成蜜丸, 咽津。亦可煎汤, 频频漱口, 但口腔溃疡者不宜。内服宜配伍疏利气机、消食导滞之品, 如枳壳、槟榔、麦芽、鸡内

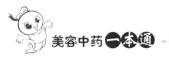

金等。

2. 腋臭阴湿。以好醋浸木香，夹于腋下阴下，或为末敷之。

3. 可常以木香煮汁沐浴，令体香无异味。

【用法用量】3～10g；外用适量。

【注意事项】津液不足、阴虚火旺者不宜服用。

◆ 藿　香 ◆

【性味功效】味辛，性微温。归脾、胃、肺经。具有化湿解暑，和中止呕的功效。

【美容功能】芳香化湿，避秽香口。

【美容应用】

1. 口气秽臭或酒后、烟后口臭。可用藿香煎汤，频频噙漱。

2. 光悦润泽皮肤。用藿香、零陵香、沉香、丁香、檀香、防风、细辛、白芷各30g，共研细末，每日如常洗面。

【用法用量】5～10g，鲜品加倍，外用适量。

【注意事项】阴虚火旺，胃弱欲呕或胃热作呕者不宜服用。

◆ 零陵香 ◆

【性味功效】味辛、甘，性温。归肺经。具有祛风寒，避秽浊的功效。

【美容功能】祛风寒，避秽浊。

【美容应用】

1. 口臭、体臭、腋臭等，均常用零陵香配伍诸香作汤丸，以含咽，外洗居多。亦可内服，得酒良。

2. 头风白屑，头皮瘙痒，头发干燥，头皮屑多。用零陵香、白芷各等份，水煎汁，入鸡蛋白搅匀，敷数十次。此外，用零陵香浸油饰发，可润发香发。

【用法用量】5～10g，内服煎汤，或入丸散。外用适量。

【注意事项】不宜多服，多服作喘，耗散真气。

◆ 檀　香 ◆

【性味功效】味辛，性温。归脾、胃、肺经。具有行气散寒止痛的功效。

【美容功能】香体除臭，祛斑。

【美容应用】

1. 以檀香香身、香口、避秽。一是以檀香研末，放入热水中，以檀香水沐浴，可洁身爽身、香身；二是以檀香涂身，香身，以避汗气；三是以檀香木作成木扇或香袋，随身佩戴可避秽香身。

2. 黄褐斑、雀斑。将檀香在粗碗内磨成汁水备用。先将冷水毛巾擦洗脸部至发红，然后涂以檀香汁，每晚擦涂 1 次，直至治愈。

【用法用量】外用适量。

◆ 薄 荷 ◆

【性味功效】味辛，性凉。归肺、肝经。具有散风热，透疹的功效。

【美容功能】芳香避秽，清利头目。

【美容应用】

1. 口臭。含鲜薄荷叶，嚼化，令人口气清香。

2. 眼眩赤烂，头目不清。用薄荷以生姜汁浸一宿，晒干为末，每用 3g，沸水泡洗。

3. 痤疮初起，肺经风热。用薄荷、丹参制成液态剂，用时先洗净面，用药水直接涂于患处，每日 3 次。

4. 黄褐斑。薄荷、柴胡、栀子、红花、赤芍，为细末，炼蜜为丸，每服9g，温开水送服，日 2～3 次。

【用法用量】3～10g，不宜久煎。外用适量。

【注意事项】阴虚血燥，肝阳偏亢，表虚多汗者忌服。

【按语】现代研究发现，薄荷含有较多的挥发油，油中主要成分为薄荷脑、薄荷酮等，还含有香豆精、类胡萝卜素、维生素 E、橙皮苷等。薄荷油为痱子水、香水等夏季美容化妆品常用添加剂，具有杀菌、止痒、抗炎、解暑作用。

◆ 草豆蔻 ◆

【性味功效】味辛，性温。归脾胃经。具有燥湿，温中，健脾的功效。

【美容功能】温中导滞，香口除臭。

【美容应用】本品适用于脾胃虚弱，寒湿饮食停滞，郁而为热，故发口臭。宜用草豆蔻、丁香、藿香、肉桂、零陵香、木香、白芷、当归、槟榔各15g，麝香 0.3g，上药捣筛为末，炼蜜为丸，每含化 1 丸，咽津液，每日 3丸。亦可与细辛共为末含之。

【用法用量】1～6g。

【注意事项】阴虚内热、阴血不足、内无寒湿者不宜服用。

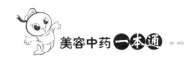

◆ 槟 榔 ◆

【性味功效】味辛、苦，性温。归心、脾、肺经。具有驱虫，行气消积，利水的功效。

【美容功能】行气消积，芳香除臭。

【美容应用】口臭、体臭，可用槟榔配丁香、藿香、木香、白芷等，含化，外用均可。

【用法用量】15～30g；外用适量。

【注意事项】脾虚便溏者不宜使用。

◆ 冰 片 ◆

【性味功效】味苦、辛，性微寒。归心、脾、肺经。具有开窍回苏，清热止痛的功效。

【美容功能】清热止痛，避秽增香。

【美容应用】

1. 体臭、口臭、腋臭等身体异味。用冰片，配合麝香、丁香、木香、沉香、薄荷，噙化、含化、外洗、外敷均可。

2. 酒糟鼻。冰片不拘多少，研为细末，以酥调和，密贮瓶中备用，每晚临卧涂于鼻部，次晨再以温水洗去。

【用法用量】0.03～0.1g；入丸散剂，不入煎剂；外用适量。

【注意事项】孕妇禁用。气血虚弱者忌服。

◆ 桂 花 ◆

【性味功效】味辛，性温。归肺、胃经。具有化痰散瘀的功效。

【美容功能】化痰散瘀，香口除臭。

【美容应用】用桂花泡水或用桂花露含漱可除去口臭。

【用法用量】3～5g，泡水或制成露剂含漱，或酿酒饮用。

【按语】古人认为桂为百药之长，所以用桂花酿制的酒能达到"饮之寿千岁"的功效。在汉代时，桂花酒就是人们用来敬神祭祖的佳品，祭祀完毕，晚辈向长辈敬桂花酒，长辈们喝下之后则能祈福延年益寿。该酒香甜醇厚，有开胃醒神、健脾补虚的功用。桂花酒尤其适用于女士饮用，被赞誉为"妇女幸福酒"。中医学中有花疗的理论实践，桂花酒就是典型的实例。桂花茶则可养颜美容，舒缓喉咙，改善多痰、咳嗽症状，治十二指肠溃疡、胃寒胃疼等。

七、洁肤爽肤类中药

◈ 菊 花 ◈

【性味功效】味甘、苦，性微寒。归肝、肺经。具有疏风清热，平肝明目的功效。

【美容功能】益寿驻颜，清利头目。

【美容应用】

1. 痤疮。痤疮初起，丘疹、粉刺属肺经风热者，可用菊花煎汤代茶饮，或配合黄芩、枇杷叶等，如枇杷清肺饮。

2. 多种目疾。如肝经风热、目赤肿痛，可与桑叶、蝉衣、夏枯草等配伍；也可用与肝肾阴虚所致的目暗眼花或干涩，方如杞菊地黄丸。

3. 益寿驻颜。用白菊花、地黄膏（鲜生地熬制）、当归、覆盆子、怀牛膝，炼蜜为丸。常服有明显的抗衰老作用。

4. 头皮屑、脱发。可用白菊花配伍细辛、防风、白芷、皂荚等煎水洗头。

5. 腋臭。白菊花、辛夷各9g，玉米粉60g，滑石粉30g，冰片60g，研细末，外用。

6. 肥胖症。肥胖属于实热者，可用白菊花入复方中使用。

7. 油性皮肤。油性皮肤者在夏天，皮肤经常油汪汪的，不清爽，甚至导致脸上长粉刺，可以用菊花煎水洗面或调入面膜粉里敷面，效果还不错。

【用法用量】10～15g，鲜品需加大剂量，外用适量。此处特别介绍几个药膳疗法。

菊花酒：用菊花加糯米、酒曲酿制而成，古称"长寿酒"。其味清凉甜美，有养肝、明目、健脑、延缓衰老等功效。

菊花粥：用菊花与粳米同煮成粥，能清心、除烦、明目、去燥。古人还有菊苗粥，用甘菊新长出的嫩头，切细，入盐同米煮粥，食之能清目宁心。

菊花糕：把菊花切碎拌在米浆里蒸制而成，或用绿豆粉与菊花制糕，清香可口，具有清凉祛火的食疗效果。

菊花肴：用菊花与猪肉炒，或与鱼肉、鸡肉煮成"菊花肉片"，荤中有素，补而不腻，清心爽口，可用于头晕目眩、风热上扰之症的治疗。南方的"菊花锅"和"蛇羹"都离不开新鲜菊花。

菊花膏：以鲜菊花加水煎熬，滤取药汁并浓缩至流膏状，再对入炼好的蜂蜜适量，制成膏剂，古称"菊花延龄膏"，有疏风、清热、明目之效用。

菊花枕：将菊花采集后阴干，收入枕中，制作成菊花枕。对高血压、头

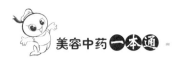

晕、失眠、目赤等都有较好的疗效。

【注意事项】脾胃虚寒泄泻者不宜服用。

【按语】菊花有一定的食用价值，早在战国时期就有人食用新鲜的菊花。秋天正是菊花盛开的季节，菊花不仅有很好的观赏价值，而且药食兼优，具有良好的养生保健价值。现代研究发现，白菊花含有挥发油、黄酮类、维生素 A、维生素 E、维生素 B_1、17 种氨基酸和多种微量元素，有抗细菌、抗病毒、抗炎、抗衰老作用，并能改善血液循环。菊花中还含有丰富的香精油和菊色素，能够有效地抑制皮肤黑色素的产生，并能柔化表皮细胞，因而能去除皮肤的皱纹，使面部皮肤白嫩，故白菊花具有很好的保健美容作用。

◈ 荆 芥 ◈

【性味功效】味辛，性温。归肺、肝经。具有发散风寒，止血，透疹的功效。

【美容功能】祛风洁肤。

【美容应用】

1. 肺风粉刺、酒糟鼻。荆芥 120g，防风、白蒺藜、白僵蚕、杏仁、炙甘草各 30g，上药共研细末，每服 6g，食后清茶调下。

2. 口眼歪斜。青荆芥、青薄荷各等份，绞汁内服，外敷。

【用法用量】3~10g，不宜久煎。外用适量，捣敷、研磨成细粉调敷或煎水外洗。

【注意事项】表虚自汗，阴虚血虚者均不宜用本品。

【按语】现代研究发现，荆芥主要含有挥发油。荆芥有旺盛皮肤血液循环，增强汗腺分泌，促进疮癣病变组织的破坏和吸收，故荆芥有洁肤美容作用。

◈ 黄 连 ◈

【性味功效】味苦、寒。归心、肝、胃、大肠经。具有清热燥湿，泻火解毒的功效。

【美容功能】清热燥湿，泻火解毒。

【美容应用】

1. 痈肿疮毒、耳目肿痛，皮肤化脓性感染，炎症反应明显，伴口干口苦，心烦失眠，小便短赤，舌红苔黄。可用黄连解毒汤为主加减治疗。亦可用 10% 的黄连液离子透入法，可使红肿热痛迅速明显减轻，并促进愈合。

2. 口疮口臭舌烂，唇齿干燥，心烦，溺赤属心脾积热者，可配升麻、生地、丹皮等，入清胃散。亦可用黄连煎酒，时含噙之。

【用法用量】2～5g，外用适量。

【注意事项】本品大苦大寒，易伤脾胃，故凡脾胃虚弱者不宜服用。

【按语】黄连含有多种生物碱，如小檗碱、黄连碱、药根碱等。具有抗细菌、抗真菌、抗病毒、抗炎等作用。故可用于洁肤爽身。但本品为苦寒之品，内服易伤脾胃，故以外用为宜。

◆ 芦　荟 ◆

【性味功效】味苦，性寒。归肝、大肠经。具有泻火，通便，杀虫，解毒的功效。

【美容功能】清热通便，润肤美白，排毒祛斑。

【美容应用】

1. 祛斑防皱。可用于防治黄褐斑、雀斑、皱纹。取新鲜芦荟汁液，配适量维生素E及防腐剂，制成芦荟霜，以此为底霜，面部按摩，每周1次。

2. 保护皮肤黏膜，预防粉刺。在普通膏剂化妆品中（除药性化妆品外），加入5%～7%的芦荟天然汁液，早晚各擦1次，可有效预防粉刺。洁面后在粉刺处多涂一些芦荟凝胶，让其自然吸收，能够有效消除粉刺。对消除粉刺印也有很好的功效。

3. 防晒，治疗日晒疮。鲜芦荟45g，桉叶油4.5g，阿拉伯胶10g。芦荟取汁，边搅边兑入阿拉伯胶，待成乳白色，再加入桉叶油搅匀。外涂或摊敷。美国德克萨斯大学癌症中心的Faith Strickland博士指出，用芦荟凝胶外涂形成薄层，能阻止外界微生物的侵入，它能使干燥的伤口保持湿润，凝胶内的生长因子能直接刺激纤维细胞，使其获得再生和修复。芦荟凝胶能增进疮伤的拉伸强度，促进愈合。芦荟凝胶能减轻和消除疼痛。芦荟凝胶具有消炎、止痛、促进伤口愈合的作用。

4. 消炎抗菌，可治皮肤创伤烧伤。用芦荟汁液制成含多糖类（聚糖醛酸脂）的凝胶制剂，涂于伤处，可防治感染，促进愈合，是一种良好的皮肤保护剂。

5. 减少头皮屑，洗发护发。在洗发护发用品中添加芦荟，可增加润发之功。

6. 洁净皮肤抗皮脂外溢，预防化脓性皮肤病。

7. 润泽皮肤，增强皮肤弹性，防止老化。芦荟凝胶的皮肤渗透性很强，可以直达皮肤深层。内含丰富的维生素、氨基酸、脂肪酸、多糖类物质，它的美颜功效很全面。早晚将芦荟凝胶涂抹于面部15～20分钟，坚持使用，能

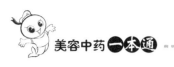
令面部肌肤光滑白皙，对消除各种斑点也有很好的效果。

8. 排毒养颜。芦荟含有蒽醌类成分，具有泻下通便作用，能较好地清除肠道、肝脏毒素和清理血管。芦荟中含有多种植物活性成分及多种氨基酸，维生素，多糖和矿物质成分也能刺激小肠蠕动，对肠道毒素排出有协调作用。

【用法用量】2～4g，宜入丸散，不入煎剂。外用适量。

【注意事项】月经期、妊娠期、腹泻、便血、脾胃虚弱者忌服。

【按语】芦荟原产于非洲，在3000年前的古埃及药物治疗书中就有应用记载。早在公元前14世纪，埃及皇后尼菲提就使用芦荟美容，使她拥有细嫩洁白的肌肤和柔软光滑的头发。中国古代也有芦荟作为美容品的记载，如《岭南杂记》："……叶厚一指，而边有刺，不开花结子，从根发，长香尺余，破其叶，中有豪，好人涂掌以泽发代油。"第二次世界大战以后，美国和许多国家进行了系统的开发和研究，扩大了芦荟的种植面积，除药用，美食外，广泛应用于美容化妆品中。日本、韩国和中国的台湾省也进行了研究、利用，开发新产品。中国在20世纪80年代末，曾兴起了芦荟美容热。现代研究发现，芦荟中含有大量蒽醌类化合物，多糖，氨基酸（11种游离氨基酸），次氨基酸，18种微量元素，21种有机酸，维生素A、维生素B、维生素E、维生素C等，与人体细胞所需物质完全吻合，具有独特的护肤功能。据科学研究发现，芦荟中还有不少成分对人体皮肤有良好的营养滋润作用，且刺激性少，用后舒适，对皮肤粗糙、面部皱纹、瘢痕、雀斑、痤疮等均有一定疗效。因此，其提取物可作为化妆品添加剂，配制成防晒霜、沐浴液等，有很好的湿润美容作用。芦荟多糖和维生素对人体的皮肤有良好的营养、滋润、增白作用。尤其对消除粉刺有很好的效果。芦荟大黄素等属蒽醌苷类物质，这类物质能使头发柔软而有光泽、轻松舒爽，且具有去头屑的作用。因此，芦荟美容霜、芦荟护肤霜、芦荟染发膏等芦荟化妆品占了欧洲化妆品市场的80%。芦荟具有抗菌、抗炎、促进伤口愈合和泻下通便等作用，故可用于洁肤消斑和减肥瘦身。芦荟汁液系天然萃取物，含有多种对人体有益的保湿成分。芦荟具备多种美容功能，美容效果极佳。

❧ 蒲公英 ❧

【性味功效】味苦、甘，性寒。归肝、胃经。具有清热解毒，消痈散结的功效。

【美容功能】洁肤，乌须黑发。

【美容应用】

1. 洁肤爽身。春夏季用其煎水洗涤全身，可防止痱子产生。配伍金银花、野菊花等可治疗痈肿疗毒。

2. 乌须黑发。可制成洗发用品，既可清洁头发，又可乌须黑发。

3. 用于油性皮肤的保健或治疗青春痘。取蒲公英、连翘各 30g，木贼 15g，水煎服。每日服 1 剂，分两次服。

4. 用于干性皮肤的保健。取蒲公英 40g，洗净后加水 100ml 煎煮 15 分钟。待药液凉后，去除药渣，留下药液备用。每日用此药液抹脸即可。

5. 用于治疗皮肤老化。方一：取蒲公英全草 50g，洗净后放入玻璃瓶中。然后，往瓶中倒入低度白酒（或香水、花露水）50g，盖好瓶塞。将瓶子放于阴凉处保存。10 天后，打开瓶塞，将药液倒出，并加入 50g 白开水摇匀后备用。每日用此药液涂抹在面部皱褶处即可。

方二：取蒲公英叶 50g，洗净后捣烂。将蒲公英与适量的白开水，50g 蜂蜜混匀待用。用时，先在脸上抹点橄榄油，然后，再抹上配好的药液。让药液在脸上保留 10 ~ 15 分钟后，将其洗净即可。

6. 用于治疗面部雀斑、色素斑。方一：取蒲公英嫩茎 30g，洗净后切碎放入碗中。然后，往碗中倒入 30ml 白开水。待水凉后，去除药渣，留下药液备用。每日清晨用此药液抹一次脸。

方二：取蒲公英鲜花 40g，洗净后放入锅中，加入适量的水煎煮 30 分钟。待药液凉后，取其汁装入瓶中备用。每日早晚用此药液各抹一次脸。

7. 用于治疗皮肤白化色素斑。将蒲公英汁、香菜汁各 30g，混匀后备用。每日用此药液涂抹患处 2 ~ 3 次即可。

8. 用于治疗面部痤疮。方一：取蒲公英、连翘、当归、丹皮、黄芩各 20g，生地、生石膏各 25g，甘草、知母、升麻、白芷各 15g，黄连 5g。将上药水煎服。每日服 1 剂，分 3 次服。

方二：取蒲公英、银花各 15g，山楂、虎杖各 12g，炒枳壳、酒大黄各 10g。将上药水煎服。每日服 1 剂，分 3 次服。

【注意事项】脾胃虚弱者忌服。

【按语】"小小伞兵随风飞，飞到东来飞到西，降落路边田野里，安家落户扎根基。"这首脍炙人口的谜语说的就是蒲公英。蒲公英又名黄花地丁，为大众所熟悉，并作为常用中药被广泛应用。蒲公英作为药用，最早见于《新修本草》，谓其"主治妇人乳痈肿"。《本草纲目》称蒲公英可"乌须发，壮筋骨"。研究表明，蒲公英煎剂、浸剂对金黄色葡萄球菌、溶血性链球菌及肺炎双球菌等均有显著的抑制作用。蒲公英营养丰富，药用价值高。它不仅是食疗佳蔬、治病良药，而且还具有美容养颜的功效。蒲公英可用于保养任何性质的皮肤，并能治疗面部痤疮、雀斑、色素沉着及白发脱发等病症，故蒲

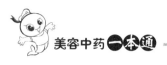

公英在洁肤美容方面值得进一步开发利用。

❖ 金银花 ❖

【性味功效】味苦，性寒。归胆、心经。具有清热解毒，消痈散结的功效。

【美容功能】洁肤，消痈散结。

【美容应用】

1. 洁肤。"金银花露"是夏令保健清凉饮料，适当饮用可预防夏秋小儿热疖和痱子；也可用"金银花花露水"外搽或加入洗澡水中洗澡。

2. 瘦身减肥，降血脂。

3. 美容养颜，延缓衰老。

4. 提高自身免疫力和抗疾病的能力，身轻体健，益寿延年。

【注意事项】脾胃虚弱者忌服。

【按语】"有藤名鸳鸯，天生非人种。金花间银蕊，翠蔓自成簇"。芳香的金银花是我国古老的药物，享有"药铺小神仙"之誉。早在 2200 多年以前，我们的祖先就对金银花有一定认识。《神农本草经》将金银花列为上品并有"久服轻身"的明确记载；《名医别录》记述了金银花具有治疗"暑热身肿"之功效；清朝《御香缥缈录》一书中记载慈禧用金银花洗面保养肌肤、养颜美容、返老还童的生活琐事时描述说："太后将安息前半个时辰光景，先把面上那些鸡子清用肥皂和清水洗去以后，接着便得另外搽上一种液汁（金银花蒸馏液）"。清乾隆皇帝御用的宫廷秘方"延寿丹"即是以金银花为主的。金银花含木犀草素、肌醇、皂苷等多种成分，具有广泛的抗菌作用，是一味清热解毒的常用要药，是祛病延年的佳品。《纲目拾遗》中说它"气芬郁而味甘"，"开胃宽中，解毒消火，以之代茶尤能解暑"。夏季，经常喝些金银花水当茶饮用。若加菊花 10g，疗效更为显著。金银花的用途正由药用向食品、饮料和日用化工等方面发展。金银花冲以代茶，能防暑降温。东南亚地区流行一种被称作"神水"的保健饮料，就是用金银花为原料制成的"金银花晶"。这种"神水"保持了金银花特有的色香味，是一种芳香性的保健饮料，有疏散风热、清肝明目，清热解毒等作用，尤其是对风热感冒、咽喉肿痛、小儿痱毒等有特殊功效。

八、祛斑消痤类中药

◆ 川 芎 ◆

【性味功效】味辛，性温。归肝、胆、心包经。具有活血行气，祛风止痛的功效。

【美容功能】祛风活血，疗痤消斑。

【美容应用】

1. 黄褐斑。黄褐斑舌脉证有瘀血之象者，可用川芎、赤芍、当归等配伍使用。

2. 酒糟鼻。可用川芎、连翘、白芷、黄连等水煎服。

3. 扁平疣。用 10% 川芎注射液和防风注射液各 3ml，混合后穴位注射（血海、风池），每次每穴 1.5ml，每日 1 次或隔日 1 次，10 次为 1 个疗程。

4. 齿败牙黄口臭。水煎川芎，频频含咽，或用川芎适量制成小块，含化咽津。用川芎、丁香各等份，共为细末，用其擦牙可使牙齿雪白。

5. 斑秃脱发。用川芎 200g、当归 100g、菟丝子 150g、羌活 40g、木瓜、熟地、白芍各 50g，天麻 15g 组成神应养真丹方。以上诸药共研细末，炼蜜为丸，每丸重 9g，每日 2 次，每次 1 丸，开水冲服。

6. 香身之用。用川芎 30g，炙甘草 1.5g，白芷 1.5g 组成香身芎芷散。上三味捣为细末，每服 1g。久服香口香身。

【用法用量】3～9g，水煎服；外用适量。

【注意事项】 阴虚体质，有出血倾向者不宜服用。上盛下弱，气虚之人也不宜服用。

【按语】《日华子本草》谓川芎能"治一切风，一切气，一切劳损，一切血。补五劳，壮筋骨，调众脉……"。现代研究发现川芎有改善头面部血液循环作用，故能润肤养颜。川芎含有川芎嗪、阿魏酸、挥发油（油中主要成分为藁本内酯）。川芎具有扩张冠状动脉，增加脑、头面部及外周动脉血流量，抗血栓，降低血液黏度等作用。

◆ 益母草 ◆

【性味功效】味辛、苦，性凉。归心、肝、膀胱经。具有活血通经，利水消肿的功效。

【美容功能】活血化瘀，洁面润肤。

【美容应用】

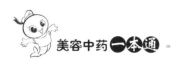

1. 黄褐斑。可配伍夏枯草、白花蛇舌草、旱莲草、紫草等，内服外洗并用。

2. 粉刺属血热血瘀者均可使用益母草。

3. 本品入面药、面脂中能润肌泽面，并能预防粉刺、黄褐斑。

4. 贫血，面色萎黄，口唇色淡。可用复方益母草注射液（内含益母草、川芎、当归、独活）肌内注射，每次 4ml，每日 1 次，10 天为 1 个疗程，一般两个疗程可有较明显的效果。

【用法用量】10～15g，外用适量。

【注意事项】阴虚血少，有出血倾向者不宜服用。

【按语】益母草含有生物碱、黄酮类、二萜类、脂肪酸类、维生素等化合物。

❖ 大枫子 ❖

【性味功效】味辛，性热，有毒。归肺、脾、肾经。具有祛风，杀虫的功效。

【美容功能】攻毒杀虫，润肤去斑。

【美容应用】

1. 酒糟鼻。将大枫子仁，火麻仁、轻粉、红粉各 3g，共捣研成糊状，每晚临睡前涂患处，连用 17 天。亦可用大枫子仁、杏仁、核桃仁、红粉、樟脑各 30g，先将三仁同捣极细，先将三仁同捣极细，再加红粉、樟脑，一同研细如泥，如太干，加麻油少许调匀，本方亦适用于痤疮、黄褐斑。

2. 手背皲裂。以大枫子捣泥涂之。

【用法用量】外用适量。

【注意事项】本品有剧毒，不宜内服。

❖ 丹 参 ❖

【性味功效】味辛、苦，性凉。归心、肝、膀胱经。具有祛瘀止痛，活血通经，清热除烦的功效。

【美容功能】活血化瘀，凉血消疮。

【美容应用】

1. 痤疮。丹参的乙醚提取物丹参酮可用于痤疮的多个环节，适用于各型痤疮。可单用丹参酮，也可以丹参配伍其他中药入复方使用，外治可用 25% 的丹参酮霜，或用丹参饮片煎水熏洗，或用丹参注射液穴位注射。

2. 黄褐斑。在辨证施治的基础上，可酌情配伍丹参，取其活血化瘀之功，内服外用均可。

3. 斑秃、脱发。可用复方丹参注射液 2ml，地塞米松注射液 50mg，丙酸睾酮注射液 250mg，氮酮 0.5ml，75% 乙醇 100ml。先将丙酸睾酮与乙醇混合，待成乳白色溶液或再加入其他药物，局部外擦，每日 3～4 次，以局部发热为度。

4. 肥胖伴有高脂血症。症见胸闷心悸，舌质瘀暗，属于瘀痰内停者，可配伍山楂、决明子、陈皮、半夏等。

5. 热油烫伤。可以丹参磨细，以水微调，取油煎，涂伤处。

6. 神经衰弱，失眠多梦，面色憔悴。以丹参 15g，五味子 30g，水煎服。

7. 瘢痕疙瘩。以丹参、羊脂和煎敷之。

【用法用量】6～15g，酒炒后可增强活血之功。

【注意事项】本品反藜芦，无血瘀者不宜使用。

【按语】现代研究认为，丹参含有丹参酮 I、丹参酮 II$_A$、丹参酮 II$_B$、隐丹参酮、二氢丹参酮等脂溶性菲醌类成分及原儿茶醛、丹参素等水溶性成分。丹参具有强心、扩血管、抗血栓、改善微循环，调节组织的修复与再生等作用。丹参所含的丹参酮对痤疮杆菌高度敏感，并有抗雄激素和温和的雌激素样作用，并有抗炎作用，故丹参制剂对痤疮有较好的治疗作用。

◆ 黄 芩 ◆

【性味功效】味苦、性寒。归肺、肝、胆、心、大肠经。具有泻火解毒，清热燥湿的功效。

【美容功能】清热燥湿，泻火解毒。

【美容应用】

1. 痤疮。痤疮见有红肿结节，有脓头，炎症反应明显，便秘、口干、舌红苔黄，脉数有力。或肺经风热，痤疮初起。前者可配伍黄连、蒲公英、茵陈、丹皮等；后者应配防风、连翘、薄荷、川芎，赤芍等，如黄芩清肺饮。亦可用于痤疮的外治，添容丸以黄芩、轻粉、白芷、白附子、防风各 5g，为细末，蜜调为丸，于每日洗面时，擦数遍，再洗再擦。

2. 肝热生翳，视物不清。黄芩 50g，淡豆豉 150g，为末，每服 15g。以热猪肝裹吃，温汤送下，日 2 服，忌酒、面食。

【用法用量】3～10g，外用适量。

【注意事项】脾胃虚寒、少食、便溏者忌服。

【按语】现代研究发现，黄芩含有黄芩苷、汉黄芩苷、黄芩素、汉黄芩素等黄酮类化合物，还含有 14 种氨基酸，挥发油，豆甾醇等。黄芩具有抗菌、

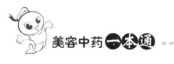

抗病毒、抗炎、抗过敏、抗氧化（黄酮类化合物及其锌、铜盐的螯合物能清除超氧自由基，抑制过氧化脂质的生成）、促进细胞免疫等作用，故黄芩可用于治疗痤疮和清洁皮肤。

❖ 黄　柏 ❖

【性味功效】味苦，性寒。归膀胱、肾、大肠经。具有清热燥湿，泻火，解毒的功效。

【美容功能】清热燥湿，坚肾益阴，解毒疗疮。

【美容应用】

1. 痤疮红肿结节，脓疱，炎症反应明显者。用黄柏皮9g，土瓜根9g，大枣7个，同研细为膏，早起化汤洗面。内热之象明显者，亦可用黄柏配清热凉血等药物内服。

2. 酒糟鼻。黄柏研末调敷。黄柏、黄芩、黄连、栀子各等份，大黄减半，为丸或煎汤内服。

3. 阴虚内热，心烦失眠多梦，遗精，皮肤干燥，眼圈发黑，溺短赤，舌红少苔，脉细数。可用知柏地黄丸。

【用法用量】3～10g，外用适量。

【注意事项】气虚、阳痿、脾胃虚者忌服。

❖ 茵　陈 ❖

【性味功效】味苦，性微寒。归脾、胃、肝、胆经。具有清湿热，退黄疸的功效。

【美容功能】清热利湿。

【美容应用】

1. 痤疮，皮损以结节、脓疱为主，炎症明显，偏于湿热者，可用单味茵陈煎剂，内服外洗并举。

2. 湿疹、黄水疮等，可配伍其他清利湿热凉血的药物，内服或外洗。

3. 麻疹，皮肤肿痒，以茵陈30g，荷叶15g，上2味捣箩为散，以冷蜜水调服，日3次，饭后服。

4. 黄褐斑属脾胃湿热，面色浊垢，色斑范围较大，可以茵陈蒿汤配伍健脾利湿之品。

【用法用量】10～30g，外用适量。

【注意事项】体虚、无湿热之象者不宜服用。

【按语】现代研究表明，茵陈含有香豆素类化合物、挥发油、黄酮类、氯原酸等化合物，具有利胆保肝、解热、抑菌、降血脂、扩张冠脉及促纤溶的作用。

◆ 栀 子 ◆

【性味功效】味苦，性寒。归心、肺、胃、三焦经。具有清热解毒，凉血泻火，清热利湿的功效。

【美容功能】清热燥湿，凉血解毒。

【美容应用】

1. 颜面潮红，皮肤细腻，粉刺，痤疮，大便干结，小便黄赤，口干口苦，舌红苔黄腻，脉数有力。配伍公英、地丁、黄连、丹参等水煎服。

2. 酒糟鼻偏于湿热者。《汤液本草》言："面赤酒疱皶鼻者，肺热之候也。肺主清肃，酒热客之，即见是证，于开窍之所延及于面也。肺得（栀子）苦寒之气，则酒热自除而面鼻赤色皆退。"可与黄柏等同用。

3. 头面部红斑类皮肤病，特别是眼周围皮炎，红眼病，可配伍菊花、甘草、薄荷等。

4. 内热虚烦，胸中懊恼，心烦失眠，皮肤干燥，口干渴。本品善于泻心、肺、胃之火而除烦安神，每与淡豆豉合用以宣泄郁热，方如栀子豉汤。

【用法用量】3~9g，外用适量。

【注意事项】气虚、阳痿、脾胃虚者忌服。用于清热解毒时宜生用。

【按语】栀子主要含有环烯醚萜苷，如异栀子苷、去羟栀子苷、栀子酮苷等，还含有氯原酸、β-谷甾醇和熊果酸等。栀子有抗细菌、抗病毒、抗炎、降血压、利胆保肝等作用。栀子具有一定的洁肤美容作用。

◆ 大青叶 ◆

【性味功效】味苦，性大寒。归心、肺、胃经。具有清热解毒，凉血消斑，利咽的功效。

【美容功能】清热凉血。

【美容应用】

1. 痤疮感染，炎症明显。常与升麻、玄参、银花等同用。

2. 防治各种皮肤感染，如疔、疖、痱，以大青叶鲜品30g，水煎服，每日1剂。大青叶适量，水煎浓汁，加薄荷油适量，洗患处，每日2~3次。

3. 咽喉口唇红肿，口舌糜烂，口甘面热。以大青叶、升麻、大黄（锉炒）各60g，干生地（切）90g，捣碎过筛，每服6g，以水煎之，去渣温服。

4. 扁平疣。以大青叶、紫草、柴胡、薏苡仁、白花蛇舌草等，水煎服，

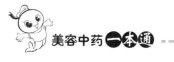

同时用药液擦洗患处。

5. 过敏性皮炎。单用或入复方，内服。

【用法用量】10～15g，鲜品30～60g，外用适量。

【注意事项】脾胃虚寒者不宜服用。

【按语】现代研究表明，大青叶主含色氨酸、靛蓝、色胺酮及挥发油等。药理实验发现大青叶有抗菌、抗病毒、抗内毒素、解热、抗炎、促进免疫功能等作用，可有效防治皮肤感染。

◆ 龙胆草 ◆

【性味功效】味苦，性寒。归肝、胆、胃经。具有泻肝胆实火，清下焦湿热的功效。

【美容功能】清肝火，泻湿热。

【美容应用】

1. 脂溢性皮炎，痤疮湿热之象明显者，皮肤垢腻，瘙痒，痤疮多，心烦易怒，口干舌苦，大便不爽，小便黄赤，舌红苔腻。

2. 妇女带下色黄量多，瘙痒，面部不爽，易生黄褐斑。如证候偏实，可主以龙胆泻肝汤；偏脾虚则配合完带汤或易黄汤。

3. 湿疹、带状疱疹等，湿热之象明显者以龙胆泻肝汤加减治疗。

【用法用量】3～6g，外用适量。

【注意事项】本品苦寒，脾胃虚弱及无湿热实火者均不宜服用；忌大量服用。

【按语】龙胆主含环烯醚萜苷，如龙胆苦苷、当药苷、当药苦苷等。龙胆具有抗菌、抗炎、增强免疫功能、保肝利胆等作用。

◆ 升　麻 ◆

【性味功效】味辛、甘，性微寒。归肺、脾、大肠、胃经。具有发表透疹，清热解毒，升举阳气的功效。

【美容功能】清热祛斑，白齿香口。

【美容应用】

1. 面上黑气，黄褐斑，属于脾胃虚弱，气血不足者，可用升麻白芷汤或升麻顺气汤，二方均以升麻、白芷、黄芪、人参、防风等为基础。

2. 牙龈肉绽有根，牙疳肿痛，牙动欲落，牙齿不长，牙黄口臭，或口舌生疮。升麻可配伍黄连，生地，丹皮等内服，入清胃散；以升麻120g，羌活30g，龙胆草（酒洗）45g，羊胫骨灰60g，上为细末，和匀，卧时贴于牙根上；以升麻15g，白芷，藁本、细辛、沉香各9g，寒水石18g，捣筛，点取药涂牙，可疗牙齿黄黑，令齿香白净。

3. 热痱瘙痒，用升麻煎汤并洗之。

【用法用量】3～10g，外用适量。

【注意事项】本品具升浮之性，凡阴虚阳亢，虚火上炎，喘满气逆，及麻疹已透者均忌用本品。

【按语】现代研究表明，升麻含升麻醇、升麻醇木糖苷等三萜类及其苷类，尚含阿魏酸、咖啡酸、水杨酸等有机酸。药理研究表明升麻有解热镇痛、抗炎、保肝、抗细菌、抗皮肤真菌、抗氧化等作用。升麻或北升麻的水－乙醇提取物能有效控制口臭和预防口腔疾病，可作为含漱剂的成分之一。

❖ 防 风 ❖

【性味功效】味辛、甘，性微温。归肝、脾、膀胱经。具有祛风解痉，胜湿止痛的功效。

【美容功能】祛风胜湿，消斑。

【美容应用】

1. 感受风邪，瘙痒为主的皮肤病，如癣、疮、疹等，多配伍蝉蜕、皂荚、荆芥、赤芍、川芎等；偏于风热者可配伍黄芩、黄连、桑叶等。

2. 面部神经麻痹，口眼歪斜。可配白附子、僵蚕、全蝎、地龙等。

3. 酒糟鼻，面上疮。防风3g，荆芥、栀子、黄连、薄荷、枳壳各1.5g，连翘、白芷、桔梗各2.4g，黄芩（酒炒）、川芎各2.1g，甘草0.9g，水煎入竹沥同服，方如清上防风汤。

4. 白癜风。防风汤：防风、地骨皮、栀子、王不留行、荆芥、枳实、人参、生地各30g，炙甘草24g。每服15g，水煎温服，日2次。

5. 润肤护肤。常与当归、白芷、细辛、密陀僧、玉竹、茯苓、桃仁等制面脂涂面。用于皮肤粗糙、细小皱纹、易生粉刺、面生黑气等。

【用法用量】3～10g，外用适量。

【注意事项】凡阴虚、血虚而生风之皮肤病宜。

【按语】现代研究表明；防风主含挥发油（油中主要成分为辛醛、棕榈酸乙酯、榄香烯等），多糖类，香豆素等，防风具有抗细菌、抗皮肤真菌、抗炎、增强免疫（多糖类成分）等作用。现代以防风为主药的防风通圣散在临床上广泛用于治疗酒糟鼻、扁平疣、斑秃、白癜风、湿疹等损美性皮肤病。

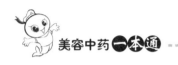

❖ 浮 萍 ❖

【性味功效】味辛，性寒。归肺、膀胱经。具有解表透疹，利水消肿的功效。

【美容功能】祛风止痒，消疮祛斑。

【美容应用】

1. 皮肤风热，遍生瘾疹，瘙痒不已。常配伍地肤子、荆芥、防风、蝉蜕等，煎汤内服。

2. 白癜风，汗斑。紫背浮萍晒干，每以 120g 煎水沐浴，并以浮萍擦之。亦可以浮萍一味制成丸剂，每日 2 次，每次 10g，内服。

3. 黄褐斑，雀斑，痤疮。新鲜浮萍外敷。

4. 光面润发。浮萍 150g 为末，白蜜调和，卧时涂面，既可光面部，又可润发。

【用法用量】3～10g，外用适量。

【注意事项】凡皮肤病属于气虚血虚者不宜服。

【按语】现代研究表明，本品含黄酮类化合物如牡荆素、芸香苷、木犀草素等，植物甾醇如豆甾醇、β－谷甾醇等。另含总蛋白 18%～25%，其中白蛋白和谷蛋白类较丰富。蛋白水解产生的氨基酸有亮氨酸、天冬氨酸、谷氨酸、赖氨酸、蛋氨酸、异亮氨酸、苏氨酸等。无机成分有醋酸钾、氯化钾、碘等。药理实验证明浮萍有抗病毒、利尿、抗凝血、兴奋心肌的作用。

❖ 桃 仁 ❖

【性味功效】味苦、甘，性平。归心、肺、肝、大肠经。具有活血化瘀，润肠通便的功效。

【美容功能】活血祛瘀，润泽肌肤。

【美容应用】

1. 皮肤血热燥痒，或秋冬皮肤干燥，或干性皮肤等，不泽憔悴。可用桃仁适量，以粳米饭浆同研，绞汁令尽，温后洗面妙极。

2. 黄褐斑属血瘀者，均可在辨证施治的基础上选用桃仁。

3. 痤疮属痰瘀凝结者，皮损以囊肿、结节、瘢痕为主。可配伍山楂、浙贝母、荷叶煎服或入粳米煮粥。

4. 酒糟鼻。用桃仁 9g，当归 9g，白茅根 15g，葛粉、白糖适量。以前 3 味水煎，后入葛粉、白糖。每日 1 剂。10～12 剂为 1 个疗程。

5. 少白头、须发早白、脱发。可用桃仁，配合黑芝麻、黑大豆等，加工为药膳久服。

6. 皮肤粗糙，皱纹。以桃仁、白芷、白蔹各 30g，辛夷、冬瓜仁、白附子、细辛各 9g，共为末，每晚用之洗面。令人面光润不皱，并退面上黑气。

【用法用量】6～10g，外用适量。

【注意事项】无血瘀者、孕妇、咳血者均忌服。因有小毒，慎勿单独大量使用。

【按语】现代研究发现桃仁含有苦杏仁苷、苦杏仁酶、乳糖酶、尿囊素酶、维生素 B_1，并含有大量脂肪酸，油中含油酸、甘油酸和少量软脂酸和硬脂酸的甘油酯。药理实验表明，桃仁有扩张脑血管及外周血管作用，还可抑制 ADP 诱导的血小板聚集作用而起抗血栓作用。尚有抗炎及润肠通便作用。故桃仁可用于瘀血引起的损美性疾病。

❖ 红　花 ❖

【性味功效】味辛，性温。归心、肝经。具有活血化瘀，通经的功效。

【美容功能】疏肝解郁，活血通经。

【美容应用】

1. 血虚血瘀，月经不调，性情郁闷纳差，颜面枯燥少泽，面色晦暗，易生色斑。可用红花 10g，当归 10g，丹参 15g，糯米 100g，先煎药，去渣取汁，入米作粥，空腹服食，且可久服。亦可在辨证的基础上，随证用药。

2. 黄褐斑属血瘀者。多配合川芎、桃仁、柴胡、香附、当归等内服。

3. 痤疮丘疹结节色暗红，久久不消退者，可随证配伍凉血清热活血之品。

【用法用量】3～10g，入煎剂。

【注意事项】气虚血少者及孕妇忌服。

【按语】现代研究发现，红花含有红花苷、红花黄色素等成分，具有扩血管、抗凝血和抗血栓形成作用，尚能降低血清中胆固醇及甘油三酯等血脂水平。故红花有较好的美容保健作用，尤适用于瘀血引起的损美性疾病。

❖ 紫　草 ❖

【性味功效】味甘，性寒。归心、肝经。具有凉血活血，解毒透疹的功效。

【美容功能】活血凉血，退斑消疮。

【美容应用】

1. 痤疮。以紫草煎油涂之。亦可以紫草配伍赤芍、生槐花、白茅根、丹参、皂刺等煎汤内服。

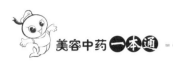

2. 扁平疣。以紫草提取物紫草 制成 0.1% 注射液，肌注，每次 2ml，每日 1 次，10 次为 1 个疗程。亦可配伍大青叶、薏苡仁、板蓝根等内服。

3. 白癜风。紫草、龙胆草、女贞子各 15g，重楼、苍术、海螵蛸、白薇、桃仁、香薷各 9g，刺蒺藜 6g，降香、红花各 3 克，甘草 3g，水煎服，每剂服 2 日，服药期间每日日晒 20～40 分钟。

4. 黄褐斑、面部继发性色素沉着。用紫草 30g，茜草、白芷、赤芍、苏木、红花、厚朴、丝瓜络、木通各 15g，水煎沸 15～20 分钟。用纱布湿敷患处。

【用法用量】3～10g，外用适量。

【注意事项】本品有轻泻作用，脾虚泄泻者不宜服用。

◆ 皂 荚 ◆

【性味功效】味辛，性温，有小毒。归肺、大肠经。具有化痰，开窍，杀虫消肿的功效。

【美容功能】祛痰通络，去垢润面，牢牙乌须。

【美容应用】

1. 青年妇女痤疮，每逢月经前期起痤疮或原有痤疮加重者，或因化妆品皮炎致面部红色丘疹者。用大皂荚 1 个（打碎），橘叶 30g，浙贝 15g，薄荷 15g，野菊花 15g，水煎取药液，用毛巾蘸药液敷面部约 10 分钟，每晚 1 次，每剂可用 2 天，一般 6～10 天，可明显见效。

2. 面部神经炎，口眼歪斜。大皂荚若干，以文火炙干，研极细末，装瓶密封备用。临用时以苇茎筒装药少许吹鼻孔内（患侧），早晚各 1 次，10 天内有效。

3. 洁齿乌髯。大皂荚蘸姜汁、地黄汁炙，以二药汁尽为度，研为细末，入青盐拌匀，日日用之。

4. 粉刺、面上黑气。以皂角、杏仁等份，研匀，夜以液和，涂之。

【用法用量】1.5～5g，外用适量。

【注意事项】本品有小毒，内服过量可致呕吐及腹泻。其性辛散走窜，凡孕妇，气虚阴亏，体质虚弱及有咯血者均忌服。

【按语】现代研究表明，本品所含的皂苷类成分外用能起到表面活性剂作用，有助于除去皮肤及毛发上的油腻，且与其他营养成分同用能促进皮肤或毛发对营养成分的吸收。

◈ 牵牛子 ◈

【性味功效】味苦，性寒，有毒。归肺、肾、大肠经。具有泻下逐水，杀虫消积的功效。

【美容功能】泻下去积，去垢润面，减肥净面。

【美容应用】

1. 胃肠积热，内有痰湿，形体肥胖，大便秘结，皮肤油腻粗糙，易生痤疮。可与牵牛子、皂角膏共用，以通大便，去积滞。但不宜多服久服。

2. 粉刺痤疮。以黑牵牛子研细末，兑入洗面药中，日日洗面，

3. 雀斑、黄褐斑。黑牵牛子研细末，鸡蛋清调，卧前敷面，晨洗去。

4. 洗面洁肤嫩肤之用。黑牵牛子（炒）60g，香白芷、零陵香、甘松、瓜蒌根60g，茶子120g，皂角末120g，为细末，敷面洗面用。

【用法用量】3～10g，打碎入煎；散剂1.5～3g；外用适量。

【注意事项】凡体虚、孕妇均不宜使用。

◈ 土瓜根 ◈

【性味功效】味苦，性寒。归脾、胃经。具有清热解毒，消肿散结，行血破瘀的功效。

【美容功能】祛斑消痤，洁肤抗皱。

【美容应用】

1. 用之洗面手，去皴皱，悦皮肤，令手面光泽。土瓜根30g，牡蛎90g，上药共为细末，白蜜调匀，每夜临卧时涂面，翌晨以温浆水洗去。亦可与商陆根、玉竹、白芷、川芎等配伍，用于沐浴或洗面手。

2. 黄褐斑、痤疮均可在外治方中加入土瓜根以清热洁肤。

【用法用量】外用适量。

◈ 柿 叶 ◈

【性味功效】味苦，性平。归脾、胃经。具有降气止呕的功效。

【美容功能】祛斑消痤，洁肤抗皱。

【美容应用】黄褐斑。

【用法用量】将柿叶烘干研极细粉，与凡士林调匀，外涂患处。

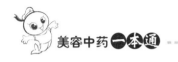

九、除疣消瘢类

◆ 白鲜皮 ◆

【性味功效】味苦，性寒。归脾、胃经。具有清热燥湿，祛风解毒的功效。

【美容功能】清热解毒，灭疣消瘢。

【美容应用】

1. 扁平疣。白鲜皮，白矾各30g，加水至250ml，煮沸3～5分钟，温后擦洗患处，每日1次，每次反复擦洗15分钟，每剂可洗1周，每次应将药液加温后使用。2剂为1个疗程。

2. 黄褐斑，面黑不净。以白鲜皮配伍白芷、白附子、土瓜根、白僵蚕、杏仁、细辛等，同捣匀为细末，每洗面常用之，令肤色白皙。

3. 皮肤瘢痕疙瘩。入复方外用为主。

【用法用量】6～15g，外用适量。

【注意事项】虚寒者不宜服用。

【按语】现代研究发现，白鲜皮含有白鲜碱、白鲜内酯、黄柏内酯、吴茱内酯等内酯类化合物。白鲜皮具有抑制细菌及皮肤真菌，抗炎及免疫抑制作用等，故白鲜皮对皮肤斑、疣及瘢痕疙瘩有一定的治疗作用。

◆ 马齿苋 ◆

【性味功效】味酸，性寒。归大肠、肝经。具有清热解毒，凉血止血的功效。

【美容功能】清热解毒，除疣。

【美容应用】

1. 扁平疣。马齿苋30g，大青叶15g，紫草10g，败酱草10g，水煎服，每日1剂，煎2次服2次，1～2周为1个疗程。亦可配伍大青叶，生薏苡仁、土茯苓等，内服外洗并举。《新修本草》谓本品"主诸肿瘘疣目，捣敷之"。

2. 头癣、小儿白癣、面部糠疹。用马齿苋熬成膏，涂头癣处。面部糠疹，用马齿苋搅汁调醋涂擦。

3. 由疮、丘疹、烧伤、创伤等引起的面部瘢痕。用鲜马齿苋60g，煎汤，洗瘢痕处，日洗2次。

4. 腋臭。马齿苋，杵，以蜜和作团，纸裹泥固半寸厚，烧过研末（去泥）。先用酒精棉球擦腋窝，然后以药夹腋下，令极痛，久忍，日用1次。

5. 皮肤化脓性感染。取鲜马齿苋 120 ~ 180g，洗净捣碎，加水 1 ~ 1.5kg，煮沸（不宜久煎），待水温降至 40℃ 左右，用毛巾蘸药液擦洗患处。

5. 湿疹、接触性皮炎。可用马齿苋湿敷外治，并配合内服。

【用法用量】30 ~ 60g，鲜品加倍，外用适量。

【注意事项】脾胃虚寒者不宜服用；汤剂不得与鳖甲同入。

【按语】马齿苋是一味食药皆宜的野生蔬菜。现代研究发现，马齿苋鲜品可食部（茎、叶）含有大量营养物质，每 100g 含蛋白质 2.3g，钙 85mg，磷 56mg，铁 1.5g，胡萝卜素 2.23g，硫胺素 0.03mg，核黄素 0.11mg，烟酸 0.7mg，维生素 C 23mg。尚含有肾上腺素类物质、酯类化合物、有机酸等成分。药理实验证明，本品具有抗肠道细菌、抗真菌、保肝、降脂、补钾等作用，有洁肤美容作用。

◆ 鸦胆子 ◆

【性味功效】味苦，性寒。归大肠、肝经。具有清热解毒，杀虫的功效。

【美容功能】清热解毒，除疣。

【美容应用】寻常疣、扁平疣。取鸦胆子仁捣烂涂患处，或用鸦胆子油涂敷，能使疣脱落，需注意保护周围皮肤。

【用法用量】外用适量。

【注意事项】本品对胃肠及肝肾有一定的毒性，故用于美容时因以外用为主，不宜内服。

◆ 蔓荆子 ◆

【性味功效】味苦，性寒。归脾、胃经。具有疏散风热，清利头目的功效。

【美容功能】清热解毒，灭疣消瘢。

【美容应用】

1. 须发脱落，头屑瘙痒，毛发干脆不泽。可用蔓荆子、防风、桑寄生、花椒、火麻仁、白芷，水煎沐头止屑止痒；亦可用蔓荆子、青葙子、莲子各 9g，附子 1 枚，碎头发灰 6g，以上 5 味以酒浸，纳瓷器中，封闭，经半月药成。以乌鸡脂和涂之，以米泔水洗发令净，可生发、乌发、润发；蔓荆子 12g，捣箩为末，每夜涂眉，有助于眉毛生长。

2. 雀斑，面部皮肤细小皱纹。以蔓荆子洗净，研极细末，入面脂中。

3. 风热上扰，目赤肿痛，羞明流泪。常与菊花、蝉蜕、白蒺藜等同用。

【用法用量】6 ~ 12g，外用适量。

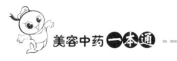

【注意事项】血虚有火之头痛目眩及胃虚寒者慎服。

【按语】现代研究发现，蔓荆子含有对羟基苯甲酸、香草酸、对茴香酸等有机酸，牡荆内酯等二萜类成分，木犀草素、蔓荆子黄素等黄酮类成分，肉豆蔻酸、棕榈酸、油酸、亚油酸等脂肪酸，挥发油，维生素 A 等。药理研究表明，蔓荆子具有抗菌、抗炎、抗凝血作用，能抑制黑色素形成，故蔓荆子有一定的祛斑美容作用。

◈ 杏 仁 ◈

【性味功效】味苦，微温，有小毒。归肺、大肠经。具有降气止咳平喘，润肠通便的功效。

【美容功能】消痤去疣，润面增白。

【美容应用】

1. 痤疮，粉刺为主。杏仁 90g，麻黄（炙）90g，甘草（炙）60g，捣筛为细末，酒下 3g，日三服。杏仁去皮，捣和鸡蛋白，夜涂之，旦洗，亦可用治黄褐斑。

2. 身面疣目、扁平疣。杏仁烧黑，研膏，擦破，日日涂之。

3. 两颊赤痒，其状如痱，以杏仁频频揩之，可内服消风散。

4. 润面增白。以杏仁粉、密陀僧入面脂中擦面，治手足面皮肤枯涩不华。

【用法用量】内服，每日 5 ~ 10g；外用适量。

【注意事项】阳虚咳嗽及大便泄泻者忌服。

【按语】根据肺合皮毛理论，在临床上对某些皮肤疾病可从宣肺法论治，配伍食用杏仁，常获捷效。现代研究证明，苦杏仁可使皮肤角质层软化，润燥护肤，消除色素沉着、雀斑、黑斑等，从而达到美容的效果。

◈ 半 夏 ◈

【性味功效】味辛，性温，有毒。归肺、脾、胃经。具有燥湿化痰，降逆止呕的功效。

【美容功能】化痰减肥，消疮散结，悦泽面目。

【美容应用】

1. 肥胖属痰湿内盛者。半夏、陈皮、苍术、泽泻等配伍使用，内服。

2. 黄褐斑，面上黑气。以半夏焙研，米醋调敷面部，不可见风，不计遍数，从早至晚如此 3 日，皂角汤洗之。

3. 润肤增白。以半夏、白芷、草乌合煎洗面。或入面脂擦面，令面色白如玉色。

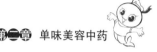

4. 面色萎黄，肢体沉重，嗜卧，腹胀，消化不良。半夏、南星各 30g，白术 45g，共为细末，糊为丸，如梧桐子大，每服 50 丸，生姜汤下。

5. 酒糟鼻，鼻部红紫肿。半夏、硫黄、白盐（炒）、枯矾 6g，为细末，水调敷患处。

6. 痰瘀型痤疮，皮损以囊肿结节、瘢痕为主者。半夏、陈皮、白花蛇舌草、丹参、浙贝等合用，内服、外洗。

7. 瘢痕疙瘩。半夏、禹余粮各等份，为细末，以鸡蛋黄和，先拭瘢痕令赤，以药涂之，避风，一日 2 次。

【用法用量】5～15g，外用适量。

【注意事项】本品反乌头。因其药性温燥，阴虚、血证、热病均忌服用。内服用制半夏。

【按语】现代研究发现，半夏含挥发油，胆碱，β－谷甾醇及其葡萄糖苷，天门冬氨酸、精氨酸、谷氨酸等多种氨基酸，棕榈酸、硬脂酸、油酸、亚油酸等有机酸，黏液质、淀粉等。半夏减肥作用可能与其所含黏液质、有机酸有关；在有机酸中，含有较多的不饱和脂肪酸，可因其抗氧化作用而对黄褐斑起到较好的治疗作用；所含的氨基酸、油脂对皮肤具有营养作用，故能润肤增白。半夏用于减肥宜内服，治疗面部损美性疾病宜配伍其他中药外用。

第三章 美容方剂

一、润肤增白类

❖ 琼玉膏 ❖

【方剂组成】人参0.75kg，生地黄5kg，白茯苓1.5kg，白蜜5kg。

【制备与用法】取鲜生地汁，无鲜生地时，将干生地熬取汁，入蜂蜜、人参、茯苓细末，和匀，放入瓷罐内封存，每服6～9g，早晚各1次，米酒或温开水调下。

【美容功能】益气养阴，润肤增白。

【美容应用】用于气阴不足之症，形容消瘦憔悴，皮肤干燥，唇裂口干，毛发干枯，大便闭结，气短乏力者，本方可长期服用。亦可用于干性皮肤的秋冬保健。

❖ 滋燥养容汤 ❖

【方剂组成】酒当归6g，生地黄、熟地黄、白芍、黄芩、秦艽各4.5g，防风3g，甘草1.5g。

【制备与用法】水煎服，日1剂。

【美容功能】养阴润燥，活血祛风。

【美容应用】皮肤干燥、皲裂、瘙痒；毛发干枯不泽，头皮屑多；爪甲枯燥无光泽。

❖ 白杨皮散 ❖

【方剂组成】白杨皮25g，桃花30g，冬瓜仁40g。

【制备与用法】上药各捣筛，共为细末。每服3g，温酒调下，日3次。

【美容功能】细肌增白。

【美容应用】头面手足皮肤粗黑，久服可令面光泽白净。

◆ 服食变白方 ◆

【方剂组成】嫩桑枝适量。

【制备与用法】阴干，蜜和作丸，如梧桐子大，每日酒服 60 丸。

【美容功能】润肤增白。

【美容应用】正常皮肤的保健，皮肤粗黑者亦可用之。

◆ 七白膏 ◆

【方剂组成】白芷、白蔹、白术各 30g，白及 15g，白茯苓 9g（去皮），白附子 9g（生用），细辛 9g（去叶土）。

【制备与用法】以上药物为细末，以鸡蛋调丸如弹子大小，阴干，每夜洗净面，温水于瓷器内磨汁，涂面。

【美容功能】润肤增白。

【美容应用】正常皮肤保健之用；皮肤干性，粗糙、皱纹、晦暗亦可用之。

◆ 令面色白方 ◆

【方剂组成】羊脂、狗脂各 200g，白芷 100g，草乌头 14 枚，大枣 10 枚，麝香少许，桃仁 14 枚，甘草 15g（炙），半夏 15g（洗）。

【制备与用法】上药合煎，以白芷色黄，去滓。涂面。

【美容功能】润肤增白。

【美容应用】护肤保健之用，令皮肤面白，似玉色。

【注意事项】本方含有麝香，孕妇禁用，以防流产。

◆ 白面方 ◆

【方剂组成】牡蛎 90g，土瓜根 30g。

【美容功能】清热散结，润肤增白。

【制备与用法】上药为末，白蜜调匀。每夜临卧时涂面，次日晨起以温浆水洗去。

【按语】本方药味虽少，然组方精当，不失为一首简单实用的美容增白方。方中牡蛎咸寒，有化痰软坚，清热除湿之功，因其属贝壳类药物，富含矿物质和微量元素，粉质白细爽滑，似珍珠，涂于面可令人"好颜色"，具除斑增白之效；土瓜根苦寒，功能清热解毒，消肿散结，行血破瘀，长于治黔

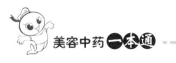

黯、干疱、粉刺等皮肤疾患，两药与白蜜同调，且以温浆水洗面，则有助于滋润营养肌肤，令颜面光白润泽。

◆ 金国宫女八白散 ◆

【方剂组成】白丁香、白僵蚕、白蒺藜、白牵牛、白及各120g，白芷75g，白附子、白茯苓各18g，皂角50g，绿豆少许。

【美容功能】润泽肌肤，祛风止痒，除斑增白。

【制备与用法】皂角去皮、弦，与它药共研细末，和匀。常用此方清洗面部。

【按语】本方为古代宫廷美容良方，相传为金章宗完颜璟宫中宫女洗面所用。因方中有八味药的第一个字皆冠以"白"字，故名"八白散"。方中白及黏腻滑润，可润泽肌肤，去垢生肌，对于"面上干疱"（即雀斑、面疱）有较好的治疗作用。白芷芳香，既可"美鼻"，又可"美体"，且具祛风止痒之功，善治"头面皮肤风痹燥痒"（《珍珠囊》）。白僵蚕、白附子均能祛风止痒，去除面部黑斑及瘢痕。白牵牛、白茯苓（即茯苓）则可逐痰消饮，利水通滞，可用治因气血运行不畅导致的面黑、雀斑等皮肤疾患。白丁香为雄麻雀屎，有化积消翳的作用，《日用本草》谓之"去面上雀子斑，酒刺"。绿豆、皂角有除垢爽滑的作用，为古代美容外用方所常用。综观全方用药，融洁肤润肤，除斑增白为一体，经常使用，既可清洁滋润皮肤，又对面部黑斑及粉刺等皮肤病有一定治疗作用。

◆ 玉容西施散 ◆

【方剂组成】绿豆粉100g，白附子、白及、白蔹、白僵蚕、白芷、天花粉各50g，甘松、山柰、茅香各15g，零陵香、防风、藁本各6g，皂角1只。

【美容功能】清热祛风，润肤增白。

【制备与用法】皂角去皮、弦，诸药共研细末。洗面。

【按语】风邪热毒聚于颜面常可导致面部粗黑失于白净，故本方以绿豆粉为主药，取其能清热解毒、散结消肿，且粉质细腻爽滑，既可消面部之痈肿疮疖，又有嫩肤爽肤之效。辅以天花粉、白蔹以增清热消肿之功，其中天花粉尚能生津润燥，使皮肤保持一定的水分而光鲜润泽；白芷、防风、藁本、白附子、白僵蚕为一组祛风除湿，通络散结药，可除头面之风痰湿邪，为美容方中常用之品；白及长于消肿生肌，疗"面上奸疱"，"令人肌滑"（《药性论》）；甘松、山柰、零陵香、茅香皆具芳香走窜之性，与诸药配合则可起到辟秽化浊，疏通经络，香肌美肤的作用；皂角性质滑腻，外用可祛湿除垢，消肿止痒，故古时美容方中常用之祛除垢腻，清洁皮肤。本方可治"面上一切酒刺、风刺、黑魇斑子，令肤色润白如美玉"，故名"玉容西施散"。

❖ 玉女桃花粉 ❖

【方剂组成】益母草300g，煅石膏60g，滑石、蚌粉各30g，胭脂3g，麝香1枚。

【美容功能】润肤增白，悦泽容颜。

【制备与用法】益母草曝干烧灰，以稠米汤和丸如鹅卵大，熟灰火炼一昼夜，火勿令焰，焰即黑。取出捣碎，再炼二次，加入余药，共研为粉。放麝香1枚，入器收之。早晚洗面用。

【按语】益母草又名"坤草"，有活血化瘀调经之功，《本草纲目》谓之"此草及籽皆充盛密蔚，故名茺蔚。其功宜于妇人及明目益精，故有益母、益明之称"；该药同时也是一味天然的美容良药，"入面药，令人光泽，治粉刺"（《本草拾遗》）；元代《御药院方》中亦记载，用益母草少许早晚洗面，可"治肝黯，退皱皺，令人皮肤光泽"，并称之为"神仙玉女粉"；《新修本草》所收的以益母草加滑石、胭脂所配成的泽面方则是武则天长期使用的美容秘方之一，可见，益母草确为历代所广泛应用的美容佳品。本方以益母草活血养颜为主药，辅以煅石膏、蚌粉敛疮生肌；滑石润滑肌肤；胭脂泽面红颜；麝香芳香辟秽。诸药合用可收到悦泽容颜，嫩白红润肌肤的美容效果，并且对面部的粉刺、瘢痕有较好的防治作用。

【注意事项】本方含有麝香，孕妇禁用，以防流产。

❖ 麝香面膏 ❖

【方剂组成】麝香15g，猪胰3具，瓜蒌瓤150g，蔓荆子、桃仁、黄油各90g。

【美容功能】润肤增白，去皱添香。

【制备与用法】猪胰切，桃仁烫浸去皮尖。诸药细研，绵裹，以酒2L，浸三宿。每夜涂面。

【按语】麝香辛温，芳香走窜，有活血通络和芳香辟秽之功，因此本面膏方以之为主药，可畅通血脉，祛除面部因气血瘀滞而致的色斑黑晕，亦可增香怡人；配以桃仁活血化瘀，滋润肌肤；瓜蒌瓤散结消肿，"悦泽人面"（《名医别录》），增白除皱；蔓荆子"为油入面膏，去黑皯皱纹"（《本草图经》）；猪胰及黄油皆含油脂，甘润爽滑，可滋养濡润肌肤，使皮肤细腻光滑，防止粗皱衰老。因此本方是一首润肤增白，抗老除皱的美容良方，以之涂面，

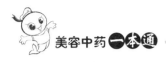

气香味爽，可令颜面洁白滑润，光彩照人。诸药以酒浸泡，有利于有效成分的溶出，更好地发挥药物的作用。

◆ 钱王红白散 ◆

【方剂组成】白及、石榴皮、白附子、冬瓜子、笃耨香各30g。

【美容功能】润肤增白。

【制备与用法】上药为细末，以酒浸3日。早起洗面毕，敷之。

【按语】本方是一首以悦白皮肤为主的美容方，其中白及、白附子、冬瓜子均为古代用于润肤增白的常用药。白及黏腻滑润，"入于筋骨之中能和柔滋养"（《神农本草经百种录》），又长于生肌消肿，可用治"面上皯疱，令人肌滑"（《药性论》）；白附子能升能散，善引药上行，祛头面之风痰湿邪，"灭诸疮瘢痕"以美化容颜；冬瓜子甘寒质润，可去除污垢，爽洁皮肤，"去皮肤风及黑䵟，润肌肤"（《日华子本草》）；石榴皮酸涩收敛，外用可治疮癣等多种皮肤疾病，现代药理研究提示可抑制多种致病真菌，故对面疾的发生有一定防治作用；笃耨香为漆科植物笃耨的树脂，色白透明，其气清香，可治面黧、黑䵟。诸药以酒浸则可助药力，借酒势之上行温散，通经活络，畅达气血，使颜面肤色嫩白红润，原方记载敷药"七日后面莹如玉"。

◆ 面黑方 ◆

【方剂组成】白僵蚕、白芷、细辛各等份。

【美容功能】祛风散结，润肤增白。

【制备与用法】上药研为细末，以人乳调和为丸，如芡实大。如无人乳，可用鸡蛋清兑水少许调之。洗面后涂，次日洗去。

【按语】面黑是指面部黑䵟，即生于面部的黑斑黑点，对此《圣济总录》描述道"点如乌麻，斑如雀卵，稀则棋布，密则不可容针"，与现代医学所说的雀斑、黄褐斑、黑变病等相似。本病的形成多与风湿之邪上袭头面结而不散有关，故本方治面黑，从祛风除湿，化痰散结入手，以消散黑䵟，悦白皮肤。方中白僵蚕味辛、咸，性平，可祛风化痰，"灭黑䵟，令人面色好"（《神农本草经》）；白芷色白气香，长于祛风除湿，祛斑增香，润泽皮肤；细辛可散少阴风寒，与白芷、白僵蚕同用以增祛风之效。以上三味药皆为古方中常用的除黑增白之品，用甘润之人乳或蛋清调和后，则可使本方更具滋养润泽之性。

◆ 朱砂红丸子 ◆

【方剂组成】朱砂、白术、白蔹、白附子、白芷、白僵蚕、木香、阿胶各15g，白及、茯苓、密陀僧各45g，钟乳粉60g。

【美容功能】悦泽容颜，增白去皱。

【制备与用法】除阿胶外，余药共研细末，以水熬阿胶成膏状，和入药末中，拌匀，做成梧桐子大小的药丸。每晚睡前以少许温水、蜜将药丸化开，调涂面上，第二天早晨再用温水将药洗去。

【按语】本方为润肤增白去皱的外用美容膏剂，主治"面色不莹净及鼾黯，面黑皱"。方中朱砂，又名辰砂，为天然辰砂矿石，有镇心安神，清热解毒之功。《名医别录》中记载其美容作用为"通血脉"、"悦泽人面"，又因其具有色泽朱红的特点，故在古时美容方中常被用作添色之品。从现代观点看，因朱砂中含有汞，有一定毒性，故而应用时需严格控制剂量，量宜极少且不宜久用。白术、茯苓可除湿气，消痰水；白芷、白附子、白僵蚕、白蔹可祛风散结，均有祛除颜面黑斑的作用。密陀僧为粗制的氧化铅，辛平有毒，"大都可外敷，不可内服"（《本草经疏》），《唐本草》记载"主久利，五痔，金创。面上瘢痕，面膏药用之"，现代药理研究认为该药外用可减轻炎症，对多种皮肤真菌有不同的抑制作用。钟乳粉由石钟乳冶炼而成，含矿物质成分，可"益气，补虚损……好颜色……"（《名医别录》），说明该药具有一定美容作用。白及爽滑滋润，木香通行气血，阿胶滋阴养血、祛风润燥，方中用阿胶调和它药成膏，则更可增强滋养润泽皮肤之效。

◆ 杨太真红玉膏 ◆

【方剂组成】杏仁（去皮）、滑石、轻粉各等份，冰片、麝香少许。

【美容功能】润面嫩肤。

【制备与用法】将杏仁、滑石、轻粉三味药共研成细粉，蒸后再加入少许冰片、麝香，用蛋清调匀，成膏状。

【按语】本方为唐代宫廷美容良方，相传为杨玉环所用，因其号太真，故方以此名。方中杏仁富含油脂，可滋润皮肤，对皮肤病有较好的治疗作用，古书中对此多有记载，如《本草纲目》言其"去头面诸风气（面上粉刺）疱"；《圣济总录》中用杏仁连皮尖，每日早晚嚼服27粒，揩局部皮肤使之潮红，治疗白癜风斑；又有以杏仁频频揩面治"两颊赤痒"（《证治要诀》）；或用杏仁捣烂和蛋清治"面上疱"（《食疗本草》），可见杏仁确为美容祛疾之良药。滑石"上能利毛腠之窍，下能利精溺之窍"（《本草纲目》），可使肌肤疏

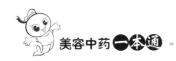

利清爽。轻粉具杀虫解毒之功，善治疮癣，能"杀疮疥癣虫，及鼻上酒齄，风疮搔痒"（《本草拾遗》），用后可使皮肤光滑细腻，古代美容方中多用此药，现代药理研究认为其对皮肤真菌有抑制作用，但因含有汞，故用时需严格控制剂量。冰片、麝香均为气味芳香之品，又可祛除面部黑斑，而收增香美容之效。蛋清黏滑润泽，富含蛋白，敷于面部可营养肌肤，有利于药物的渗透吸收。此方为润面嫩肤的外用方，可使皮肤光滑细腻，面色红润而有光泽。原书中记载，用药 10 日后"颜如红玉"。

【注意事项】本方含有麝香，孕妇禁用，以防流产。

◆ 永和公主洗面药 ◆

【方剂组成】鸡骨香 90g，白芷、川芎、瓜蒌仁各 150g，皂荚 300g，大豆、赤小豆各 250g。

【美容功能】祛风活血，润肤泽面。

【制备与用法】将皂荚用火炮后去皮筋，与它药混合，共研细末，筛去豆壳备用。用药粉洗脸，早晚各 1 次。

【按语】本方为唐代德宗李适的女儿永和公主用以洗面的美容方。方中鸡骨香为大戟科植物鸡骨香的根，又名土沉香、木沉香、滚地龙，其味芳香，味苦，性温，可理气除湿，祛风活络，与大豆、赤小豆同用，能滋润洁净皮肤，消除皮下多余水分。配伍白芷、川芎则祛风活血，润肤泽面。瓜蒌仁、皂荚善去除垢腻，清洁皮肤，有助于药物充分渗透肌肤，发挥悦泽容颜的作用。

◆ 永和公主药澡豆 ◆

【方剂组成】白芷 60g，白蔹、白及、白附子、茯苓、白术、鹿角胶各90g，桃仁、杏仁各 25g，沉香 30g，麝香 15g，大豆面 250g，糯米 100g，皂荚5 只。

【美容功能】润泽肌肤，祛斑增香。

【制备与用法】桃仁、杏仁汤浸去皮，麝香细研。以粟米（小米）煮饭，取其清汁制成浆水 3 大盏，令沸，纳鹿角胶溶于浆水中，复与糯米，和胶清煮作粥，薄摊晒之令干，和药一时，捣细罗为散，取大豆面重和之，搅拌均匀。又取白酒半盏、白蜜 60g，加热，令蜜消。即一时倾入澡豆内，拌之令匀，晒干。常以药洗手面。

【按语】本方为唐永和公主日常护肤所用。澡豆是以豆粉为主，再加各种药物而制成的专供洗涤手面用的一种粉剂，在唐代最为盛行，被认为有光滑润泽肌肤，预防皮肤疾患之功。方中所选白芷、白及皆为古代常用美容要药，白芷气味芳香，可祛风止痒，"长肌肤，润泽颜色"（《神农本草经》）。白及"体质滑润"、"入于筋骨之中能和柔滋养"（《神农本草经百种录》），"令人肌滑"（《药性论》）。桃仁、杏仁皆富含油脂，可滋养皮肤。鹿角胶能补血益精，"悦颜色"（《本草纲目》）。白蜜、糯米滋阴润燥，可增滑腻柔韧之感。上述药物同用可收润泽肌肤之功，除此外亦选取白蔹、白附子、白茯苓、白术等药祛风散结，利水除湿，而取祛斑泽面之效。其中白蔹可"治面上疱疮"（《药性论》）；白附子能"灭诸疮瘢痕"（《名医别录》）、白术、茯苓善利水除湿，可用治水气积聚面部所致的面色鳌黑、面色不华等。沉香、麝香芳香辛散，为古代美容方中常用的增香辟秽之品，其中麝香又有活血通络之功，故尚可"去面黗（面上黑斑）"（《名医别录》）。用白酒意在行药势以促进药物的吸收。加入皂荚有润滑爽利、消除垢腻以清洁皮肤的作用，亦为古代美容方中所常用。方中所用大豆当以黑大豆为佳，《延年秘录》谓之可"令人长肌肤，益颜色"。本方有润泽肌肤，祛斑增香的功效，经常用之擦洗面部和双手，可使人肌肤白净、细腻而富有光泽。

【注意事项】本方含有麝香，孕妇禁用，以防流产。

◆ 御前洗面药 ◆

【方剂组成】糯米100g，黄明胶、白及、白蔹、藁本、川芎、细辛、甘松各30g，大皂角240g，白芷、白檀香各60g，白术、茯苓各45g，沉香15g，楮挑儿90g。

【美容功能】润肤泽面，祛风除斑。

【制备与用法】糯米碾作粉子；黄明胶炒成珠子；大皂角火炮去皮；藁本、川芎去皮；细辛去土叶；甘松去土。除糯米外，余药共研成细末，加入糯米粉，拌匀，密闭贮存。洗面。

【按语】本方为元代专供皇帝洗面用的宫廷秘方。方中糯米、黄明胶、楮桃儿能健脾补肾、滋阴润燥，可使精血充足，而收润肌肤、益颜色之效。白及黏腻，能生肌润肤，治愈皮肤皲裂。白蔹、白芷、川芎、藁本、细辛、白术、茯苓同用则可起到祛风止痒，健脾利湿，祛斑美容的作用。沉香、甘松、白檀香气味芬芳，令人神清气爽，其中甘松、白檀香亦可祛除面部黑斑。大皂角辛香温通，润滑去垢，为古代美容外用方配伍所常用。诸药合用可爽肤润肤，悦泽颜面，对皮肤起到较好的保护作用。

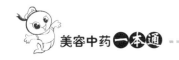

❖ 变容悦泽方 ❖

【方剂组成】生白附30g，白芷15g，密陀僧、铅粉各45g。

【美容功能】祛风除湿，润肤泽面。

【制备与用法】上药捣罗为末，以羊乳和之。睡前以药涂面，晨起用暖浆水洗去。

【按语】本方之配伍用药意在祛风除湿，滋养容颜，用后可令人面容红润光滑。方中的白附子、白芷性皆升散，有祛风除湿通络之效，可解除阳明郁热，清散面部色斑，且白芷气味芳香，有增香宜人之用。铅粉质地细腻滑润，对面部瘢痕有遮盖作用，使皮肤细腻白嫩，是历代常用的化妆品原料之一。密陀僧系粗制的氧化铝，有橙红色金属光泽，可美化面容，其收敛之性有助皮肤皶黵、瘢痕的剥脱。现代研究表明其对皮肤真菌有一定抑制作用。诸药以羊乳调和，乃取其温润补虚之性，对皮肤有滋润营养作用。

【注意事项】铅粉、密陀僧均为含铅物质，有一定毒性，应注意剂量的控制，并且不可久用。

❖ 玉屑膏 ❖

【组成】玉屑、珊瑚末、木兰皮、辛夷各45g，白附子、川芎、白芷各30g，冬瓜子仁、猪脂各120g，桃仁、商陆各250g，牛脂90g，白狗脂500g。

【美容功能】祛风活血，润肤消斑。

【制备与用法】以上药物除玉屑、珊瑚及诸般脂外，并细锉，先于银锅中以文火消诸般脂令熔，然后下诸药，同煎三上三下，令白芷色黄为度，滤去，下玉屑、珊瑚末、搅令匀，于瓷器中盛，备用。每夜涂面，次日晨起以米泔水洗去。

【按语】本方是一首集滋养与美容为一体的美容方剂，既能营养皮肤，又能通过药物的祛风活血，利水散结作用而对因风邪、水湿、热毒滞留肌腠所致的面部瘢痕、粉刺起一定的治疗作用。方中所用牛脂、猪脂及白狗脂皆富含动物脂肪，可滋养濡润皮肤，使皮肤柔滑细腻，富于光泽。白芷、辛夷辛香上达，祛风清热；白附子善除面部风痰湿邪，畅通经络；川芎、桃仁活血化瘀，且桃仁富含油脂，外敷可生肌润面；冬瓜子仁、商陆散结利水，消肿解毒；木兰皮可清热、燥湿、解毒，气味芬芳，《神农本草经》谓之"主身有大热在皮肤中，去面热赤疱酒皶……"玉屑为矿物软玉的碎粒，珊瑚为珊瑚虫分泌的石灰质骨骼，两者皆含矿物质成分，色泽莹润，可悦泽皮肤，又能通过细小颗粒的摩擦而磨蚀面部的瘢痕。诸药共用可收到祛风活血，润肤消斑的美容效果。

◆ 千金悦泽方 ◆

【方剂组成】猪胰5具，蔓荆子60g，瓜蒌子150g，桃仁90g。

【美容功能】涤垢润肤，去皱防裂。

【制备与用法】以酒和捣。敷面，慎风日。

【按语】本方药味较少，配伍精当，用后可"令人洁白悦泽，颜色红润"。保持皮肤清洁有助于血液循环的畅通和皮肤正常的新陈代谢，延缓衰老，是面部美容的重要环节，因而本方的美容作用重在对皮肤的养护。方中猪胰、瓜蒌子均有涤垢化痰之功，可去除皮肤垢腻，使面部爽利洁净，且猪胰又能滋阴润燥，濡润肌肤，去皱防裂，加之桃仁活血破瘀，润面生肌；蔓荆子清热利湿，解毒攻积，对面部黑斑、粉刺等面疾的发生有一定的预防作用。诸药以酒和捣，在于借酒势通经活络，更有利于药物的吸收。由上可知，本方正是将洁肤与护肤相结合而收驻颜美容之效的。

◆ 崔氏澡豆方 ◆

【方剂组成】白芷210g，川芎、葳蕤（玉竹）、白术、冬瓜仁、皂荚末各150g，蔓荆子100g，栀子仁、瓜蒌仁各150g，荜豆（豌豆）150g，猪脑1只，桃仁50g，鹰屎3枚，商陆90g。

【美容功能】爽洁润肤，去斑除皱。

【制备与用法】上14味，诸药捣末，其冬瓜仁、桃仁、栀子仁、瓜蒌仁别捣如泥，其猪脑、鹰屎合捣令相得，然后下诸药，更捣令调，以冬瓜瓤汁和为丸。每洗面，用浆水，以此丸当澡豆用之，傅面脂如常妆饰，朝夕用之，亦不避风日。

【按语】澡豆是古时专用于洗涤的一种清洁剂，配方以豆粉为主，混合糯米、白面及各种药物，制成小丸状，洗涤时可随时取用，其作用主要是光滑润泽皮肤和防止皮肤病。本方药味较多，照顾周全，有爽洁润肤，去斑除皱之效，用后可使面色如桃花，光润如玉，并可除皱，增加皮肤弹性，消散面部黑气、粉刺。方中所用白芷、蔓荆子辛香畅达，疏风清利；皂荚末、瓜蒌仁、冬瓜仁、商陆、白术利水散结，祛湿除垢；桃仁、川芎活血行气，祛瘀生新；栀子仁凉血解毒；葳蕤滋阴润燥；鹰屎、猪脑善去皯黯、治面疱、润肌肤；再加上富含油脂的桃仁、冬瓜仁、栀子仁、瓜蒌仁等"仁"类药，可使面部热邪水气得散，气血畅达，光洁濡润。荜豆即豌豆，其粉质细腻爽滑，作为赋形剂，可增加药物的质感。

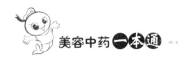

❖ 莹肌如玉散 ❖

【方剂组成】绿豆、楮实子、白及、白丁香、砂仁、升麻各15g，甘松21g，山柰9g，皂角1500g，糯米500g。

【美容功能】润泽肌肤，去垢除斑。

【制备与用法】上药共为末，和匀。常用洗面。

【按语】本方既可润滑肌肤，荡涤去垢，又可祛风除湿，对面部皮肤粗黑、黑斑或粉刺有一定治疗作用。其中绿豆清热解毒，粉质细滑，洁肤爽肌；皂角多脂黏滑，去垢涤浊；白及黏腻，能生肌润肤；楮实子能"充肌肤，悦颜色，壮筋骨"；白丁香（雄雀屎）善治面疮、雀斑；升麻既可升散，又可清泄，善祛风邪，解肌热；山柰，内含龙脑，有类似冰片的作用，可辟秽化浊；甘松辛香行散，善开脾郁，而除面部黑斑；砂仁辛香温润，可祛风润肌；糯米黏润，可滋润肌肤，用其细粉赋形，以增滑腻柔韧之感。常用本方洗面，可令颜面柔润光洁，故名"莹肌如玉散"。

❖ 藿香散 ❖

【方剂组成】广明胶、白丁香、丁香各21g，藿香叶、零陵香、皂角、檀香、沉香各30g，白芷60g，龙脑7.5g，糯米适量。

【美容功能】润肤泽面，去黑洗髭。

【制备与用法】广明胶碎炒如珠，皂角去皮子，龙脑另研。诸药共研细末，和匀。每日如常使用，洗髭发手面。

【按语】本方为元代宫廷美容秘方，既可用来洗手面，又可用以洗髭、方中以藿香叶、零陵香、檀香、白芷、沉香、丁香、龙脑等大量芳香辟秽之品为主药，配以长于去污除垢的皂角、除黑增白的白丁香以及滋养润肤的广明胶和糯米，共奏润肤增白，去垢香肌及乌须之效，其美容效果如原书中所言"百日令光悦润泽"。

❖ 猪蹄汤 ❖

【方剂组成】猪蹄1具，桑白皮、川芎、葳蕤、白芷、茯苓各90g，商陆、白术各60g。

【美容功能】祛风活血，润燥滋阴。

【制备与用法】以上7味中药，捣碎，以水3000ml，煎猪蹄及药，取1000ml，去滓，备用。每温1盏，洗手面。

【按语】本方为滋养性的美容方，用后可使皮肤光滑鲜嫩，洁白细腻，从而达到美化容颜及抗衰老的目的。《本草纲目》谓猪蹄"煮清汁，洗痈疽，渍热毒，消毒气，去恶肉"。猪蹄煮汁，细腻润滑，滋阴除皱。现代研究认为猪蹄富含蛋白质、脂肪等营养物质及胶原成分，可善皮肤的营养状况，增加皮肤弹性，消除皱纹，防止皮肤衰老。方中其他药物如白芷、桑白皮、茯苓、川芎、白术、商陆等祛风活血、利水除湿；葳蕤养阴润燥，对面部黑黯、皯疱、粉刺等皮肤疾患的产生有一定的治疗和预防作用，有助于猪蹄功效的发挥。本方尤其适宜老年人及皮肤干燥者使用，油性皮肤者当慎用。

◆ 皇帝涂容金面方 ◆

【方剂组成】朱砂、干胭脂、官桂各 6g，乌梅 5 枚，樟脑 15g，川芎少许。

【美容功能】润面美容。

【制备与用法】乌梅去核，与其他药共研细末。每夜临睡以唾津调药，搽面上，次日早起用温水洗去。

【按语】此方为明代名医龚廷贤所撰《万病回春》中收录的宫廷美容秘方。方中樟脑有通窍，杀虫，止痛，辟秽之功，气味芳香浓烈，现代药理认为该药涂于皮肤有温和的刺激及防腐作用，故本方用大量樟脑以芳香辟秽，清凉止痒。朱砂、胭脂皆为古人用来美容添色的常用之品，其中朱砂为矿物药，色泽朱红，可"通血脉，悦泽人面"（《名医别录》）；胭脂多以红花或苏木制成，有活血祛瘀之用，又因其色红，亦用之以增加面部颜色之红润；再加上乌梅收敛生津，软坚消肿，善"去青黑痣、恶肉"（《神农本草经》）；官桂调冷气、祛风寒；川芎祛风活血，行气开郁，以散头面之风邪。诸药合用，共奏悦泽容颜，增香添色之功，故方下注云："（药后）半月至二十日可见颜面色如童子"。

◆ 令面悦泽方 ◆

【方剂组成】香附 90g，零陵香、白芷各 60g，茯苓 30g，蔓荆油 2000ml，牛髓 1000g，白蜡 250g，麝香 15g。

【美容功能】润肤泽面。

【制备与用法】上药细挫，以蜡髓微火煮煎，候白蓝色黄为度，去滓，入麝香研千遍，待凝冷，入瓷盒内收之备用。每夜用澡豆洗面后涂之。

【按语】本方为滋养类美容方，使用了大量富含油脂的药物，如牛髓、白蜡、蔓荆油，它们在作为赋形剂的同时，可起到滋润营养皮肤，吸收溶解其他药物有效成分的作用。白芷、零陵香、麝香、香附皆芳香走窜，有增香辟

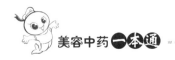

秽之功，是美容方中常用的香料成分，且对经络不通所致的面黑粉刺有一定治疗作用。茯苓利水渗湿，善治水气停留面部而致的雀斑、面色不华，且其色白，粉质细腻黏滑，有滑润肌肤，调和诸药之功。本方在用澡豆清洁面部之后涂用，有类似现代营养面霜的作用，可滋养濡润肌肤，令颜面洁白而富于光泽。

【注意事项】本方含有麝香，孕妇禁用，以防流产。

❖ 羊乳膏 ❖

【方剂组成】白羊乳2000ml，羊胰2具，甘草60g。

【美容功能】润肤增白。

【制备与用法】羊胰水浸去汁，细擘；甘草为末。上三味相和一夜，贮瓶备用。以醋浆洗面，干布拭之，夜敷药两遍，明旦以猪蹄汤洗去。

【按语】白羊乳甘温，功能温润补虚，富含蛋白质和脂类，有较高的营养价值，可滋养满润肌肤，使之细腻白净，红润光泽，为上好的美容佳品；羊胰则能"入面脂，去黑黯，泽肌肤，灭瘢痕"（《本草纲目》）；甘草味甘性平，于方中有调和之性。用药前以醋浆洗面可清洁湿润皮肤，有利于药物的吸收，且有增白之效。药后用猪蹄汤洗，意在加强本方的营养滋润作用，使皮肤细腻而富于弹性。

❖ 玉容粉 ❖

【方剂组成】绿豆粉、滑石各60g，玄明粉、白丁香、白附子、白芷、白僵蚕各30g，朱砂4.5g，铅粉9g，冰片1.5g。

【美容功能】祛风清热，润肤增白。

【制备与用法】上药共研细末。以人乳调粉1.5g，每日早晚洗面后敷面上。如无人乳，可以蛋清兑水少许调之。

【按语】本方为清代宫廷美容秘方，取药从祛风清热，润肤增白入手，其中绿豆粉、滑石、玄明粉三药在方中用量较大，具有清热解毒、爽滑肌肤之功。朱砂色泽朱红，既可活血通脉，又能悦泽红颜，起到美容修饰效果。铅粉亦为古代美容品中常用的原料，又称"铅华"、"官粉"，有解毒生肌，细面嫩肤的作用。因朱砂、铅粉含有汞和铅，有一定毒性，故需酌量使用。冰片味香性凉，用于方中可芳香辟秽，清凉爽洁。白芷、白附子、白僵蚕皆辛散上行，善祛头面风湿之邪以除黑黯，加上白丁香可去"面上雀子斑，酒刺"（《日华子本草》），从而起到去黑增白的作用。诸药用人乳或蛋清调和以增濡润滋养之效。原书谓本方之美容效果"久久敷之，面色温润，容颜光滑，有似美玉，故云玉容粉"。

◆ 滋润手面方 ◆

【方剂组成】杏仁、天花粉各30g，猪胰3具，红枣10枚（去核）。

【美容功能】润肤增白，去皱防裂。

【制备与用法】上药以酒浸泡，14天即成。早晚以药搽洗手面。

【按语】方中杏仁富含油脂，可滋润肌肤，嫩肤除皱，并善治粉刺、鼾疱等面疾，如《本草纲目》谓其能"杀虫，治诸疮疥，消肿，去头面诸风气鼾疱"，《食疗本草》中则以杏仁捣烂和蛋清涂面来治"面上鼾疱"，足见该药用以美容确有其效。天花粉具有清热解毒、消肿排脓之功，可除面部粉刺疱疮，使皮肤光滑润泽。猪胰即为猪的胰脏，《本草经疏》谓之"猪胰盖是甘寒滑泽之物；甘寒则津液生，滑泽则垢腻去……其能专在去垢腻，可用以除垢衣"，因猪胰具甘寒滑泽之性，故古时美容方中常用之以润肤除皱，去污涤垢，爽洁皮肤。红枣既可补益气血，润肤驻颜，又有调和之性。以酒浸泡诸药可使药物有效成分充分析出，起到溶媒的作用，同时又能借酒势之上行，通行血脉而助药力。本方药少性专，杏仁、天花粉、猪胰皆为常用的美容佳品，且制作简单，不失为一首润肤增白、去皱防裂的美容效方。

◆ 白附子膏 ◆

【方剂组成】白附子、青木香、丁香、商陆根、密陀僧各30g，细辛、羊脂、金牙各90g。

【美容功能】祛除黑黯，悦泽增白。

【制备与用法】上8味，以酒浸一宿，煎煮，去滓，纳黄油500ml，煎膏。夜涂面上，旦起温水洗，不得见大风日。

【按语】本方所选诸药中，白附子、细辛可散寒除湿，祛风通络；青木香理气行濡；丁香辛香温散；商陆根散结消肿；金牙祛风胜湿，对于风寒湿邪聚集面部所致的黑黯均有一定的治疗作用，是美容方中常选的祛斑增白药物。密陀僧色黄有金属光泽，功能消肿杀虫，收敛防腐，可用于治疗多种肿毒、溃疡、湿疹等症，现代研究认为这与其可抑制皮肤真菌的药理作用有关。该药用于面部美容，可预防面部感染，有保持皮肤细腻，消除黑斑的功效。《唐本草》载密陀僧治"面上瘢黑，面药用之"。本方作为面膏剂，加入羊脂和酥，既作为赋形剂成分，又可加强对皮肤的滋润营养作用。以酒渍煮药物则能通血脉，行药势。

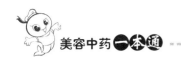

❖ 五香散 ❖

【方剂组成】豌豆 120g，黄芪、茯苓、葳蕤（玉竹）、杜若、商陆、大豆黄卷各 60g，白芷、当归、白附子、冬瓜仁、杜蘅、白僵蚕、辛夷仁、香附子、丁香、蜀水花、旋覆花、防风、木兰、川芎、藁本、皂荚、白胶、杏仁、梅肉、酸浆、水萍、天门冬、白术、土瓜根各 90g，猪胰 2 具。

【美容功能】祛风清热，行气活血，去黑增白，润肤香肌。

【制备与用法】上药 32 味，捣筛为末。

【按语】本方药味多、药量大，集治疗性美容药与滋养性美容药为一体，但总以治疗性药物为主，照顾全面，可用于治皯疱、魇黯、黑运赤气等多种面疾，用后"令人白，光润"，从而达到美化容颜的效果。方中药物大致可分为祛风清热、行气活血、益气温阳、利水除湿、滋阴润燥及芳香辟秽等几大类，每类药中又取功效相近之品相须为用，以增其效。其中以白芷、白附子、白僵蚕、辛夷仁、防风、藁本、水萍、杏仁、木兰、土瓜根祛风清热；当归、川芎、香附子行气活血；黄芪、白术、茯苓、丁香益气温阳；冬瓜仁、商陆、皂荚、大豆黄卷、旋覆花利水除湿；葳蕤（玉竹）、天门冬、梅肉、酸浆、猪胰、豌豆、白胶滋阴润燥；杜若、杜蘅芳香辟秽；蜀水花去黑黯瘢痕。诸药配合共奏去黑增白、润肤香肌之功。原书言其美容疗效"煎水以洗面，一年与众别"。

❖ 隐居效验方 ❖

【方剂组成】乌贼骨、细辛、瓜蒌、干姜、蜀椒各 60g。

【美容功能】润肤增白，去除黑黯。

【制备与用法】五物切，以苦酒浸 3 日，以成，炼牛髓 1000g，煎之，苦酒气尽，药成，涂面。

【按语】本方在书中全名作"陶隐居效验面黑令白去黯方"，原是南北朝时著名医家陶弘景的经验方。顾名思义，该方的功效主治特点就在于去除面部黑斑、黑气而悦白皮肤。黑黯可由脾肾不足，水邪上泛聚于颜面而致，故方中多用温药，温阳利水，温温而化，使面部气血畅通，水湿得化。其中乌贼骨咸温，可除湿敛疮，"通经络，去寒湿"（《要药分剂》）；细辛、干姜、蜀椒皆为辛热之品，有散寒除湿，温经通络之功；瓜蒌则可散结消肿，涤痰除垢，润泽肌肤；苦酒即米醋，用之能散瘀通脉而助药力；以牛髓煎诸药则可使其更具滋润之性。

◆ 澡豆方 ◆

【方剂组成】丁香、沉香、青木香、钟乳粉、珍珠、玉屑、蜀水花、木瓜花各90g，茉莉花、梨花、李花、红莲花、樱桃花、旋覆花、白蜀葵花各120g，麝香1g，大豆末500g。

【美容功能】润泽肌肤，增白添香。

【制备与用法】捣诸花，别捣诸香，珍珠、玉屑分别研成粉，与大豆末混合均匀，研极细，密贮勿泄。常用洗手面，作妆。

【按语】澡豆是古时用于爽洁肌肤的一种洗剂。本方选用了大量的植物花蕾，乃取其娇艳之色，馨香之气，为植物精华生发而成，用于洗面则芬芳爽洁，泽颜布馨；又以丁香、沉香、青木香、麝香芳香辟秽，增色添香；珍珠、钟乳粉、玉屑嫩肤除瘢，悦泽容颜；大豆末作为澡豆的主要赋形成分，尚有滋润皮肤的作用。方中茉莉花，《本草纲目》记载"蒸油取液，作面脂头泽，长发润燥香肌"。蜀水花即鸬鹚，其物"色紫如花"，能去黑黯瘢痕。诸药合用，共奏去黑增白，润肤添香之功，达到"百日左右其面如玉，光净润泽，臭气粉滓皆除"的美容效果。

【注意事项】本方含有麝香，孕妇禁用，以防流产。

◆ 面黑令白方 ◆

【方剂组成】瓜蒌瓢90g，杏仁30g，猪肚1具。

【美容功能】润肤增白。

【制备与用法】上药同研如膏。每夜涂之。

【按语】本方药味虽少，然选药精当。瓜蒌瓢甘甜质润，可滋润肌肤，去污除垢，消肿散结，对于颜面的粉刺、赤肿有治疗作用，为方中主药。杏仁温润，富含油脂，有滋养之功，长于治"面上皯疮"（《本草纲目》），是古代美容方中常用的护肤佳品。猪肚为血肉有情之品，善补虚润燥，涂于颜面使皮肤细腻白嫩，富于弹性。三药共用则可收"面黑令白，令人光润，冬月不皴"的美容效果。

◆ 悦白方 ◆

【方剂组成】猪胰2具，猪蹄1具，豆面4000g，冬瓜仁15g，细辛、白术、土瓜根各30g，防风、白蔹、白芷各60g，商陆90g，皂角5只。

【美容功能】祛风清热，悦白肌肤。

【制备与用法】猪胰去脂。诸药和捣，绢罗，取猪蹄煮令烂作汁，和散

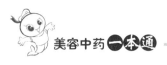

为饼、晒干，再捣为末，过筛备用。洗手面。

【按语】方中猪胰甘寒润滑，可润肤除皱，去污纳垢，消瘢灭黯，现代药理研究认为这与其含有多种消化酶，能分解皮肤组织的蛋白质及污垢中所含的油脂有关；猪蹄煮汁黏腻滋润，其中具有的蛋白质、脂肪及胶原成分，对于改善皮肤营养状况，增加皮肤弹性，消除皱纹，防止皮肤衰老有较好的作用；白芷、防风、细辛祛风散邪；冬瓜仁、商陆、皂角、白术利水除湿，涤除垢腻；白蔹、土瓜根清热解毒，消肿散结；豆面功能祛风解毒，嫩滑肌肤，以黑大豆为佳。诸药配合，共奏润泽肌肤，祛斑增白之功。原书记载该方美容效果为"不过一年悦白"。

◆ 面白如玉方 ◆

【方剂组成】羊脂、狗脂各1000g，白芷250g，草乌头60g，甘草30g，半夏15g。

【美容功能】润肤增白。

【制备与用法】上药细锉，并脂同煎，候白芷色黄，膏成，以绵滤去滓，瓷器中贮。每夜取用涂面。

【按语】本方是一首以润肤增白为主的面脂方，用羊脂和狗脂一类的动物脂肪入药成膏，易干皮肤吸收，起到营养滋润肌肤的作用。其中白芷一药辛温上达，色白气香，可祛风除湿，增白添香，"长肌肤，润泽颜色"（《神农本草经》），为常用的美容佳品。草乌头，辛热有大毒，善搜风胜湿，开痰消肿，用于方中乃借其穿透之性引药入经。甘草甘缓平和，既具补益之功，又可解毒缓急，以制草乌头之毒，调和药性。半夏味辛性温，内服燥湿化痰，降逆止呕，外用则能消肿散结，悦白皮肤，对于瘀血结滞所致的面黑有较好疗效，《本草纲目》中即有以半夏一味散结行瘀而治面上黑气的记载。此面脂膏富含油脂，尤适于干性皮肤使用。

◆ 洗面如玉膏 ◆

【方剂组成】丁香、麝香各3g，白芷6g。

【美容功能】祛风增白，润肤香肌。

【制备与用法】上药研细末，烧酒调入锅内，熬成膏，贮之。每日早晚用少许洗面。

【按语】本方以悦白润肤、辟秽香肌为要。方中白芷能芳香祛斑，润泽皮肤，是古代美容方常选的美容要药，现代研究证实该药对酪氨酸酶有阻滞作用，能减少皮肤中黑色素的形成，故有增白之效。丁香气味辛香，外用可杀虫辟秽，消肿香身，其所含的挥发油成分对于皮肤有温和刺激作用，能使局部血管扩张，改善血液循环，从而使人面色红润。麝香辛温香窜，通行十二经，长于芳香辟秽，活血通络，可"通诸窍，开经络，透肌骨，去面"（《名医别录》）。三药配以烧酒和血通脉，更增去黑增白、美化容颜之效。

【注意事项】本方含有麝香，孕妇禁用，以防流产。

◆ 杏仁面脂 ◆

【方剂组成】杏仁 200g，白附子末 90g，密陀僧、胡粉各 60g，白羊髓 2.5g，珍珠末 3 g，白鲜皮末 30g，鸡子白 7 枚，酒 3000ml。

【美容功能】润肤泽面。

【制备与用法】杏仁汤浸去皮、尖，入少酒，研如膏，又下鸡子白研 100 遍，又下羊髓研 200 遍，后以诸药末纳之，后渐渐入酒，令尽，都研令匀，于瓷盒中盛。每夜以浆水洗面，拭干涂之。

【按语】本方是以杏仁为主制成的面脂膏。杏仁苦温润燥，能"除肺热，治上焦风燥"（《珍珠囊》），肺胶皮毛，肺与大肠相表里，面部皮肤的粗黑不泽往往与肺热肠燥关系密切，故杏仁常被用以治疗各种皮肤疾病及悦泽面容，《本草纲目》记载该药可治"面上奸疱"，杏仁中含有丰富的苦杏仁油成分，对皮肤有滋润营养作用。白附子善祛风化痰，亦为祛黯除黯的常用药。密陀僧具金黄色金属光泽，功能美化容颜，消肿收敛，用治"诸疮肿毒、鼻破、面黑"（《本草正》），对皮肤真菌有抑制作用。胡粉即为铅粉，粉质细腻滑润，用之可磨蚀瘢痕，嫩肤除皱。白鲜皮有清热燥湿止痒之功，为治皮肤风疹、疥癣之要药，用于方中可未病先防，使皮肤保持健康光洁。珍珠富于光泽，能除面黑，嫩肤泽颜，有较强的美容修饰效果，自唐代用于面药、澡豆之中，历时千年，经久不衰。白羊髓和鸡子白作为面脂的赋形成分，可加强药物的滋养作用，使皮肤嫩白红润。本面脂富含油脂，故尤其适合干性皮肤者使用。

【注意事项】密陀僧、胡粉都含有重金属铅，需注意用量，以免中毒。

◆ 崔氏蜡脂方 ◆

【方剂组成】白蜡 300g，桃花、菟丝子、白芷、木兰皮、细辛、辛夷仁、茯苓、土瓜根、栝楼根、白附子、杜蘅、桃仁、杏仁各 1g，蔓荆子油 2.5L，羊髓、牛髓、鹿髓脂各 1 只。

【美容功能】嫩肤增白。

【制备与用法】以上 18 味，并细切，以苦酒渍一宿，用蜡油、髓等，煎如面脂法。其蔓荆子油、酒在前，煎令烟出后，然始下蜡、髓，内诸药，候白芷色黄，膏成，任用。每以澡豆洗面，然以涂之。

【按语】本方除护肤润面外，尚具增白除黑之效，可用于治疗面部皮肤粗黑不洁。方中羊髓、牛髓、鹿髓脂同用加强了对皮肤的滋养濡润；桃花芬芳美艳，能"悦泽人面"，"令人好颜色"；杜蘅俗称"马蹄香"，辛温芳香，既可香身辟秽，"作汤浴，香人衣体"（《名医别录》）又可逐散风寒、消痰行水，治疗因风寒阻络所致的面色不华、黝黯、黑气；菟丝子益精助阳，"于滋补之中，皆有宣通百脉，温运阳和之意。汁去面皯，亦柔润肌肤之功用"（《本草正义》）。土瓜根、木兰皮、瓜蒌根、杏仁清热解毒，散结消肿；白芷、茯苓、辛夷、白附子、细辛、桃仁、蔓荆子等祛风除湿，活血散瘀。诸药相合，可消散风邪郁热相结于头面所致的皯疱、粉刺，畅达气血，改善面部的血液循环和营养状况，从而使皮肤变得细腻白嫩，富有光泽。

◆ 广济澡豆方 ◆

【方剂组成】白术、白芷、白及、白茯苓、藁本、葳蕤（玉竹）、山药、土瓜根、天门冬、百部根、辛夷仁、瓜蒌、藿香、零陵香、鸡舌香各90g，香附子、阿胶各120g，白面1500g，楝子300枚，荜豆500g，皂荚10枚。

【美容功能】活面增白。

【制备与用法】上22味捣筛为末。每夜以水和，将涂面，至明温浆水洗之。

【按语】本方作为一首澡豆洗剂，具有爽洁肌肤，去黑增白，悦泽容颜之功。方中白芷、白及、白蔹、白术、茯苓、山药、藁本长于祛风除湿，润肤白面，是古代美容方中所常用的祛除皮肤黝黯、风痒的美容要药；配以土瓜根、天门冬、百部根、玉竹、楝子、瓜蒌清热散结，滋阴润燥；辛夷仁、藿香、零陵香、鸡舌香、香附子辟秽化浊，行气通络；阿胶滋阴养血，除风润燥；皂荚散结消肿，涤除垢腻；白面和荜豆是澡豆的主要赋形成分，同时亦具有润肤增白作用。诸药合用，既可洁面护肤，又能对面部黑斑、粉刺等有较好的治疗效果。

二、悦容增颜类

◆ 牛乳丸 ◆

【方剂组成】黄牛乳250g，生姜汁120g，白茯苓15g，人参15g。

【制备与用法】将人参、茯苓研为细末。将生姜汁、牛乳煮熟，放入少许

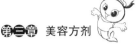

花椒及人参末、茯苓末，熬成膏，为丸如梧桐子大。每次服 20 丸，温开水送下，每日 3 次。

【美容功能】开胃健脾，补益气血，悦容红颜。

【美容应用】素体脾胃虚弱或久病大病之后，气血亏虚，面色不华，缺乏血色，唇甲色淡，毛发无光泽，四肢倦怠。纳差，舌淡脉弱。

【按语】面色红润，须气血旺盛；气血旺盛须健胃脾，开发气血生化之源。方中牛乳最擅补虚、润肤；人参，茯苓健脾益气；生姜汁、花椒末少许可调味开胃，且温通升阳，助气血上达头面、皮毛。

◆ 苏东坡须问汤 ◆

【方剂组成】干姜 6g，红枣 2000g（干用去核），白盐 60g（炒黄），炙甘草 30g（去皮），丁香 1.5g，木香 1.5g，陈皮适量（去白）。

【制备与用法】上 7 味共捣如泥，瓶装备用。每次煎服不拘量。

【美容功能】温中健脾，养血红颜。

【美容应用】脾胃虚寒，气血不足，面色㿠白，口唇枯萎，形体消瘦，脘腹隐痛，喜温喜按，纳少便溏。

【按语】方中干姜暖胃，丁香醒脾，白盐消食，木香、陈皮理气健脾，甘草补中调和，红枣生血。本药方平和，可以作为该类患者的辅助用药，长期服用，资生气血。

◆ 归脾汤 ◆

【方剂组成】人参 9g，黄芪 9g，白术 9g，茯神 9g，酸枣仁 9g，桂圆肉 5枚，木香 3g，炙甘草 3g，当归 6g，远志 3g，红枣 5 枚，生姜 5 片。

【制备与用法】水煎服。每日 1 剂。

【美容功能】补脾养心，安神悦容。

【美容应用】

1. 思虑过度，劳伤心脾，脾失健运，心血暗耗。症见面色萎黄，形容憔悴，精神疲惫，心悸失眠，眼轮振跳，舌淡脉弱。

2. 女子贫血，月经过多，血不养颜。症见面色萎黄，口唇色淡，爪甲脆薄，毛发稀疏黄软，记忆力下降，心悸失眠。

◆ 医方面脂膏 ◆

【方剂组成】杜蘅、杜若、防风、藁本、细辛、白附子、木兰皮、当归、白术、独活、茯苓、葳蕤（玉竹）、白芷、天雄、玉屑各 30g，汉防己、商

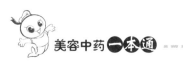
陆、栀子花、橘核、冬瓜子仁、蘼芜各 90g，藿香、丁香、菟丝子、零陵香、甘松香、木香各 60g，麝香 15g，白鹅脂、羊髓、白犬脂、牛髓各 2000g。

【美容功能】悦泽容颜。

【制备与用法】以上药，细锉，先以水浸脂髓，逐日换水，经 7 日，加酒 2L，授脂髓令消尽，去脉，乃以香药等于瓷器中合浸之，密封一宿，于银锅中煎三上三下，以水气为候，即以绵绞去滓，研之千遍，待凝即止，使白如血。每夜涂面，旦则洗之。

【按语】本方是一首护肤美容面膏，方中以防风、藁本、细辛、白附子、白芷、独活、蘼芜、天雄祛风除湿，去黑增白；木兰皮、栀子花清热泻火，凉血解毒；白术、茯苓、防己、商陆、冬瓜仁利水渗湿，散结消肿；葳蕤（玉竹）、菟丝子、当归滋阴养血，生津润燥；藿香、丁香、零陵香、甘松香、木香、麝香、杜若、杜蘅辟秽增香，畅通经络；白鹅脂、羊髓、牛髓、白犬脂、玉屑滋养肌肤，悦泽容颜。诸药合而成膏，久敷可令面色悦泽，光洁红润，色若桃花。

【注意事项】本方含有麝香，孕妇禁用，以防流产。

❖ 杏霜汤 ❖

【方剂组成】粟米 100g，杏仁、盐、甘草各 60g。

【美容功能】健脾益肺，润肠通便，悦泽容颜。

【制备与用法】粟米、盐、甘草火炒，杏仁去皮、麸炒，共研细末。开水送服，每次 3g，不拘时日。

【按语】本方为驻颜美容的内服方剂。中医学认为"有诸内必形诸外"颜面皮肤的疾患往往是内脏失于调理的外在表现，因此在治疗上极为重视对脏腑功能的调节。脾主运化，肺合皮毛，肺与大肠相表里，皮肤粗糙及面疮的发生常由肺脾失和，胃肠积热，大便不通，热郁肌肤而致，故而本方养颜从健脾益肺，润肠通便入手，选用粟米（即小米），"养肾气，去脾胃中热，益气"（《食疗本草》），"利小便，益脾胃"（《本草衍义》）；甘草补脾润肺；杏仁宣肺润肠；食盐通便，"调和脏腑，消宿物，令人壮健"（《本草拾遗》）。本方重在调理，经常服用可使颜面红润悦泽，皮肤光滑细腻。

❖ 纯阳红妆丸 ❖

【方剂组成】补骨脂、胡桃肉、葫芦巴各 120g，莲肉 30g。

【美容功能】温肾助阳，悦泽容颜。

【制备与用法】诸药共研细粉，以酒相拌为丸，如梧子大。每服 30 丸，空腹以酒送下，每日 1 次。

【按语】本方为驻颜美容的内服方，选用功专温肾助阳的补骨脂、胡桃肉、葫芦巴、莲肉四药，温肾阳，逐寒湿，使脏腑功能发挥正常，气血旺盛，则颜面肌肤得以充养濡润，肤色红润而富于光泽。方中四药除莲肉外皆偏温，对肾阳虚、水邪上泛所致的面黑、黑黯等可有较好疗效；而证见口干舌燥、大便秘结时则当慎用。诸药以酒相拌及送服，皆为借酒性之行散而助药力也。

◆ 容颜不老方 ◆

【方剂组成】生姜5000g，大枣500g，白盐60g，甘草90g，丁香、沉香各15g，茴香120g。

【美容功能】悦泽容颜，抗老除皱。上药共捣粗末，和匀。

【制备与用法】每服 9～15g，清晨煎服或沸水泡服。

【按语】本方为驻颜美容的内服方剂，其功用，顾名思义，旨在悦泽容颜，延缓衰老。中医学认为脾胃为气血生化之源，脾胃健运，化源充足，气血旺盛，营卫调和，则颜面得以滋养濡润，方能使皮肤健康润泽，富于弹性而不易衰老。方中重用生姜、大枣、甘草温中健脾，和胃生津；丁香、沉香、茴香温中散寒，暖肾纳气；白盐味咸，引药归肾，滋阴降火。诸药配合，以图健脾补肾，培元固本，滋生气血，养容驻颜之功。诚如书中所言"修合此药胜如宝，一世容颜长不老"。

◆ 葛氏服药取白方 ◆

【方剂组成】冬瓜仁6g，白杨皮15g，桃花30g。

【美容功能】祛风活血，悦白面容。

【制备与用法】捣末。食后服 3g，日 3 次。欲白，加瓜子；欲赤，加桃花。

【按语】本方主要用于治疗头面、手足皮肤颜色黑黯，用后能使皮肤变得洁白而具有光泽。冬瓜仁性味甘平，功能润肺化痰，消痈导滞，对因肺胃、大肠实热蕴结所致的颜面疮疖、粉刺等有较好疗效，可"令人悦泽好颜色"、"去皮肤风及黑黯，润肌肤"，因而被古人当作美容要药；加之桃花活血利水；白杨皮祛风消瘀。三药共举，则可调和气血，祛瘀生新，润泽肌肤，达到"三十日面白，五十日手足俱白"的美容效果。本方亦可见于《备急千金要方》、《太平圣惠方)、《本草纲目》、《圣济总录》等书中，但药物剂量有所不同。

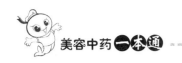

❖ 仙莲丸 ❖

【方剂组成】莲花120g，莲根240g，莲子270g。

【美容功能】健脾益肾，活血养颜。

【制备与用法】上药蒸熟，晒干后研细末，炼蜜为丸如梧子大。每服10g，每日3次，温水送下。

【按语】莲花、莲根、莲子分别为睡莲科植物莲的花蕾、果实和根茎，三者均有较高的药用价值，且莲根、莲子还是美食佳品。其中莲花气味清香，味苦甘，性温，入心肝二经，可活血祛瘀，益色驻颜；莲根甘寒，入心脾胃经，生用能清热、凉血、散瘀，熟用则可健脾、开胃、益血、生肌，《滇南本草》谓之"多服润肠肺，生津液"；莲子味甘性平，入心脾肾经，"交心肾，厚肠胃，固精气，强筋骨，补虚损，利耳目，除寒湿……"（《本草纲目》），还可"令发黑，不老"（《本草拾遗》）。本方三者同用，共奏健脾开胃，益肾活血之功，以使气血化源充足而上充于面，从而可收美化容颜之效。

❖ 黄精冰雪丸 ❖

【方剂组成】生黄精6000g，生地黄2500g，白蜜2800g。

【美容功能】补肾健脾，润肺生津，滋养容颜。

【制备与用法】生黄精、生地黄取汁，三药相和，于铜器中搅匀，以慢火煎之，令稠，可丸即丸，如弹子大。每服1丸，以温酒研丸服之，每日3次。

【按语】中医理论认为面部色泽是脏腑气血的外荣，五脏六腑之精气皆上注而走清窍，面色红润而有光泽反映脏腑气血功能正常，精气旺盛；而面色不华晦暗则是脏腑气血精气不足的表现。因此，通过补益脏腑，使精微物质源源化生气血，得以充养颜面，则可收美容驻颜之效。黄精味甘性平，入脾、肺、肾经，可"补诸虚……填精髓"（《本草纲目》），"助筋骨，益脾胃，润心肺"（《日华子本草》），"平补气血而润"（《本草从新》），为滋养补益佳品，是自古以来延年驻颜之美容要药。黄精与滋阴补肾之生地及润燥补中之白蜜同用，可共奏补肾健脾，润肺生津，滋养容颜之功，使肌肤润泽，"面如童子"。

❖ 人参养容汤 ❖

【方剂组成】人参、黄芪、白术、茯苓、甘草、当归、熟地、白芍、肉桂、五味子、远志、陈皮、生姜、大枣。

【美容功能】益气补血，养心宁神。

【制备与用法】煎服，每日 1 剂。

【按语】人的容颜与气血是否充足很有关系。若气血皆虚，则神疲乏力、惊悸、失眠、面容枯燥、憔悴、缺乏血色，人参养容汤通过益气补血，养心宁神，可使人气血充足，容颜自然红润光泽。

◆ 当归补血汤 ◆

【方剂组成】黄芪30g，当归（酒炒）6g。

【美容功能】益气生血。

【制备与用法】煎服，每日 1 剂。

【按语】本方是补气益血的代表方。主要用于妇女产后或大失血后面色萎黄、神疲乏力等气血不足之证。通过益气补血，可使人气血充足，容颜自然红润光泽。一般妇女适当服用也能使面色红润而有光泽。

三、驻颜抗皱类

◆ 青蛾丸 ◆

【方剂组成】胡桃仁20个，破故纸240g，蒜120g，杜仲500g。

【制备与用法】上为细末，蒜膏为丸，如梧桐子大，每服 30 丸，空服温酒下，妇人淡醋汤下。

【美容功能】驻颜色，乌须发，壮筋骨。

【美容应用】中老年人肾亏失强，形容衰老，发白发脱，肤色沉暗。

【按语】核桃长于补肾，润肌肤，乌须发；破故纸壮元阳，治劳伤；杜仲强筋骨。三者共奏固肾填精，强筋骨，驻容颜之功。

◆ 却老养容丸 ◆

【方剂组成】黄精6kg（生者，取汁），生地2.5kg（取汁），蜜3000ml。

【制备与用法】上药相合，于铜器中搅匀，以慢火煎之，令稠，为丸如弹子大小，每次以温酒研 1 丸服之。日 3 服。

【美容功能】益气养阴，抗衰驻颜。

【美容应用】脾肾不足，气阴两虚。症见未老先衰，形容憔悴，皮肤干燥无光泽，须发早白，脱发，形体消瘦，倦怠乏力口干咽燥，纳少，舌淡苔少，脉虚。

【按语】黄精"宽中益气，五脏调良，肌肉充盛，骨体强盛，其力倍，多年补老，颜色鲜明，发白变黑"。再配以滋阴补肾抗衰老的生地合美容佳品蜂

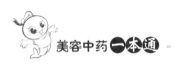

蜜，则可共补先天后，使气阴生化有源，生机不枯，标本兼顾。但本方对阳虚、脾虚便溏者不宜。

◆ 鹿角膏 ◆

【方剂组成】鹿角霜60g，牛乳1L，白芷、川芎、细辛、白芷、白附子、白术、杏仁各30g，天门冬45g，黄油90g。

【美容功能】祛风活血，嫩肤除皱。

【制备与用法】上药捣罗为末，入杏仁膏，研令匀，用牛乳及黄油于银锅内，以慢火熬成膏。每夜涂面，旦以浆水洗。

【按语】本方是以鹿角霜为主药制成的美容面膏剂。鹿角霜为鹿角熬胶后所剩的残渣，咸温，入肝肾二经，善补益精血，为血肉有情之品，可通过补血行血，促进面部血液循环，加强皮肤的营养，从而起到驻颜美容的作用。牛乳和黄油皆甘润滑腻，含有大量的蛋白质、脂肪、维生素和矿物质等皮肤所需的营养成分，可滋润濡养肌肤，使皮肤嫩白细腻，富于弹性而不易衰老。再配以白芷、白附子、细辛、白术、杏仁、细辛、天门冬等长于祛风散热、润肤白面的美容药物，则更可增本方悦泽容颜，却老除皱的美容效果。本方用时夜涂旦洗，延长了药物作用于皮肤的时间，有利于营养成分的充分渗透和吸收。用浆水洗面有滋养润白皮肤的作用。

◆ 护肤抗皱散 ◆

【方剂组成】当归、丹参、黄芪、生地、麦冬、白附子、白芷各50g，人参15g，三七25g。

【美容功能】营养皮肤，增白除皱。

【制备与用法】上诸药研为细末，过180目筛，经干燥处理，以新鲜鸡蛋少许，加水或蜂蜜加水做面膜，每周1次。

【按语】本品用于日常皮肤护理，坚持使用可延缓皮肤衰老。

◆ 面膏方 ◆

【方剂组成】青木香、白附子、白蜡、白芷、川芎、零陵香、香附子各60g，茯苓、甘松各30g，炼羊髓3000g。

【美容功能】悦泽面容，抗老除皱。

【制备与用法】以上10味，以酒水各100ml，浸药经宿，次日煎三上三下，候酒水尽，膏成，去滓。敷面如妆。

【按语】本方通过药物的祛风活血、理气行滞作用而收润肤增白，嫩肤泽颜之效。方中用白芷、白附子、茯苓祛风除湿；青木香、川芎、香附子理气活血；零陵香、甘松辟秽香肌而散除聚于颜面的风寒湿气，从而畅通经络，消退黑黯，悦白皮肤。白蜡、羊髓皆为古时制作面膏常用的赋形材料，其中白蜡色白光滑，富于质感，对面部粗大的毛孔或斑点有遮盖填补作用，可使皮肤光洁细腻；羊髓甘温滑腻，含有大量油脂，可补益气血，滋阴润燥，用之能"泽皮毛，灭瘢痕"（《本草纲目》），对皮肤有滋润营养作用，可延缓皮肤衰老，防裂除皱。因本方属油脂性美容软膏，故较适合干性皮肤者使用。

◆ 桃仁澡豆方 ◆

【方剂组成】桃仁、蔓荆子、白术、土瓜根、萆豆。

【美容功能】悦泽肌肤，去黑除皱。

【制备与用法】将桃仁汤浸，去皮，细研，与其余药共捣细罗为散，以醋浆水和。洗手面。

【按语】澡豆一类方剂是以豆粉配合各种药物制成的，用以洗手面清洁皮肤，可光滑润泽肌肤和预防皮肤病，有类似于现代美容护肤品洗面奶的作用。本方中选用大量桃仁，因其甘润多脂，活血行瘀，故能滋养润肤，祛瘀生肌，为方中主药。辅以蔓荆子疏风散热，除斑去皱；白术增白除黑；土瓜根行血破瘀、散结消肿、清热解毒。萆豆是制澡豆的基本原料，同时亦具润泽肌肤，去黑增白之功。以醋浆水和药则可助药效，利于有效成分的吸收，而获得更好的洁肤护肤效果。

◆ 千金面脂 ◆

【方剂组成】白芷、冬瓜仁、商陆、川芎各90g，葳蕤（玉竹）、细辛、防风各45g，当归、藁本、蘼芜、土瓜根、桃仁各30g，木兰皮、辛夷、甘松香、麝香、零陵香、白僵蚕、白附子、栀子花各15g，猪胰3具。

【美容功能】泽颜嫩肤，抗老除皱。

【制备与用法】猪胰切，水渍6日，用时以酒授取汁渍药。诸药薄切，绵裹，以猪胰汁渍一宿，平旦以前，猪脂6L，微火三上三下，白芷色黄膏成，去滓，入麝，收于瓷器中。涂面。

【按语】本方作为外用面脂，药虽繁多，总以祛风清热，活血利水，芳香辟秽为要，有"悦泽人面，耐老"的美容作用。方中以白芷、川芎、冬瓜仁、商陆为主药，其中白芷、川芎祛风除湿，行气活血，对郁热在表、气滞血瘀导致的面皯、粉刺等有较好治疗作用；冬瓜仁、商陆可润肤除垢，散结消肿，起到清洁皮肤的作用。辅以防风、辛夷、藁本、细辛、白僵蚕、白附子疏风

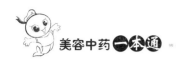

通络，化痰散结；当归、桃仁活血行瘀；木兰皮、土瓜根清热解毒；麝香、甘松香、零陵香、栀子花、藦芜辟秽化浊；葳蕤、猪胰、猪脂滋阴润燥，嫩肤除皱，其中猪脂是古时面脂类护肤品的主要赋形成分。本方重在对皮肤的滋养防护，可悦泽容颜，柔嫩肌肤，舒展皱纹，有助于防止皮肤的衰老，是一首驻颜美容的良方。

【注意事项】本方含有麝香，孕妇禁用，以防流产。

◆ 文仲面脂方 ◆

【方剂组成】细辛、葳蕤、黄芪、白附子、山药、辛夷、川芎、白芷各0.3g，瓜蒌、木兰皮各0.6g，猪脂2L。

【美容功能】润面除皱，祛黑增白，止血消肿。

【制备与用法】上11味，切，以绵裹，用烧酒浸一宿，纳脂膏煎之，七上七下，别出1升，白芷煎色黄，药成，去滓，搅凝。敷面，任用之。

【按语】本方为唐代名医张文仲的面脂秘方，滋养护肤，且能改善因气血虚滞、风邪上扰、水谷精微不能上荣而致的面无光润、色黑及皱。方中白芷、辛夷、白附子、细辛、川芎辛散温通，散风活血，辟秽香身；木兰皮气味芬芳，清热解毒散结，善治面热赤疱、酒渣鼻疾；瓜蒌散结消肿；葳蕤润燥养阴，可除黑黯，令人"好颜色"；黄芪、山药、猪脂滋养肌肤，充实皮毛。诸药合用可收滋润抗皱，悦泽颜色，祛黑增白之效。方中白芷、川芎、瓜蒌等药具消肿散结、止血散瘀之功，故此方"亦主金疮，止血良"，外伤出血者可用之。

◆ 延年面脂方 ◆

【方剂组成】白术、茯苓、杜蘅各18g，葳蕤（玉竹）、藁本、川芎、土瓜根、瓜蒌、冬瓜仁各15g，木兰皮、白僵蚕、蜀水花、辛夷仁、零陵香、藿香各120g，菟丝子24g，栀子花、麝香、鹰屎白各9g，桃仁500g，白蜡60g，羊脂1L，猪脂3L，猪胰1具，白附子30g。

【美容功能】嫩肤增白，去皱延年。

【制备与用法】上25味，并细切。酒2L，取猪胰、桃仁、冬瓜仁绵裹纳酒中，授令消，绞取汁，用渍药一宿。另煎猪脂令消，去滓。以鹅脂、羊脂、白蜡于铛中，用绵裹内铛，微火煎三上三下，药黄色，去滓。待澄候凝，纳鹰屎末，搅令匀。涂面。

【按语】本方作为面脂，药味繁多，照顾周全，既有滋养之功，又可通过药物的综合作用，防治易发生于面部皮肤的粉刺等，从而收到美化容颜的效果。方中使用了大量的富含油脂的羊脂、猪脂、猪胰、鹅脂，以入白蜡，滋养濡润肌肤，同时作为药物的赋形成分，可使药物易于附着皮肤，发挥药效。配以菟丝子、葳蕤润燥生津，益肤泽颜；藁本、辛夷仁、白附子、白僵蚕祛风除湿；土瓜根、木兰皮、冬瓜仁、瓜蒌、栀子花清热解毒，散结消肿；白术、茯苓利水渗湿；桃仁、川芎活血散瘀；杜蘅、零陵香、藿香、麝香畅通经络，辟秽增香；鹰屎白、蜀水花除黯消瘢。诸药共举，可消散聚于颜面的风热、水气及淤滞，改善面部粗黑有皱的状况，使皮肤光滑细腻，"面白如少年"。

【注意事项】本方含有麝香，孕妇禁用，以防流产。

◆ 三花除皱液 ◆

【方剂组成】桃花、荷花、芙蓉花不拘多少。

【美容功能】活血润肤，泽颜除皱。

【制备与用法】春取桃花，夏取荷花，秋取芙蓉花，冬取雪水煎三花为汤。频洗面部。

【按语】桃花、荷花、芙蓉花均色泽鲜艳，气味芬芳，是美丽的象征，以花喻人，有所谓"花容月貌"、"人面桃花"之说，故古人对鲜花的美容作用极为重视，认为以花益肤，更能增添容颜的美丽。如《神农本草经》中记载桃花"令人好颜色"；《名医别录》中言桃花可"悦泽人面"；《日华子本草》中有荷花"镇心，益色驻颜"之说。就药物功用而言，桃花、荷花、芙蓉花皆有活血散瘀，畅通经脉之功，可促进面部皮肤的血液循环和新陈代谢，使之得到充分的营养和滋润，从而保持润泽娇嫩，红颜永驻。

◆ 洗面肝药 ◆

【方剂组成】猪蹄1具，白芷、瓜蒌、白及、白蔹、茯苓、藿香各30g，梨2个。

【美容功能】悦面除黝黑，驻颜去皱。

【制备与用法】猪蹄去黑皮，熬膏，入蜜两大勺，放入余药，熬至滴水不散，滤过，贮瓶备用。临卧涂面，次日以浆水洗之。

【按语】本方是一首美容面膏剂，通过药物的祛斑增白及滋养满润作用，可起到消除黝黑，悦泽皮肤，除皱抗老的美容效果。方中白芷祛风除湿；瓜蒌消肿散结；白蔹清热解毒；白及生肌去垢；茯苓利水渗湿；藿香辟秽散湿，皆为去除黑斑、润泽肌肤的美容要药。猪蹄熬膏，滑润滋腻，富含营养物质和胶原成分，可使皮肤细腻光滑，保持弹性，延缓衰老。再加上梨和蜜生津

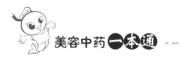

润燥，则更有助于对皮肤的营养和滋润。

❖ 定年方 ❖

【方剂组成】白及75g，白术150g，藁本、白矾、川芎各45g，当归30g，茯苓、白石脂、土瓜根、薏仁、葳蕤（玉竹）、细辛、白附子、防风各60g，白玉屑、琥珀末、珍珠末、钟乳粉各15g。

【美容功能】祛风胜湿，活血通络，润肤除皱。

【制备与用法】上药捣罗细研为末。取鸡子白并蜜等份和匀，入布袋盛，悬挂门上，阴干。60日后如铁，即堪用，再捣研为末。每夜用浆水洗面，即以面脂调药涂之。

【按语】本方作为面脂，对于风邪痰湿上聚，颜面气血失和，滞而成瘀，皮肤失于濡润所致的黯黑、粉刺及皱纹，有治疗性的美容效果。方中以防风、细辛、白附子、藁本等药，发散郁于面部皮肤之风邪；以白术、茯苓利水胜湿；当归、川芎、土瓜根活血行气，散瘀通络；薏仁、葳蕤养阴润燥；白及、白矾消肿生肌，爽滑肌肤；用白玉屑、琥珀末、珍珠末、钟乳粉、白石脂等富含矿物质和微量元素的药物泽颜除癥。诸药调以鸡子白和蜜，更具滋养濡润之功。

❖ 山药丸 ❖

【方剂组成】赤石脂、茯神、巴戟天、山茱萸、牛膝、泽泻、熟地黄、干地黄各30g，山药60g，五味子180g，肉苁蓉120g，杜仲、菟丝子各90g。

【美容功能】补益肝肾，益精填髓，驻颜延年。

【制备与用法】上药为末，炼蜜为丸如梧桐子大。每服20~30丸，食前温酒下。

【按语】本方由大量补益肝肾之品组成，滋补力强，既可益阴又能助阳。方中以熟地黄、干地黄、山药为主药，其中地黄"主补血气，滋肾水，益真阴"（《珍珠囊》），"填骨髓，长肌肉，生精血，补五脏内伤不足，通血脉，利耳目，黑须发"（《本草纲目》），为滋肾养血，补精填髓之要药；山药则有益气健脾，滋肾固精之效，可"益气力，长肌肉，强阴"（《神农本草经》），"润皮毛"（《本草纲目》）辅以肉苁蓉、菟丝子、巴戟天、杜仲、牛膝、山茱萸补肾助阳，以求阳生阴长，精充血旺，其中肉苁蓉为"养命门，滋肾气，补精血之药"（《本草汇言》），可"益髓悦颜色"（《药性论》）；菟丝子则"主续绝伤，补不足，益气力，肥健，汁去面黑"，两者均为美容常用之品。佐以五味子、赤石脂酸涩收敛，固肾涩精；茯神、泽泻淡渗利湿，以防诸多补药之滋腻。诸药配伍，阴阳并用，补泻相合，可使人肝肾充足，精血旺盛，容颜悦泽，筋骨强健，故有延年驻颜之功。

❖ 神仙驻颜延年方 ❖

【方剂组成】熟地黄、干地黄、甘菊花、天门冬各500g。

【美容功能】润肤泽面，驻颜抗老。

【制备与用法】天门冬去心焙干，捣诸药为散。每服12g，空腹服，温酒送下。

【按语】本方是一首美容驻颜的内服方剂，久服可令人面色红润，肌肤光滑，身轻目明，容颜不老，方中所载药物均为滋补延年之佳品。其中熟地长于补血，生地（即干地黄）善于养阴，据《本草纲目》记载，以地黄作丸温酒送服，百日可使面如桃花，三年则可身轻不老，其滋养容颜之功确非一般。甘菊花疏风清热，明目解毒，"久服利血气，轻身耐老延年"（《神农本草经》）。天门冬养阴润燥，滋肾清肺，《药性论》中有"煮食之，令人肌体滑泽白净"、"和地黄为使，服之耐老头不白"之说。观此方正是藉补血滋阴之功而收驻颜延年之效的。

❖ 仙术汤 ❖

【方剂组成】干姜9g，大枣100枚，杏仁40g，甘草80g，食盐100g，苍术300g。

【美容功能】调和脾胃，美化容颜，益寿延年。

【制备与用法】干姜炒至皮黑内黄；大枣去核；杏仁去皮尖，麸炒，捣烂；甘草蜜炙；盐用火炒；苍术去皮，米泔水浸泡，以火焙干；上药除杏仁外共研细末，后加入杏仁，备用。每服3g，饭前开水送服。

【按语】本方之美容效果出自对全身脏腑的调和作用，有温中健脾益胃，补气养血润燥之功。脾胃强健，则人精气充足，溢于"颜表"，充分体现了中医从脏腑出发，整体论治的特色方中干姜、大枣、甘草可温中健脾，开胃消食，为补益脾胃之良药；苍术健脾除湿；杏仁润肺散滞，"驻颜延年"（《本草纲目》）；诸药以盐相拌，乃取盐味咸入肾，补肾健脾，且可"调和脏腑消宿物，令人壮健"（《本草拾遗》）。服食本方可使人目光清晰，红颜永驻，保持青春活力，益寿延年。

❖ 胡桃丸 ❖

【方剂组成】破故纸、杜仲、草薢、胡桃仁各120g。

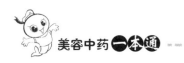

【美容功能】补肾助阳，润泽肌肤，延年益寿。

【制备与用法】将前 3 味药捣烂、过筛、为细末；另捣胡桃仁成膏，入药末和匀，再捣 1000 次成丸如梧子大。每服 30 ~ 50 丸，空腹，温酒或淡盐水送服。

【按语】本方从温补肾阳入手，益精填髓，强筋壮骨，祛湿化浊，则肾水得温，湿浊得化肌肤润泽，精充目明。胡桃仁甘温，可补肾，温肺，润肠，既有药物功用，又为食疗佳品，其营养美容作用如《开宝本草》所言"食之令人肥健，润肌，黑须发"，又"令人能食，通润血脉，骨肉细腻"（《食疗本草》）；加之杜仲长于补肝肾，强筋骨；破故纸补肾壮阳；萆薢祛湿通络，"补水脏坚筋骨，益精明目"（《大明本草》）。四药相合，可奏补肾助阳，驻颜美容之功，服之可使皮肤细腻光滑，神清目爽，筋骨强健而不易衰老。

四、生发乌发类

◈ 七宝美髯丹 ◈

【方剂组成】何首乌 600g，当归、枸杞子、菟丝子、补骨脂、牛膝、茯苓各 150g，黑芝麻 120g。

【美容功能】补肾精，益肝血，乌须发。

【制备与用法】何首乌去皮，切片，黑豆拌，九蒸九晒，白茯苓乳拌，怀牛膝酒浸，同何首乌第七次蒸至第九次，当归酒洗，枸杞浸酒，菟丝子酒浸蒸，补骨脂用黑芝麻拌炒。上诸药制蜜丸，盐汤或酒下，并忌铁器。蜜丸重10g，早晚各服 1 丸，淡盐开水送服。

【美容应用】须发早白，该方可用于肝肾不足，未老先衰，形容苍老，须发早白，头发脱落稀疏，牙齿松动，腰膝酸弱，梦遗滑精。斑秃，脂溢性脱发、白发等辨证属于肝肾精血不足着。

【按语】本方是著名的乌发美容方剂。发者，血之余。肾藏精，肝藏血，精血互生。发生于肾精而养于肝血。肝肾不足最易见须发早白，头发脱落稀疏。本方以首乌大补精血以乌须发；破故纸补肾阳，以求阳中求阴；枸杞、菟丝子、黑芝麻配首乌固精补肾；茯苓补脾。当归养肝血，以图后天养先天，肝血养须发；牛膝引药下行，补肝肾，壮腰膝。本方组方严谨，选药精当，炮制讲究，一直被认为是乌发生发第一方。除此之外，也有很好的抗衰老作用。但本方不适用于体质素盛、痰湿内盛之人。

◆ 祛湿健发汤 ◆

【方剂组成】白术 15g，泽泻 9g，猪苓 15g，川芎 9g，车前子 15g，萆薢 15g，赤石脂 12g，白鲜皮 15g，桑椹 9g，干生地 12g，熟地 12g，首乌藤 15g。

【美容功能】健脾祛湿，固肾生发。

【制备与用法】水煎服，每日 1 剂。分 2 次服。

【美容应用】斑秃、脂溢性脱发、症状性脱发辨证属下元亏虚、脾胃湿热者。症见头发油腻潮湿黏着，头发光亮，皮肤油性大，喜食肥甘。舌质红，苔黄微腻，脉濡数。

◆ 通窍活血汤 ◆

【方剂组成】桃仁 9g，红花 9g，赤芍 3g，川芎 3g，老葱 3g（切碎），红枣 7 个（去核），麝香 0.15g（绢包），黄酒 250g。

【美容功能】活血通窍，养发祛斑。

【制备与用法】加黄酒适量，水煎服。

【美容应用】斑秃，甚至全秃，发、须、眉皆脱。可伴有夜多噩梦、烦热难以入睡。舌质暗红或有瘀点，脉沉涩。黄褐斑，属瘀血阻络者。酒糟鼻，鼻色紫暗，病程较久。白癜风以头面为主者。

【按语】方中以桃仁、红花、赤芍为活血化瘀，川芎上达头面，麝香、老葱可开窍通阳，活血通窍作用较强，主治淤阻头面之症。

【注意事项】本方含有麝香，孕妇禁用，以防流产。

◆ 凉血熄风生发汤 ◆

【方剂组成】生地 12g，菊花 12g，白花蛇舌草 20g。白鲜皮 12g，防风 9g，紫草 12g，崩大碗 15g，侧柏叶 15g，甘草 6g。

【美容功能】清热凉血，润燥祛风。

【制备与用法】水煎服，每日 1 次。

【美容应用】头发干燥，微有焦黄，易于折断、脱落，搔之有白屑叠叠飞起，落之又生，自觉头皮烘热、瘙痒，口干咽燥，心烦失眠，舌质偏红，苔黄，脉数。

【按语】本方所治为血热风燥性的脱发、黄发。方中生地、紫草、侧柏叶凉血活血；白花蛇舌草、崩大碗清热；菊花、防风、白鲜皮上达头部，疏风止痒；甘草甘和，调和诸药。

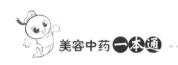

❖ 草还丹 ❖

【方剂组成】地骨皮 12g，生地 12g，菟丝子 12g，牛膝 10g，远志 10g，石菖蒲 10g。

【美容功能】凉血乌发。

【制备与用法】可水煎服，每日 1 次。

【美容应用】少白头，患者以青少年为主，或先头发焦黄渐变为花白。可伴有烦躁易怒，头部烘热，舌红脉数。

❖ 脱脂水剂 ❖

【方剂组成】透骨草 30g，皂角 30g（打碎）。

【美容功能】止痒脱，去油护发。

【制备与用法】药包煎煮（蒸汽锅内）取汁备用。每用药液洗头，每周 2～3 次。

【美容应用】油性头发，头发油腻，易染尘垢，头皮瘙痒；油性脂溢性脱发，头发油腻，甚至数根发粘在一起，头顶区均匀脱发。

❖ 乌发生发酊 ❖

【方剂组成】西洋参 20g，边条参 10g，三七片 5g，红花 10g，川芎 20g，丹参 15g，黄芪 20g，甘草 10g，川椒 8g。

【美容功能】益气养血，活血生发。

【制备与用法】将诸药浸入 75% 乙醇 1500ml 中 1 周，滤液，制成酊剂，装瓶，密封备用。外涂患处，每日 3～5 次。

【美容应用】斑秃，头发稀疏黄软，往往在病后或久病后发生，体质较弱，神疲乏力，舌淡苔少，脉细无力。

❖ 斑秃擦剂 ❖

【方剂组成】藜芦、蛇床子、黄柏、百部、五倍子各 4.5g，斑蝥 3g。

【美容功能】祛风生发。

【制备与用法】95% 乙醇 100ml，药入其中浸泡，制成酊剂，外用。每日 3～4 次，外擦患处。

【美容应用】各型斑秃。

【注意事项】斑蝥有剧毒，仅可外用，并需严格控制用量。用本方外擦患

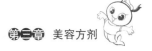

处时必须注意不能使药液接触到眼、口腔、鼻及脸部皮肤等部位，以免中毒或损伤皮肤。

◆ 何首乌丸 ◆

【方剂组成】何首乌 1500g，牛膝 500g，黑豆 2kg。

【美容功能】补益精血，强筋壮骨，驻颜乌发。

【制备与用法】将黑豆淘洗干净，曝干。用甑一只，先以黑豆薄铺在甑底，然后薄铺何首乌，又铺豆，又薄铺牛膝，如此重复铺，令药豆俱尽，安于釜上蒸之。令豆熟为度，去黑豆，取药曝干，又换豆蒸之。如此三遍，去豆取药，候干为末。蒸枣肉和丸，如梧桐子大。每服 30 丸，温酒下，食前服。忌萝卜、葱、蒜。

【按语】中医理论认为人之容颜、须发及筋骨均需依靠精血的充养，肝肾功能正常，精充血旺，则容颜悦泽，筋骨强健，发黑须乌。本方以滋补肝肾、补益精血之佳品何首乌为主药，其味甘性温，入肝肾二经，《开宝本草》谓之可"益气血，黑髭，悦颜色"，《何首乌录》中亦记载该药能"益力气，长肤，延年"，配以牛膝强腰膝，补肝肾，壮筋骨，共奏补益精血，驻颜美容之效。以枣肉和丸则有补益调和之功，用温酒送服可助药力，忌萝卜、葱、蒜则为何首乌宜忌使然。

◆ 扶桑至宝丹 ◆

【方剂组成】桑叶、白蜜各 500g，黑芝麻 120g。

【美容功能】滋补肝肾，驻颜乌发。

【制备与用法】桑叶去蒂，曝干，为末。以阴阳水煎黑芝麻浓汁 500ml，去麻存汁，与白蜜和煎，至滴水成珠，入桑叶末和丸如梧桐子大。每服 100 丸，早盐汤，晚酒下。

【按语】方中桑叶、黑芝麻两味药皆可滋补肝肾，补益精血，且药性平和，久服有益寿延年之功，深受古代养生家喜好。《本草经疏》中谓"桑叶，甘所以益血……发者血之余也，益血故又能长发"；《本草撮要》记载"桑叶，得黑芝麻炼蜜为丸，除湿祛风明目"。《神农本草经》将黑芝麻列为上品，认为其能"主伤中虚羸，补五脏，益气力，长肌肉，填脑髓"。再加之白蜜甘平，善补中润燥，可"和营卫，润脏腑，通三焦，调脾胃"（《本草纲目》）。三药相合，通过补肝肾，养精血，使面部和须发得到气血的充养和滋润，从而可收驻颜乌发的美容效果。

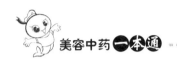

◆ 还少丹 ◆

【方剂组成】山药、牛膝、远志、山萸肉、楮实、茯苓、五味子、巴戟天、石菖蒲、肉苁蓉、杜仲、八角茴香各30g，枸杞子、熟地黄各60g。

【美容功能】补肾填精，益寿养颜，固齿乌发。

【制备与用法】牛膝酒浸，远志去心，巴戟酒浸去心，肉苁蓉酒浸一夜，杜仲姜汁酒拌同炒去丝。诸药共为细末，炼蜜同枣肉为丸，如桐子大。每服30丸，食前温酒或盐汤下，日3次。

【按语】中医理论认为肾为先天之本，肾藏精，主生长、发育及生殖，且主骨生髓，外荣于发，故人之筋骨不强，容颜不泽，发落齿摇等衰老表现皆与肾之精血不足密切相关。本方从补肾填精入手，以图抗老防衰，延年驻颜之效。方中以枸杞子、熟地黄为主药，补精填髓，养血滋阴。辅以巴戟天、肉苁蓉、八角茴香温肾助阳，益精补血；山萸肉、五味子、楮实、牛膝、杜仲补益肝肾，强筋壮骨；山药、茯苓、大枣、白蜜益气健脾，以充化源；石菖蒲、远志交通心肾，既济水火。诸药配合可使人精充血足，容颜润泽，发乌齿固，青春永驻，面若童颜，故名"还少丹"。

◆ 菊花散 ◆

【方剂组成】菊花60g，蔓荆子、侧柏叶、川芎、桑白皮、白芷、细辛、旱莲草各30g。

【美容功能】祛风止痒，凉血生发。

【制备与用法】以上八味共捣粗末，备用。每次用药60g，加水三大碗，煎至两大碗，去渣沐发，每日1次。

【按语】本方用治头发脱落、头屑多、瘙痒等。方中重用菊花祛风；配伍蔓荆子清利头目，疏散风热；桑白皮清泄肺热；白芷、细辛祛风止痒；川芎活血祛风，上行巅顶；旱莲草补肝肾，乌须发；侧柏叶凉血生发。诸药合用，祛风止痒，凉血滋阴，标本兼治，而有止痒生发之功。

◆ 长发滋荣散 ◆

【方剂组成】生姜皮、人参各30g，鲜姜适量。

【美容功能】疏风散寒，益气生发。

【制备与用法】将生姜皮焙干，再将其与人参共捣为细末。用鲜姜切断蘸药末涂擦脱发处，隔日1次。

【按语】生姜皮散湿消肿；生姜辛温通散，畅达营卫；人参补气生血，长发荣发，三药合用，外用涂擦患处，有达营卫，益气血，生须发作用，能治疗脱发之症。

◆ 神应养真丹 ◆

【方剂组成】羌活、天麻、木瓜、白芍、当归、菟丝子、川芎、熟地各等份。

【美容功能】补血活血，祛风生发。

【制备与用法】先将熟地酒蒸，捣成膏状；再将余七味共为细末，混入地黄膏，蜜丸如梧桐子大备用。口服。每次服9g，每日3次。饭后温酒或盐汤送下。

【按语】本方用治斑秃症，即"油风"，俗名"鬼剃头"。服用时，配海艾汤外洗以收全效。方中以熟地、当归、白芍、川芎四物活血补血，荣养皮毛，实腠理；菟丝子滋阴润燥，温补精血；天麻、羌活、木瓜祛风除湿，疏通络。诸药合用，精血充足，皮毛得养，毛发自生。

◆ 海艾汤 ◆

【方剂组成】海艾、菊花、藁本、蔓荆子、防风、薄荷、荆芥穗、藿香、甘松各6g。

【美容功能】祛风生发。

【制备与用法】水适量煎煮。水煎数滚，先将热气熏头面，候汤稍温，用布蘸洗，每日2~3次。洗后避风，忌鱼腥、发物。一般用4天后再换新药。

【按语】本方外洗与神应养真丹内服同用治疗斑秃（油风）。方中取海艾（艾叶）、菊花、藁本、蔓荆子、防风、薄荷、荆芥穗、藿香、甘松九味合用，煎汤外洗，以收祛风除湿，杀虫止痒，疗癣之效。内服神应养真丹以补益活血，生发乌发，以期标本兼治。

◆ 神仙六子丸 ◆

【方剂组成】菟丝子、金铃子、枸杞子、覆盆子、五味子（焙）、蛇床子（炒）、木瓜、何首乌各30g，小茴香（盐炒）60g，地骨皮、熟地（焙）、牛膝各90g。

【美容功能】滋肾固精，养血乌发。

【制备与用法】先将菟丝子、何首乌、地骨皮、牛膝等四味用酒浸一夜，焙干，与其余八味共为细末。再取前浸菟丝子等的酒澄清，入药末，糊为丸，如梧桐子大。口服，每次50丸，每日1次，空腹食前温酒送下。

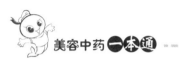

【按语】本方用治男子气血衰败，髭鬓早白或年少发黄、发白之症。方中重用熟地黄、何首乌、牛膝、菟丝子、枸杞子、覆盆子、五味子、蛇床子等以收补肝肾，益精血，乌须发之效，为治本之意。配伍金铃子，行气清热，以防壅滞化热；木瓜通络生津；地骨皮清热凉血；小茴香温运中焦，助运化，以防补而碍胃。诸药合用，有培本固精，生发乌发，补而不腻的特点。

◆ 益寿地仙丸 ◆

【方剂组成】菊花、肉苁蓉各 30g，枸杞子、巴戟天各 60g。

【美容功能】填精乌发，驻颜益寿。

【制备与用法】上四味共为细末，炼蜜为丸，如梧桐子大。每服 30 丸，空腹淡盐开水送服，每日 2 次。

【按语】本方有补五脏，填骨髓，黑鬓发，清头目，和血驻颜，延年益寿之功。治疗五脏不足、肾精虚损、早衰早老、发白齿槁、耳目不聪等症。方中以肉苁蓉甘温质润补肾阳，益精血，巴戟天助阳益精，安和五脏，强筋壮骨，温润不燥，共为主药。辅以枸杞、菊花补肝益肾，养阴益精，使气血阴阳均得补益，而有填精益肾，回补先天，乌发驻颜之能。

◆ 桑白皮洗剂 ◆

【方剂组成】桑白皮 90g。

【美容功能】清热祛风利湿，止痒除屑。

【制备与用法】将桑白皮洗净，切细，放砂锅内用水浸泡半小时，然后煮五六沸，去渣备用。外用洗淋头发，每日 2～3 次。

【按语】桑白皮味甘性寒，善清肺热，通络利湿，而有清热祛风，除屑止痒生发之功。《药品化义》谓："故云泻肺之有余非桑白皮不可，以此治皮里膜外水气浮肿及肌肤热邪，浮风燥痒，悉能去之。"本方单用桑白皮一品外用淋洗，治疗头发堕落、头屑过多、瘙痒等。

◆ 枣根汁 ◆

【方剂组成】东行枣根 30g。

【美容功能】祛风凉血生发。

【制备与用法】将枣根横放甑上，蒸之，两头汁出，取汁备用。取枣根汁涂脱发处，每日 2～3 次。

【按语】枣根，功能祛风，凉血生发，治疗血热风燥，脱发不长之症。

◆ 三圣膏 ◆

【方剂组成】黑附子（生）、蔓荆子、柏子仁各15g。

【美容功能】祛风散邪，润肤生发。

【制备与用法】将黑附子等三味共为细末，用祛风除湿乌鸡脂调和，捣匀。在瓷盒内密封百日备用。外用涂脱发处，每日2~3次，3~5日为一疗程。

【按语】黑附子祛风除湿，散寒通络；蔓荆子升散祛风；《本经集注》："主发秃落"，《药性论》："治贼风，能长髭发"，故有祛风生发之效；柏子仁养阴滋润，《本草纲目》："烧汤，治疥癣"，《日华子本草》："治风，润皮肤"，三药合用涂敷脱发处，有祛风散邪，润肤生发之能，治疗鬓发脱落症。

◆ 太极丸 ◆

【方剂组成】茯苓、鹿角霜各120g，赤石脂60g，胎发4~5团，朱砂、肉苁蓉、破故纸（炒）、巴戟天、龙骨（煅，水飞）各9g。

【美容功能】黑发，驻颜，益寿。

【制备与用法】先将茯苓乳浸，日晒夜露至240g止；赤石脂用川椒末120g炒，去川椒；将胎发熔化，入血竭9g搅匀；朱砂用黑牛胆汁煮，焙干。再将上述九味合捣为末，入鹿角胶120g为丸，如梧桐子大。每服9丸，渐加至15丸，黄酒送服。

【按语】本方用治肝肾不足，筋骨萎软，须发早白，失眠健忘，目暗昏花等早衰早老之症。方用鹿角霜、鹿角胶、肉苁蓉、巴戟天、破故纸补肾壮阳，填精益髓，培补下元；赤石脂、龙骨收敛固涩，秘藏精气。资助生化，秘藏防泄，源流并举，为本方之主旨。配以茯苓健中州，利湿浊，化精血，补而不壅，顾护后天之本；朱砂入心安神，定志强心，引以胎发，交通上下，并活血祛瘀，俾气血通达。诸药合用，共奏乌发驻颜益寿之功。

◆ 长生酒 ◆

【方剂组成】枸杞子、茯苓、生地、熟地、山茱萸、牛膝、远志、五加皮、石菖蒲、地骨皮各18g，白酒1500g。

【美容功能】补血益精，养心安神。

【制备与用法】将以上各药装入纱布袋里，与白酒共置于容器中，密闭浸泡14日后即可饮用。每日早晨服1~2盅，不可过量。

【按语】本方适用于肝肾不足引起的腰膝乏力、心悸、健忘、须发早白等

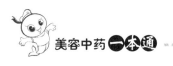

症。方中生地、熟地、地骨皮补血养阴，填精益髓，并兼凉血清虚热；枸杞子、牛膝、五加皮、山茱萸补益肝肾，强筋健骨；茯苓、石菖蒲化湿和胃，宁心安神；远志交通心肾而安神。再以白酒泡服，借芳烈的酒力流畅气血，通达脏腑，以增强药力。

❖ 首乌黑豆酒 ❖

【方剂组成】制首乌 90g，生地黄、熟地黄、天门冬、麦门冬各 45g，枸杞子、女贞子、当归各 30g，黑豆 60g，白酒 2500g。

【美容功能】补益肝肾，生发乌发。

【制备与用法】将上药捣碎后装入纱布袋扎紧口，放入容器中，倒入白酒密封浸泡 15 日以上，弃去药袋，过滤即成。每日 2～3 次，每次服 15～30ml。

【按语】本方适用于青壮年脱发、白发。方中重用制首乌填精益髓，生发乌发；辅以二地、二冬、枸杞子、女贞子、当归、黑豆补阴养血，培补肝肾。再以白酒为使，周流气血，增强药力。

❖ 胡麻丸 ❖

【方剂组成】胡麻 1000g。

【美容功能】补五脏，填精髓，乌须发。

【制备与用法】将胡麻淘净甑蒸，晒干，以水淘去沫再蒸，如此九度，以场脱皮，簸净，炒香后研为末，用白蜜或枣膏为丸如弹子大。每日 3 次，每次用温酒服下 1 丸。

【按语】本方适用于肝肾精血亏虚所致须发早白、头晕眼花以及肠燥便秘等症。方用胡麻，即黑芝麻。能补肝肾，益精血，润肠燥。《本经》云："主伤中虚羸，补五内，益气力，长肌肉，填脑髓"。《本草备要》曰："明耳目，乌须发"。取胡麻与白蜜、枣同用，以增强调补脾胃，润燥益阴，补益气血的作用。久用可有乌发明目延年却老之功。

❖ 公英黑豆煮食方 ❖

【方剂组成】蒲公英 150g，黑豆 500g，冰糖 200g。

【美容功能】清热解毒，养血祛风，止痒生发。

【制备与用法】将上两味加水适量，煮至豆熟，滤去蒲公英，再入冰糖收干。每日 2 次，每次食 50g。

【按语】本方用以治疗斑秃。斑秃多由肺经风毒，肌表为贼风所中。方用蒲公英清热解毒；黑豆滋肾益气力，解毒乌发；冰糖清凉益气。三药合用，

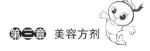

风毒可解，邪热可消，有清热解毒，养血祛风，生发之功。

◆ 黑豆核桃糖 ◆

【方剂组成】黑豆 500g，核桃仁 300g，红糖 250g。

【美容功能】补益精血，滋肾荣发。

【制备与用法】将黑豆炒熟捣成粗末，核桃仁微炒去衣，捣为粗末，二味与红糖拌匀即可。每日早晚各食用 20g。

【按语】本方适用于精血不足之发裂易断。方用黑豆补肾养血，强壮体力；核桃仁补肾精，润燥乌发，《本草纲目》："补气养血……益命门"，《开宝本草》："食之令人肥健，润肌黑发"，红糖补血温中。久用有补益气血，润泽头发的作用。

◆ 枇杷清肺饮加减 ◆

【方剂组成】生石膏、生山楂、桑白皮各 15g，白蒺藜、枇杷叶、白芍、生侧柏叶、何首乌、旱莲草各 12g，茯苓、白鲜皮 10g，龙胆草 6g。

【美容功能】清热化湿，祛风止痒。

【制备与用法】上药同煎。每日服 1 剂。

【按语】本方主治属肺胃积热，挟湿上蒸而致脂溢性脱发症。皮脂溢出日久导致毛发脱落者，称脂溢性脱发，本病多因内蕴湿热，外感风邪，蕴阻肌肤，湿热上蒸，发根不固所致。本方适用于油性脂溢，临床证见油脂分泌过多，毛发如同搽油光亮滑腻，头皮瘙痒，油垢多，皮屑较少，毛发逐渐稀疏，舌质红，苔白腻或黄腻，脉弦滑或弦数者。方中枇杷叶、桑白皮、生石膏清泄肺胃之热邪；白芍、旱莲草、何首乌、侧柏叶滋阴补血率血；龙胆草清热燥湿；茯苓健脾利湿；山楂消瘀化滞；白蒺藜、白鲜皮祛风止痒。诸药合用使湿祛、热清、风散痒止而发生。

◆ 生发酊 ◆

【方剂组成】生发酊：鲜侧柏叶（包括种子及带叶的枝）350g，丹参、桂枝各 100g，生姜、葱白各 160g，生半夏 80g，蛇床子 40g，明矾 10g。

内服药：当归、熟地各 12g，制首乌、巴戟天、肉苁蓉、女贞子、桑椹子各 12g，丹参 16g，羌活、荆芥各 10g。

【美容功能】祛瘀活络，燥湿止痒。

【制备与用法】将诸药切碎或打碎（蛇床子用布包）置坛中，再将 60%乙醇 6000ml 加温后倒入，加盖封固浸泡（夏日 7 天，冬日 10 天），然后滤取

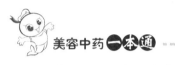
药液即成。内服诸药同煎。用脱脂棉球蘸取生发酊药液涂擦毛发脱落处，每天3~4次。初次涂擦时，应反复重擦多次，擦至皮肤发红为止，持续涂擦2~3个月，疗效差可适当延长。内服药每日服1次，20天为1个疗程，1个疗程后，可停药5~7天，继用第2个疗程，一般用2~3个疗程。

【按语】本方治疗斑秃、脂溢性脱发，属风湿阻络，毛发不荣者。本方采用内服、外涂结合的治疗方法。内服方用当归、熟地、丹参、制首乌补血活血，养阴润燥，通络祛瘀；巴戟天、肉苁蓉、女贞子、桑椹调补阴阳，强腰健肾，培补下元；羌活、荆芥祛风散邪通络。诸药合用，共奏补肝肾、养阴血、祛风邪、生发乌发的作用。

外用生发酊，则以祛风止痒，活血通络为主。方用桂枝、生姜、葱白祛风通络；生半夏、蛇床子、明矾、侧柏叶燥湿止痒；再配用丹参、乙醇通络活血，周行血脉，共奏祛风止痒，活血通络之功。内外结合，标本兼治，对病程短、病变部位少的青少年患者效佳。

◆ 何首乌煮鸡蛋 ◆

【方剂组成】何首乌（切片）60g，鸡蛋2个。

【美容功能】补肝肾，乌须发。

【制备与用法】将上两味同煮至蛋熟去壳复煮，入味精、精盐，备用。食用，每次1枚。

【按语】本方用何首乌补肝肾，填精髓，培本乌发，健脑增智；配伍鸡蛋滋阴养血润燥，且性味平和，制作简便，久用有补肝肾，乌须发，防衰老的作用。

◆ 生眉毛方 ◆

【方剂组成】芥子、半夏各等份。

【美容功能】温经通络，活血生眉。

【制备与用法】上两味共为细末，取生姜汁调匀备用。取上药涂搽患处，数次即生。

【按语】本方主治眉毛不生，有生眉的作用。方用芥子、半夏通经络、散风寒，俾经络通、气血和；再以生姜汁散风调血，助二药生眉之效。

◆ 画眉集香丸 ◆

【方剂组成】麻油1盏，冰片、麝香各少许。

【美容功能】画眉生香。

【制备与用法】麻油灯灯芯搓紧，将油盏置水器中焚，覆以小器皿，令烟凝上，随得扫下。并于 3 日前以冰片、麝香另浸油，倾入烟内调匀。外涂画眉。

【按语】本方外用画眉，黑润生香。方用麻油烧烟，以增眉之油润乌黑。再以冰片、麝香油浸徐之，芳香宜人，共收画眉生香之效。

【注意事项】本方含有麝香，孕妇禁用，以防流产。

五、减肥瘦身类

◆ 防己黄芪汤 ◆

【方剂组成】防己 12g，黄芪 15g，甘草 6g，白术 9g。

【美容功能】益气健脾，利水减肥。

【制备与用法】水煎服，每日 1 剂。

【美容应用】肥胖偏于脾虚水停者。症见身体肥胖，四肢沉重，汗多，易疲劳，懒于动作，皮肤㿠白，腹部肥满，柔软无力，肌肉松弛。有时可见下肢水肿，少尿，膝关节疼痛，白带量多，舌胖色沉暗，苔薄白，脉无力。

【按语】本方所治肥胖多见于中年妇女，尤其是生活优裕，不活动者。不喜运动，久坐久卧致脾虚气结水停是主要原因。方中防己善行水湿，黄芪健脾益气，脾健湿化，气行则水行，二药相合，相得益彰。白术补气，甘草培中，枣姜调和营卫。如再辅以适当运动则效果更佳。

◆ 柴胡加龙骨牡蛎汤 ◆

【方剂组成】柴胡 9g，黄芩 6g，龙骨 15g，生姜 6g，生铁落 30g，人参 4.5g，桂枝 6g，茯苓 9g，半夏 6g，大黄 6g，牡蛎 15g（先下），大枣 3 枚（擘）。

【美容功能】和解泻热，重镇安神。

【制备与用法】水煎 2 次，分服。

【美容应用】肥胖属虚实兼夹者，症见形体肥胖，胸胁苦满，脐上动悸，心烦易怒，失眠，便秘，性欲下降，月经不调，舌淡苔薄白，脉弦。

【按语】本方所治肥胖乃脾虚肝郁，相火妄动，阴阳失调而致。用小柴胡汤疏利气机，泻肝胆郁热；桂枝、茯苓健脾、温阳、化气、行水；大黄导热下行；龙骨潜镇相火、安神。

◆ 荷叶散 ◆

【方剂组成】败荷叶适量。

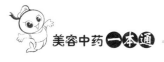

【美容功能】消肿，降脂，减肥。

【制备与用法】败荷叶烧炭存性，研末装瓶备用。米酒调下，每日 2 次。

【美容应用】单纯性肥胖，体质较好，全身症状不明显者。

【按语】古有"荷叶灰服之令人瘦"之说，《证治要诀》云：荷叶服之，令人瘦劣，单服可消阳水浮肿之气。有高血压者本方不宜。

◆ 清降饮 ◆

【方剂组成】生大黄 10g，乳香 10g，生蒲黄 10g，川芎 12g，红花 12g。

【美容功能】活血化瘀。

【制备与用法】水煎服，每日 1 剂，分 2 次服。

【美容应用】肥胖症属瘀血内停者。症见胸胁胀痛，烦躁易怒，食欲亢进，情绪不稳定。月经不调或闭经，经血紫暗，挟有较多瘀血块，大便偏干，舌质紫暗或有瘀斑、瘀点、脉弦涩。

【注意事项】本方剂仅可用于体质壮实者，气虚便溏者不宜使用。

◆ 轻身散 ◆

【方剂组成】黄芪 500g，茯苓、甘草、人参、山茱萸、云母粉、生姜各 3g。

【美容功能】补气健脾，利湿减肥轻身。

【制备与用法】先将黄芪、生姜煮汁 30 沸，焙干为散。再将茯苓等余五味捣筛为散，拌匀备用。每服 1g，入盐少许，开水冲服，不拘时候。

【按语】本方适应于气虚湿阻型肥胖症。方用黄芪为主，健脾益肺，利水消肿。辅以茯苓利湿健脾，宁心安神；人参、甘草补气健脾，使脾气生化有源。佐以山茱萸补益肝肾，敛涩精气；云母粉达肌温肉，温中镇怯。诸药合用，补气健脾，利湿减肥轻身。

◆ 防风通圣散 ◆

【方剂组成】防风、川芎、当归、芍药、大黄、薄荷叶、麻黄、连翘、芒硝各 15g，石膏、黄芩各 30g，滑石 90g，生甘草 60g，荆芥穗、白术、栀子各 7.5g。

【美容功能】发汗达表，泻热通便。

【制备与用法】上药水煎或研粉水泛为丸。丸剂每次口服 6g，每日 2 次。汤剂清水煎成 200ml，每次服 100ml，每日 2 次。

【按语】本方可用来治疗胃火旺盛，食多便少之肥胖症。方用防风、荆芥、麻黄、薄荷疏风透表，使邪气、浊垢从汗而解；大黄、芒硝通便泄热；石膏、黄芩、连翘、桔梗清解肺胃；山栀、滑石清热利湿，使里热宿垢从二便而出。再以当归、川芎、白芍养血活血；白术健脾燥湿；甘草和中，调和药性，清下而不伤里。诸药饮用，有解邪热，泻宿垢，健腰身的作用。

❖ 减肥饮料 ❖

【方剂组成】干荷叶（细切）1张，生山楂、生薏苡仁各10g，橘皮5g。

【美容功能】利湿浊，祛宿垢，美身姿。

【制备与用法】上药洗净，沸水冲泡。代茶饮，每日1剂。

【按语】本方主治肥胖症。方用干荷叶、生薏苡仁利湿清热，《证治要诀》云"荷叶服之，令人瘦劣"。生山楂消积除垢，活血化瘀；橘皮、生薏苡仁健脾化湿。四药合用，利湿浊，祛宿垢，味美价廉，服用方便，适宜于饮食过量，形体肥胖者。

❖ 减肥轻身方 ❖

【方剂组成】黑、白牵牛子各10～30g，草决明、泽泻、白术各10g，山楂、制首乌各20g。

【美容功能】逐宿垢，美身姿。

【制备与用法】上药浸于水中，水超过药面约2分许，1小时后火煎至沸，约20分钟，倒出药汁，加开水1小杯，煎沸15分钟，再倒出药汁，将两次药汁混合，贮瓶备用。每剂分2次空腹服。连服数十剂。

【按语】本方有泻下导滞，消积化痰的作用。方用黑、白牵牛子通利二便，"走气分，通三焦"（《本草纲目》）；配以草决明清肝火，益肾明目，润肠燥；山楂消肉积，祛血瘀。更以泽泻、白术健脾利湿，除痰蠲。诸药饮用，行气健脾，活血清肠，能使气滞、脾湿、积垢、痰饮、瘀血消散。再配以制首乌补肝肾、益精血，共奏减肥康体之功。

❖ 荷叶灰方 ❖

【方剂组成】鲜荷叶。

【美容功能】利湿降脂，减肥美形。

【制备与用法】取鲜荷叶洗干净，剪去蒂及边缘，然后晒干，将其撕成块状，放入锅中，锅上盖一只口径略小的锅，两锅交接处用盐水调黄泥封固，在小锅上再贴一张白纸，以判断火候。然后点火煅制，以白纸变成焦黄为度。待冷后取出，研成细末备用。米汤调服，每次6g，每日3次。

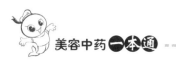
【按语】本方久用令人体瘦腰细。方中单用荷叶煅灰存性，有清暑利湿、升发清阳的作用，尤长于渗湿消肿，减肥降脂。

❖ 地仙丸 ❖

【方剂组成】黄芪（锉）、天南星（炮）、羌活（去芦）、茴香子（炒）、地龙（去土）、骨碎补（炒）、防风（去芦）、赤小豆、狗脊（去毛）、白蒺藜（炒）、乌药、白附子（炮）、附子（炮，去皮脐）、萆薢各15g，牛膝（酒浸）30g，木鳖子（去壳）9g。

【美容功能】祛风湿、通经络、补肝肾、美形体。

【制备与用法】上述诸药共研细末，酒煮面糊和丸，如梧桐子大，贮瓶备用。每服20丸，空心盐汤或茶酒送下。

【按语】本方善能通经络，补肝肾，调气血，壮筋骨，而有延年益寿，悦泽容颜，健体减肥作用。方中用天南星、白附子、木鳖子、地龙通经络，祛风湿；羌活、防风、白蒺藜祛风胜湿，通络消肿；再以赤小豆、萆薢渗浊利湿，可使无论在肌腠、在经络、在筋骨之风湿浊尽除。辅以茴香子、乌药温中散寒，健脾化湿；黄芪补气升阳，利水消肿；骨碎补、狗脊、牛膝、附子补肝肾，强筋骨，并能助肾阳以温阳化水。诸药合用，标本兼治，可使风湿尽去，经络畅达，筋骨强健，形体健美。

❖ 瘦治方 ❖

【方剂组成】熟地、丹参、沙参各90g，元参240g，生地120g，麦冬60g，白芍、地骨皮各150g，陈皮15g，桑叶180g。

【美容功能】滋阴泻火，养血增肥。

【制备与用法】上药研末，加桑叶180g，亦为末，调蜜为丸。每服15g，白开水送服。

【按语】本方主治阴虚火旺，身体消瘦者。方用熟地滋肾阴，补精血；元参、生地、麦冬、沙参滋阴降火，凉血润燥；白芍养血敛阴。再以丹皮、地骨皮清热凉血，疗骨蒸，退虚热。配伍陈皮行气健脾，防熟地等滋腻药碍胃伤脾。诸药合用，共奏滋阴降火，养血增肥之效。

六、香口祛臭类

❖ 含香丸 ❖

【方剂组成】丁香15g，甘草90g，细辛45g，桂心45g，川芎30g。

【美容功能】散郁热，消肿痛，除口臭。

【制备与用法】上药共研为细末，制蜜丸如弹子大，每晚临卧含服2丸。

【美容应用】口腔、牙齿病变引起的口气臭秽难闻。

【按语】本方药物辛温芳香，适于口腔、牙齿疾病所引起的口气口臭，属阳明经热郁于上者。方中甘草分量最重，清热解毒而不伤正，桂心、细辛、丁香，皆为辛温香窜之品，取其发散郁热，开达结气之功。李时珍指出，细辛大辛而用于口疮、喉痹、肠虫诸病者。川芎活血止痛，为血分气药，使气散血消，肿痛除，口气自平。

❖ 升麻黄连丸 ❖

【方剂组成】升麻、秦皮各15g，黄连、黄芩各30g，生姜、檀香、生甘草各6g。

【美容功能】调理肠胃，清热燥湿。

【制备与用法】上药研为细末，水浸蒸饼为丸，如弹子大，细嚼，温开水送下。每服1~2丸，不拘时。

【美容应用】口气口臭，口唇红赤，大便干，小便赤，舌红苔黄，脉弦滑。

【按语】本方适用于胃热积滞化热所致的口臭。方中黄连、黄芩、秦皮清泻肠胃之热于下；升麻、檀香辛温，升散郁火于上；生甘草清热解毒，生姜防诸药过寒伤胃。

❖ 芎芷含香丸 ❖

【方剂组成】川芎、白芷、陈皮、桂心各125g，枣肉250g。

【美容功能】温中行气，健脾和胃。

【制备与用法】上五味，先将四味研为细末，后入枣肉，枣肉不足可加入蜂蜜，和丸如大枣，每服10丸，食前食后常含之，吞之亦可。

【美容应用】口臭。口中津液多，口不渴，面色㿠白，大便不调，纳少，舌淡胖，苔白滑润，脉沉。

【按语】本方宜于口气秽浊而偏于寒湿内停者。寒湿挟浊滞于中焦，久则口气恶臭。故以辛温芳香之桂心、白芷、川芎、陈皮散风寒、避秽气、理中焦、和肝脾。枣肉为丸，养血和阴，防化燥之弊。

❖ 地骨皮丸 ❖

【方剂组成】地骨皮、黄芪、桑白皮、山栀子、马兜铃各等份。

【美容功能】泻肺化痰，排脓祛腐。

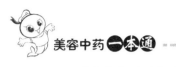
【制备与用法】上药研为细末，甘草膏和为丸，如芡实大，每次1丸，食后含化。

【美容应用】鼻塞，长期流黄脓涕，口干口臭，口中如胶。

【按语】本方适用于痰热壅肺，气机壅滞，消灼津液所致鼻塞、口臭。桑白皮、马兜铃、栀子泻肺热，祛痰热，黄芪、地骨皮补气阴，退虚热。

◆ 甘露消毒丹 ◆

【方剂组成】飞滑石450g，绵茵陈330g，淡黄芩300g，石菖蒲180g，川贝母150g，藿香、射干、连翘、薄荷、白豆蔻各120g。

【美容功能】清热利湿，芳香化浊。

【制备与用法】各药晒燥，生研细末。每服9g，开水调服，日2次。或以神曲涂丸如弹子大（9g），开水化服。

【美容应用】狐臭，属湿热内蕴者。症见腋窝、脚部、脐部、会阴部皮肤许多黏腻不爽，臭秽难闻，体质壮实，易生内热，舌红苔黄，脉有力。

【按语】狐臭多受之于父母，有遗传性，但其加重或复发，则往往与皮肤不洁，湿热内蕴有关。方中重用滑石、茵陈、黄芩清利湿热；石菖蒲、白豆蔻、薄荷芳香化浊，行气悦脾；射干、川贝母宣降肺气，使肌肤湿热得以宣散；木通助滑石、茵陈利湿；连翘助黄芩清热。诸药共投则湿利热清，悦脾泻肺，行气化浊，用于治疗狐臭最为相宜。然本方较为苦寒，久服伤中败胃，亦可考虑外用。

◆ 生地麦冬饮 ◆

【方剂组成】生地20g，麦冬20g，五味子12g，乌梅20g，浮小麦20g，煅牡蛎20g，牡丹皮10g，茯苓15g，竹叶10g，石斛12g，甘草5g。

【美容功能】清热，养阴，敛汗。

【制备与用法】水煎服，每日1剂，分2次服。

【美容应用】狐臭属阴虚火盛者。症见腋臭、体瘦、多汗、体气难闻，天气炎热或运动后或情绪激动时明显加重，手足心热，心烦失眠，口干咽燥，大便干，小便黄，舌红苔少，脉细数。

【按语】方中生地、麦冬、石斛滋养阴液；丹皮清泻血中伏火；浮小麦、竹叶清心安神；五味子、乌梅、煅牡蛎、茯苓潜阳敛汗、防阴液外泄。

◆ 聚香散 ◆

【方剂组成】青木香1g，丁香1g，檀香3g，槟榔2.5g，大黄（煨）9g。

【美容功能】泻火凉血，理气增香。

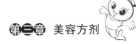

【制备与用法】上药加水 200ml，煎至 160ml，入麝香 1.5g，温服，以利为度，不利再加大黄。

【美容应用】狐臭属于气滞内热者。

【按语】大黄煨后主要取其泻火凉血、通瘀透络之功，兼以通下；木香、丁香、槟榔、檀香宣通气机，破除结气，血凉气通则体气转为清爽。

【注意事项】本方含有麝香，孕妇禁用，以防流产。

◆ 透顶香 ◆

【方剂组成】冰片 3g，麝香 1.5g，硼砂 10g，薄荷 6g。

【美容功能】芳香宣透，避秽除臭。

【制备与用法】上药研为极细末，熬甘草膏为梧桐子大，朱砂为衣，每用 1 丸含化。

【美容应用】身有异味、体气大、口臭。

【按语】冰片芳香开窍避秽恶，散郁闭，本方用以为君，配合香烈之麝香，可治一切秽浊壅塞所致的疼痛、异味、狐臭等症；甘草膏可舒缓药力，使香气和缓持久；硼砂赋形，亦可清热解毒；薄荷散风热，亦可爽口。本方久服可达到透体通身香气四溢之效。

【注意事项】本方含有麝香，孕妇禁用，以防流产。

◆ 干葛洗剂 ◆

【方剂组成】葛根 30g，明矾 15g。

【美容功能】祛湿爽肤，敛汗止痒。

【制备与用法】药包煎煮（蒸汽锅内），取汁备用。用药液浴洗，两天 1 次，或每日 1 次，每次 30 分钟。

【美容应用】手足多汗症、腋部多汗、皮肤浸渍。

◆ 腋臭散 ◆

【方剂组成】密陀僧 240g，枯矾 60g。

【美容功能】止汗除臭。

【制备与用法】上药碾细末，过箩成细粉，用布包外扑或油调敷。

【美容应用】腋臭、足手汗多、足臭。

◆ 香肥皂方 ◆

【方剂组成】檀香、木香、丁香、花瓣、排草、广零（零陵香）、皂荚、

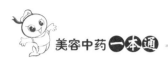

甘松、白莲蕊、山奈、白僵蚕各 60g，麝香、冰片各 15g。

【美容功能】洁肤去垢，香身辟秽。

【制备与用法】上 13 味，共研极细末，红糖水调和，每锭重 6g。将香药肥皂涂抹于身上，稍顷以水洗之。

【按语】本方是清宫太医专为慈禧太后所拟的洗澡香皂方，原方前有"光绪三十年二月十一日加味香肥皂"等字样。方中用皂荚洁肤祛垢，排草即小连翘，活血解毒消疮，甘松芳香开郁，调畅气机，白莲蕊清心固肾，白僵蚕祛风止痒。其余檀香、木香、丁香、花瓣、广零（即零凌香）、山奈、麝香、冰片等诸香料药，有芳香辟秽，去腐化浊，开窍醒神，周流气血的功效，诸药食用共奏洁肤去垢，辟秽香身之功，久用有香身健肤之效。

【注意事项】本方含有麝香，孕妇禁用，以防流产。

❖ 乌龙丸 ❖

【方剂组成】当归、生地黄、枸杞子、莲子各 30g，莲心、木香、青木香、乳香、京墨各 15g，丁香 10g，茯苓 6g，冰片 0.3g。妇人加乌药（醋炒）、香附（童便炒）各 10g。

【美容功能】培补脾肾，行气活血，辟秽化浊。

【制备与用法】上药为末，陈米饭荷叶包，烧过，捣烂入药末为丸如黄豆大，取麝香 0.3g，黄酒化开，为衣。

【制备与用法】每服 30～40 丸。临卧用砂仁炒，入黄酒中送服。

【按语】本方主治腋臭、体臭。本方用当归、枸杞子、生地黄补肾填精；白茯苓、砂仁、丁香、莲子、荷叶健脾升阳；香附、乌药、木香、青木香、乳香疏肝解郁，调畅气血；莲心、京墨涩精固崩、止带；冰片、麝香芳香辟秽，化浊去腐。诸药合用，调补脾肾，以扶正固本，调畅气血，涩精止崩，止带，以治标洁身，诸香合用，辟秽化浊。

【注意事项】本方含有麝香，孕妇禁用，以防流产。

❖ 治体臭方 ❖

【方剂组成】竹叶 300g，桃树皮 120g。

【美容功能】利湿解毒，香身辟秽除臭。

【制备与用法】上两味水煎取液，贮瓶后备用。以药液浴身，不拘次数。

【按语】本方主治腋气及身体臭。方中取竹叶清香透达，利湿化浊；桃树皮，功能解毒消疮，利湿消肿。两药合用浴身久洗，有利湿解毒，香身辟秽除臭作用，为古人药物沐浴常用方剂。

◆ 石灰散方 ◆

【方剂组成】石灰200g，青木香、枫香、薰陆香、丁香、阳起石、橘皮各30g，矾石60g。

【美容功能】燥湿敛汗，辟秽化浊。

【制备与用法】上述八味并炒，捣筛为散，以绵作袋，粗如四指，长约10cm，展开将药末裹于内。先将腋窝洗净，以干毛巾将局部擦红，然后将药条夹于腋窝下，候时取出。

【按语】本方外用主治腋臭。方中以石灰为主，燥湿敛汗解毒；配以青木香、枫香、薰陆香、丁香、橘皮芳香去秽，除臭解毒；矾石、阳起石燥湿去臭汗，解秽浊。诸药外用，共奏燥湿敛汗，辟秽化浊之效。以药条夹于腋下，有使用安全、方便、卫生的优点。

◆ 香粉方 ◆

【方剂组成】白附子（生用）、茯苓、白术、白芷、白檀香、白蔹、沉香、木香、鸡舌香、零陵香各30g，藿香60g，麝香（细研）1g，滑石粉600g（研碎以生绢囊盛）。

【美容功能】香身爽肤，悦泽美容。

【制备与用法】上药捣筛为散，入麝香研匀，将粉囊置大盒子内，以药末覆之，密闭7日。沐浴后以粉均匀地扑于身上。

【按语】本方外用治疗体臭。方中用白附子、茯苓、白术、藿香燥湿浊利湿消肿，以爽身洁肤；白芷、白檀香、沉香、木香、鸡舌香等诸香药同用，以香身增白。久用此药有白肌肤、香身体、悦颜色的作用。

【注意事项】本方含有麝香，孕妇禁用，以防流产。

◆ 裹衣干香方 ◆

【方剂组成】沉香、苜蓿各150g，白檀香90g，丁香、藿香、青木香、甘松、鸡舌香、雀头香（即香附）各30g，零陵香300g，艾纳香60g，麝香15g。

【美容功能】香衣辟秽，驱虫防蛀。

【制备与用法】上药各捣为细末，和匀。用绢袋盛药，裹更衣物，贮于衣箱中。

【按语】本方汇集众多名贵香料药同用，能香衣辟秽，驱虫防蛀，衣服穿用时尚有香身除臭，醒神化浊的作用。

【注意事项】本方含有麝香，孕妇禁用，以防流产。

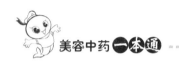

◆ 五香丸 ◆

【方剂组成】豆蔻、丁香、藿香、零陵香、青木香、白芷、桂心各 30g，香附 60g，甘松香、当归各 15g，槟榔 2 枚。

【美容功能】香口辟秽。

【制备与用法】上 11 味共为细末，蜜和丸，如大豆。含咽，日 3 夜 1；亦可常含咽汁。

【按语】本方主治口臭、身臭等。方中重用香附疏肝解郁，青木香、甘松疏肝和胃，豆蔻、丁香化浊和胃，白芷、零陵香、桂心芳香辟秽除臭，当归养血和营，槟榔消积导滞，诸药合用疏肝和胃，化浊醒脾，辟秽香口。诸药合用口含，有良好芳香去秽作用。前人云："五日口香，十日体香，二七日衣被香，三七日下风人闻香，四七日洗手水落地香，五七日把他人手亦香"。

◆ 甘露饮 ◆

【方剂组成】枇杷叶、干熟地黄、干生地黄、天门冬、麦门冬、石斛、茵陈、黄芩、枳壳、甘草各等份。

【美容功能】滋阴清热利湿。

【制备与用法】枇杷叶刷去毛，天冬、麦冬抽心焙，石斛去芦，茵陈去梗，枳壳去瓤麸炒，甘草炙。将上十味共为细末。每服 15g，水煎至七分，去滓，食后、临卧温服。

【按语】本方主治胃热口臭。方中二冬、二地、石斛养胃生津，滋阴降火，俾水旺则火熄，犹如"甘露'之意；伍以黄芩、枇杷叶清胃泻火；枳壳通导腑气，运化脾胃；茵陈清热利湿，升发清气；再以甘草清热解毒，调和药性。诸药合用，有滋阴泻火，升清降浊的功效。为用于阴虚火旺，胃热壅络升降失常所致口臭的良方。

◆ 洗香丸 ◆

【方剂组成】孩儿茶 35g，上好细茶 30g，砂仁 40g，白豆蔻 12g，沉香 7g，片脑（即冰片）0.6g，麝香 1g。

【美容功能】清热化湿，芳香辟秽。

【制备与用法】上药为细末，甘草膏为丸如豌豆大，贮瓶备用。每用 1 丸，含化。

【按语】本方主治口臭。方中孩儿茶《本草求真》谓："功能清肠上热，化痰，生津，凉血，生肌"，主治"一切口疮"；茶叶清热利湿，利咽爽口；

砂仁、白豆蔻，沉香，芳化湿浊，和胃行气；麝香、片脑芳香开窍，辟秽化浊，除臭香口。诸药合用，有清热化湿，芳香辟秽，除臭香口之功，为治口臭之良药。

【注意事项】本方含有麝香，孕妇禁用，以防流产。

❖ 碘椒酊 ❖

【方剂组成】辣椒 2~3 个。

【美容功能】燥湿通阳，辟秽除臭。

【制备与用法】将辣椒切成小段放入瓶内，加入 10ml 2%~2.5% 碘酊，密封摇荡即成。用棉签饱蘸药液充分涂擦腋窝，每天 1~3 次，一般连用 7 天可愈。

【按语】本方用治狐臭。方用辣椒，辛热力猛，燥湿通阳，以其强烈的刺激性，使湿浊去，清气升，而有辟秽除臭的作用。本方药液中的辣椒要常换，以免药力减弱。

❖ 治脚湿气方 ❖

【方剂组成】滑石 40g，石膏（煅）18g，枯矾少许。

【美容功能】收湿止痒，杀虫辟秽。

【制备与用法】将上 3 味共研细末备用。将药末撒在患处皮肤上。

【按语】本方是治疗脚湿气的古代外用验方。方中三味药，均为矿物类药，滑石、煅石膏外用有清热收湿，敛疮生肌之效，枯矾解毒杀虫，燥湿止痒。合用共奏清热解毒，燥湿止痒，生肌敛疮之效，且不伤皮肤，少刺激性，是治疗脚气汗多痒甚或脚气溃烂、滋水流漓的简便有效方剂。

❖ 干洗头药方 ❖

【方剂组成】白芷、零陵香、甘松、滑石各等份。

【美容功能】香发去垢。

【制备与用法】上药共为细末。掺发内梳篦。

【按语】本方外用，有香发去腻止痒的作用。方中白芷清热燥湿止痒，零陵香、甘松均芳香辟秽，香发醒神；配以滑石清热收湿，去垢除腻。诸药合用共收辟秽除垢香发，清热燥湿止痒之效，为干洗头发的效方。

❖ 清臭饮 ❖

【方剂组成】赤芍、黄芩、藁本、生地、黄连、石菖蒲、远志各等份，甘

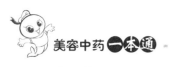
草 3 份。

【美容功能】清热利湿，通窍除臭。

【制备与用法】水煎去滓取汁。每日 1 剂，分 2 次服。

【按语】本方用治鼻臭气。方用黄芩、黄连清热解毒燥湿，泻中上焦火；生地养胃阴，清热凉血；赤芍凉血清热，活血通瘀；更以藁本、石菖蒲、远志开窍利湿，化痰祛浊；以甘草为使，调和诸药，并解毒散火，诸药共用，有清热利湿，通窍除臭的作用。

七、洁齿固齿类

◆ 细辛散方 ◆

【方剂组成】细辛、川升麻、地骨皮、青蒿各 60g，牛膝 90g（去苗），生地黄 150g。

【美容功能】清热凉血，解毒止痛。

【制备与用法】上药都烧成灰，研细，每夜临卧敷齿上，至旦即去之。

【美容应用】龋齿，牙根腐烂，牙龈肿痛，口腔秽臭。

【按语】青蒿味辛苦，性寒，能清阳明胃火，为治疗龋齿之要药。生地、地骨皮凉血清热。牛膝导热下行。细辛芳香走窜，为止痛良药。升麻清热解毒，又为阳明经引经药。诸药合用可清胃火、凉血热。

◆ 治齿黄黑方 ◆

【方剂组成】盐 120g，烧过，杏仁 30g 汤浸去皮尖。

【美容功能】洁齿。

【制备与用法】上药研成膏，每用龋牙甚佳。

【美容应用】牙齿黄黑不洁。

◆ 白牙药 ◆

【方剂组成】零陵香、香白芷、青盐、升麻各 15g，细辛 6g，麝香（令研）1.5g，石膏细末、砂锅细末各 30g。

【美容功能】洁齿护齿。

【制备与用法】上药除砂锅细末、石膏细末、麝香外，同为细末，后 3 味另处研精细，合匀，每晨以指蘸药擦牙，后以温水漱口。

【美容应用】牙齿黄黑，牙龈肿痛，口臭。

【按语】零陵香、香白芷、细辛、升麻芳香走窜，去臭恶气；麝香芳香，活血化瘀；石膏研细可清洁口腔，与诸香药一寒一温，一泻一散，一降一泻，配伍尤妙。砂锅末粗涩也可不用。

【注意事项】本方含有麝香，孕妇禁用，以防流产。

❖ 擦牙乌髭药 ❖

【方剂组成】熟地30g，焙干，破故纸30g，青盐15g。

【美容功能】固牙齿，乌须发。

【制备与用法】上药共为细末，刷牙后以此末擦牙，良久，咽之。

【美容应用】肾精亏损所致须发斑白，牙色暗而不牢，眼目昏花等。

❖ 玉池散 ❖

【方剂组成】升麻、藁本、甘松、兰草、白芷、川芎各30g，细辛、青盐、生地黄、地骨皮各60g，皂角90g，麝香3g。

【美容功能】香口辟秽，固齿止痛。

【制备与用法】将升麻等11味研为细末，再入麝香细研。每日早晚揩牙。

【按语】本方善治牙齿垢腻不净，能香口固齿，因道家称口为"玉池"，故名。方中诸品，多具芳香宣散特性。升麻清热解毒，善治咽喉肿痛；藁本祛风除湿止痛；甘松芳香，开郁醒脾；兰草芳香化湿除口中陈腐之气；白芷活血消肿排脓，主治牙痛龈肿；细辛开窍止牙痛；生地黄、地骨皮清热凉血，滋阴益肾；再配以青盐、皂角以祛浊除垢。诸药合用，引以麝香开窍，通络止痛，为固齿止痛香口良方。

【注意事项】本方含有麝香，孕妇禁用，以防流产。

❖ 固齿良方 ❖

【方剂组成】青盐、生石膏各15g，制补骨脂12g，防风、薄荷叶、旱莲草各8g，细辛、花椒（去目）、白芷各5g。

【美容功能】固齿止痛。

【制备与用法】上药生晒，研为细末。每天晨起用牙刷蘸药末轻轻刷遍全牙，并稍含片刻，再用清水漱口。

【按语】本方外擦，主治牙痛、口臭等齿科疾病。方中青盐、生石膏清热泻火，凉血解毒；花椒、白芷、细辛杀虫消肿，通窍止痛；薄荷、防风解表散风，清利头目；补骨脂、旱莲草益肾固齿。诸药合用，标本兼治，寒热并用，有良好固齿止痛之能，且药多芳香，又有香口辟秽之效。

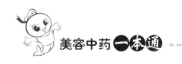

❖ 陈希夷刷牙药 ❖

【方剂组成】猪牙皂角、生姜、升麻、熟地黄、木律、旱莲草、槐角、细辛、荷叶各60g，青盐30g。

【美容功能】固齿乌发。

【制备与用法】上药共锉细，用一新瓦罐尽盛其药，又用新瓦盖合罐口，以粗麻绳系牢，用盐泥封固，晒干。挖地坑方阔二尺，下铺一方砖，后倒放药罐，以木炭烧罐四周，使青烟出，去火，放一宿，取药出，研为细末。每日早晚用牙刷蘸药少许刷牙齿，后用温水漱净。

【按语】传说本方为五代仙人陈抟（字希夷）的刷牙药方，故名。方中猪牙皂、青盐洁齿增白，固齿止痛；熟地黄、旱莲草补肾填精，固齿乌发；升麻、木律消胃泻火，消肿止痛；细辛通窍止痛；荷叶升阳去湿化浊；槐角清热泻火，凉血止血。诸药合用，有固齿乌发、明目功效。

❖ 乌须固齿补肾散 ❖

【方剂组成】当归（酒浸）、川芎、荆芥穗、香附、白芍、枸杞、熟地黄各75g，川牛膝（去芦，酒浸）60g，细辛3g，补骨脂45g，升麻15g，青盐90g。

【美容功能】补益精血，固齿乌发。

【制备与用法】上药为未，用老米1000g，煮饭合成丸，阴干，入瓦砂罐封固，炭火或桑柴火烧成灰存性，研末备用。清晨以药粉擦牙，然后温水漱口。

【按语】本方为固齿乌发有效方剂，《古今医鉴》云："士大夫年至四十者，能常用此药于须发未白之先，可免染须之劳，深为有益也"。方中当归、川芎、白芍、熟地黄、川牛膝、补骨脂、枸杞均能补血益精，强腰健肾，使肝肾足，肾气旺，固齿之本；荆芥穗、升麻、细辛、香附香窜通窍，散浊解毒；再以青盐洁齿固齿。诸药合用，共收固齿补肾之功。

❖ 御前白齿散 ❖

【方剂组成】石膏120g，大香附30g，白芷22g，甘松、山奈、藿香、沉香、川芎、零陵香各10g，细辛、防风各15g。

【美容功能】洁齿白牙，香口辟秽。

【制备与用法】石膏另研，共为细末，和匀。先以温水漱口，后以药粉擦牙。

【按语】本方系明代皇帝洁齿白牙的宫廷秘方。方中重用石膏，磨牙洁齿，清热增白；再伍用香附、甘松、藿香、山柰、沉香、零陵香芳香辟秽，行气健胃；白芷、细辛、川芎、防风芳香通窍，清利头目，祛风止痛。诸药合用，有洁齿香口，健齿白牙的功效。

◆ 蜀椒散 ◆

【方剂组成】蜀椒20粒，枳根皮、莽草、细辛、石菖蒲、牛膝各30g。

【美容功能】散寒，杀虫，止痛，固齿。

【制备与用法】上药捣箩为散。水煎，去滓取汁备用。含药汁漱口。

【按语】方中蜀椒散寒杀虫止痛，固齿，芳香通窜，用为主药。枳根皮能止血止痛；莽草以毒攻毒，杀虫止痛；细辛通窍止痛，温肾散寒；石菖蒲化浊开窍和胃；牛膝活血散瘀，补肾益肝。诸药合用，共收散寒，杀虫，止痛，固齿之功。

八、消斑去黑类

◆ 冲和顺气汤 ◆

【方剂组成】升麻3g，白芷3g，防风3g，甘草1g，白芍1g，苍术1g，黄芪2.5g，人参4.5g，葛根4.5g。

【美容功能】健脾胃，升清阳。

【制备与用法】用水400ml，生姜3片，大枣3枚，与上药同煎至200ml，去渣温服。以早饭后午饭前，清阳之气上升时服药为佳。

【美容应用】面有色斑，环唇色黑，面色萎黄，食少便溏，舌淡脉弱。

【按语】胃肠功能失调可致经气不畅，清阳不升，致面唇色素沉滞。本方用升麻、葛根升举阳明清阳之气；防风、白芍运脾气益肝阴；参芪甘草益气扶阳；生姜大枣调理营卫，如此使脾胃之气冲和，清阳之气上升，则唇阴霾自散。

◆ 加味逍遥汤 ◆

【方剂组成】柴胡12g，当归10g，川芎6g，茯苓10g，泽兰6g，郁金9g，丹参12g，生地10g，熟地10g，香附9g，赤芍6g，鸡血藤15g，净蝉衣6g，益母草10g，炙甘草3g，僵蚕6g。

【美容功能】疏肝理气，活血化瘀。

【制备与用法】每日煎服1剂，30日为1个疗程。

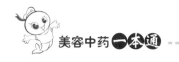

【美容应用】面部色斑深褐，面颊部为主，中央融合，边缘分散。加重或减轻常和情绪、月经有关，性情急躁易怒或抑郁，月经不调，纳少口苦，舌有瘀斑、瘀点。

【按语】逍遥散疏肝健脾；加入香附、郁金以理气；丹参、益母草、鸡血藤、泽兰以活血化瘀，去瘀生鲜；蝉衣、僵蚕为经验药对，具有明显的祛风通络消斑功能，方中不可缺少，否则效果会受明显影响。

◆ 六味地黄丸 ◆

【方剂组成】熟地24g，山萸肉12g，干山药12g，泽泻9g，茯苓9g，丹皮9g。

【美容功能】滋补肝肾。

【制备与用法】炼蜜和丸，每丸重15g，成人每服1丸，每日3次。空腹时服，开水送下。

【美容应用】

1. 黄褐斑、黑变病等色素性皮肤病属肝肾阴虚者，症见斑色深，肤色暗，皮肤干燥，时有眼圈发黑，双目干涩，视物不清，腰膝酸软，乏力，舌红苔少，脉细数。

2. 皮肤病肝肾阴虚者，均可以用之。

【按语】肝肾阴虚火旺，虚火上扰，火燥结于面部经络致生黄褐斑、黑变病或面色沉暗，皮肤干燥。本方为补肝肾的经典方，酌加益母草、当归、僵蚕等以活血祛风，标本兼治。

◆ 清利消斑方 ◆

【方剂组成】苍术10g，绵茵陈12g，薏苡仁20g，鸡内金15g，制大黄9g，茯苓15g，白术12g，泽泻10g，赤芍9g，桃仁9g。

【美容功能】健脾、清热、利湿、活血。

【制备与用法】水煎服，每日1剂，10天为1个疗程。

【美容应用】黄褐斑，斑色深，范围大，可见于油性皮肤。兼有肢体困倦，白带量多色黄，舌苔腻，脉滑。

【按语】本方用治脾胃湿热，浊气上蒸所致的黄褐斑。方中以苍术、白术、茯苓、薏苡仁健脾化湿；大黄、泽泻、绵茵陈清热利湿于下，赤芍、桃仁活血化瘀消斑。

❖ 祛斑粉 ❖

【方剂组成】雄黄、硫黄、密陀僧、朱砂各6g，雌黄、白附子各15g，白及9g，麝香、冰片各0.9g。

【美容功能】和营血，消色斑，生毛发。

【制备与用法】共研细末混匀，姜片蘸粉外擦患处，或温水调成糊状做倒膜之用。

【美容应用】黄褐斑、白癜风、斑秃。

【注意事项】汞过敏者禁用，慎勿入口。本方含有麝香，孕妇禁用，以防流产。

❖ 柿叶去斑膏 ❖

【方剂组成】柿叶适量。

【美容功能】祛斑增白。

【制备与用法】将柿叶研极细末，与凡士林调匀，外涂患处。

【美容应用】黄褐斑。

❖ 菊花西红柿面膜 ❖

【方剂组成】干菊花10朵，小西红柿3～5个，全脂奶粉2大匙，沸水适量。

【美容功能】润肤祛斑。

【制备与用法】将菊花泡在沸水中约3分钟后，用无菌滤布将残渣滤去，留取菊花水。然后将小西红柿洗净，捣成泥状，与奶粉一同放入菊花水中，调匀。洁面后，将本款面膜均匀地涂于脸部，再盖上面膜纸，以防滴漏。约15分钟后，用清水洗净。

【美容应用】深层清洁肌肤，去除老化角质，减少黑色素沉淀。

❖ 菊花珍珠面膜 ❖

【方剂组成】干菊花5g，珍珠粉少许，鸡蛋1个。

【美容功能】润肤，淡化色斑和皱纹。

【制备与用法】先将干菊花研磨成粉末，鸡蛋敲破，滤取蛋清。然后将干菊花粉、珍珠粉蛋清搅拌均匀即可。洗净脸后，取少许此面膜涂于脸部及眼角处，20分钟后用温水洗净。

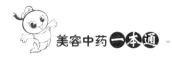

【美容应用】适用混合性及油性肌肤的保养。

◆ 菊花牛奶面膜 ◆

【方剂组成】牛奶 1 杯，菊花 50g。

【美容功能】保持肌肤水油平衡，有效清洁皮肤，美白，抗痘。

【制备与用法】菊花洗净，放入煮水锅，倒入清水，煎 15 分钟成菊花汁。然后将菊花汁与牛奶混合，倒入面膜碗中，待冷却后倒入冰块模具，放入冰箱冷冻成冰块既可。彻底清洁脸部后，用消毒纱布包裹菊花牛奶冰块后，轻抹脸部，涂抹 10 分钟左右即可。每天 2 次，治疗粉刺 1 周见效，长期坚持可防止粉刺复发。

【美容应用】适用各种肌肤的保养。

◆ 古今录验苏合煎方 ◆

【方剂组成】苏合香、麝香、白附子、白蔹、蜀水花各 60g，鸡舌香 30g，青木香 90g。

【美容功能】除黑增白。

【制备与用法】水煎取液。涂面。

【美容应用】消除黑黯，去黑增白。

【按语】本方是一首专于消除黑黯，去黑增白的美容方。方中以苏合香、麝香、青木香、鸡舌香芳香通络，辟秽化浊，理气行滞；白附子性能升散，善引药上行，祛除头面风痰湿邪；白蔹气味辛平，长于治疗面部紫黑，《千金方》中记载以本品酒服可治面黑如漆；蜀水花为去黑黯、瘢痕的常用药。诸药配合可疗面黑，令人面白如雪。

【注意事项】本方含有麝香，孕妇禁用，以防流产。

◆ 藁本方 ◆

【方剂组成】藁本、黑牵牛、黑豆、皂角各等份。

【美容功能】祛风利水，祛垢除斑。

【制备与用法】黑牵牛、黑豆研碎去壳，皂角炮去皮筋及籽，四药并研细末。洗面。

【按语】本方主要用治因风邪水气上聚颜面所致的面部黑斑或面色不华，有祛风邪，利水气，行气血的作用。方中藁本辛温香窜，可散风寒湿邪，"辟雾露润泽"（《名医别录》），治"皮肤疵皯、酒齄、粉刺"（《日华子本草》）；

黑牵牛下气行水，消痰涤饮，利气血以消黑黯；黑豆活血利水，祛风解毒，"令人长肌肤，益颜色"（《延年秘录》）；皂角祛湿除垢，爽洁肌肤。四药共奏祛风利水，祛垢除斑之功。

❖ 玉容散方之一 ❖

【方剂组成】白及45g，白蔹、白僵蚕、钟乳粉各15g，白附子、冬瓜子、樟脑各7.5g，楮桃儿6g，麝香3g。

【美容功能】祛斑莹面。

【制备与用法】将上药研为细末，用玉浆调匀。玉浆的制取方法：白玉屑（即白玉粉）、地榆草、稻米各100g，白露适量，放入铜器中煮至米熟，绞汁即可。每晚临睡前用药涂患处，晨起用温淡浆水洗去。

【按语】本方可祛除面部黑斑及瘢痕，使人皮肤光洁白润。方中白及、楮桃儿、冬瓜子等药能滋润肌肤，悦泽颜色；白蔹、白僵蚕、白附子则可祛风散结，善除气血、痰湿壅滞而造成的面部黑斑或瘢痕；麝香、樟脑均为芳香开窍之品，既可增香，又有一定治疗作用，樟脑，辛香走窜，外用有除湿杀虫之功，可被用治"疥癣风疮"及"小儿秃疮"（《本草纲目》）；麝香则可芳香辟秽，活血通络，为美容方中常选。诸药调以玉浆更具润泽莹白之效。

【注意事项】本方含有麝香，孕妇禁用，以防流产。

❖ 玉容散方之二 ❖

【方剂组成】绿豆360g，滑石、白芷、白附子各15g，鲜荷花瓣、冰片、密陀僧各5g。

【美容功能】祛风清热，悦面除斑。

【制备与用法】绿豆细研，与它药共研细末。早晚洗面后涂之。

【按语】本方适用于治疗风邪热毒袭面所致的雀斑、粉刺、酒糟鼻及面上一切斑点。方中以绿豆为主药，其性味甘寒，有清热解毒之功，可"润燥热，解毒热"（《本草汇言》），磨粉外用则能去浮风，润皮肤，通行十二经脉，是古代美容方中常用的润肤增白之品。再配以滑石清热利窍，爽滑肌肤；白芷、白附子祛风除湿；白面消斑；密陀僧消肿收敛，灭瘢除黑；冰片清热散火，辟秽除恶；鲜荷花祛风活血，益色驻颜。诸药共举，可奏祛风清热，悦面除斑之功。

❖ 玉容散方之三 ❖

【方剂组成】白附子、密陀僧、牡蛎、茯苓、川芎各60g。

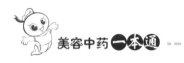

【美容功能】祛风活血，润面除斑。

【制备与用法】上五味末之，和以羊乳。每夜涂面，以手摩之，旦用浆水洗。

【按语】此方在《千金要方》中题作"治面黑黯皮皱皱散方"，《普济方》中名之"玉容散"。方中白附子辛温升散，善引药力上行，祛除头面之风痰湿邪，畅达经络，故古方中常以其去"面上百病"（《名医别录》）；川芎一味辛散温通，有活血化瘀之功，为血中气药，善治气滞血瘀所致的面黯、面疱、粉刺等疾患；茯苓淡渗利湿，可消散因水气滞留颜面而生的雀斑、黑黯；牡蛎长于滋阴降火，化痰软坚，能润皮肤、除黑斑；密陀僧功能消肿解毒，生肌敛疮，为治"面上瘢黑"之常用之品。

◆ 玉肌散 ◆

【方剂组成】绿豆粉240g，滑石、白芷各30g，白附子15g。

【美容功能】祛风去斑，润肤泽颜。

【制备与用法】上药共研细末。每晚临睡前洗面后拭干，以末敷之，晨起洗去。

【按语】本方主要用于治疗雀斑、酒刺、白屑风、皮肤瘙痒等皮肤疾病，同时起到润肤泽颜的美容效果。方中以绿豆粉为主药，其粉质细腻，性味甘寒，功能清热解毒，润肤白面；配以滑石清热利湿，爽滑疏利，可利毛腠之窍，润滑肌肤；加之白芷祛风止痒，芳香祛斑，去"肺经风热，头面皮肤风痹燥痒"（《珍珠囊》），"长肌肤，润泽颜色"（《神农本草经》）；白附子祛风除湿，畅通经络，去"面上百病"（《名医别录》）。本方药味虽少，然配伍精当，功专祛散风邪，护肤悦面，是一首简便易行的美容良方。

◆ 时珍正容散 ◆

【方剂组成】猪牙皂角、紫背浮萍、白梅肉、甜樱桃枝各30g。

【美容功能】除垢去斑，美化容颜。

【制备与用法】上药焙干，兑鹰屎白10g，共研为末。每日早晚用少许，在手心内，水调浓搓面上，良久以温水洗去。

【按语】本方为《医宗金鉴》中所收载的李时珍治疗雀斑的有效验方。方中猪牙皂角善"疏风气"（《本草图经》），祛风除湿，去除垢腻，清利毛窍，爽洁皮肤，药理研究提示其对某些皮肤真菌有抑制作用；紫背浮萍功能祛风发汗，清热解毒，可用治疥癣、皮肤瘙痒、粉刺、汗斑、丹毒等多种皮肤病，《本草拾遗》中记载以其末敷面可治面黯；白梅是蔷薇科植物梅的未成熟果实，经盐渍而成，酸涩，味咸，古时常以之"去死肉，黑痣"（《本草求真》）；樱桃枝能祛除"雀卵斑黯"（《本草纲目》），滋润皮肤；鹰屎白可消积导滞，祛风化湿，是古方中常选的灭瘢药。诸药配合，功专祛除雀斑，美化容颜，其美容效果如原书所指"用至七八日，其斑皆没，神效"。

◆ 养容膏 ◆

【方剂组成】防风、零陵香、藁本各 60g，白及、白附子、花粉、绿豆粉、甘松、山柰、茅香各 15g，皂荚适量。

【美容功能】祛风通络，去斑增香。

【制备与用法】皂荚去皮，与它药共研细末，白蜜和匀。涂面，不拘时。

【按语】风热之邪郁结于面，经络不通，气血不畅常可导致雀斑的形成，本方是一首以祛风散郁为主治疗雀斑的代表方。方中以防风、藁本、白附子祛散头面风邪；花粉、绿豆粉清热解毒，消肿生津；白及、皂荚去垢生肌，爽滑肌肤；零陵香、甘松、山柰、茅香辟秽增香，通络散郁；以白蜜和药则有助于对皮肤的滋养防护。本方中所选大部分药物如白及、白附子、藁本、甘松等皆为传统的祛斑增白之品，配合使用，功专力宏，加之润肤增香药物，照顾全面，是集祛斑、护肤、添香的美容效果为一体的美容良方。

◆ 山柰散 ◆

【方剂组成】山柰、鹰粪、密陀僧、蓖麻子各等份。

【美容功能】祛除雀斑。

【制备与用法】上药研匀，以乳汁调之。每晚临卧时涂面，翌日清晨洗去。

【按语】本方为一首专治面上雀斑的方剂。方中山柰含龙脑，有类似冰片的作用，但味辛性温，有辟秽化浊，祛风止痛之功，其根煎剂对 10 种常见致病真菌有不同程度的抑制作用；鹰粪和密陀僧皆为古方中用于治疗面上瘢黑的常用之品，鹰粪功能消积导滞，祛风化湿，善于消除各种瘢痕疙瘩；密陀僧则长于消肿杀虫，收敛防腐，祛除雀斑；蓖麻子能消肿拔毒，"拔病气出外"（《本草纲目》），可拔除郁于皮表的风热毒邪，从而取得较好的祛斑效果。诸药以乳汁调和，在祛斑的同时亦能加强对皮肤的营养滋润，有祛疾护肤并举之效。

◆ 连子胡同方 ◆

【方剂组成】白芷、菊花各 9g，珠儿粉（珍珠粉）15g，白果 20 枚，红

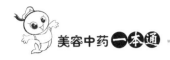
枣 15 个，猪胰 1 具。

【美容功能】润泽肌肤，祛除雀斑。

【制备与用法】甘菊花去梗，珠儿粉细研。诸药捣烂和匀，外以蜜拌酒酿顿化，入前药蒸过。每晚搽面，晨起洗去。

【按语】本方以珍珠粉为主药，具有润泽肌肤，美化容颜的作用，是历代流传的美容佳品。据《开宝本草》记载，珍珠"涂面，令人润泽好颜色"，且能"除面黑"（《海药本草》），用后可使肌肤光洁细腻，为历代帝王皇后所喜用，《御香缥缈录》）所收"慈禧太后驻颜方"即是以单味珍珠成方的。方中白芷善祛风除湿，是祛斑增白润肤的常用之品；菊花可疏风清热，"利血脉"（《日华子本草》），"去皮肤死肌"（《神农本草经》），"益血润容"（《纲目拾遗》）；白果能除湿收涩，"生肌长肉"（《本草再新》），《本草纲目》中以之"（捣）涂鼻面手足，去皯疱、黑黯、皱皱"；大枣补血生津，与猪胰、蜂蜜配合可具滋润营养皮肤之功。诸药共举，以收祛除雀斑、润泽肌肤之效。

◆ 济生澡豆方 ◆

【方剂组成】密陀僧、甘松、生杏仁、白芷、蛇床子各 30g，白果肉 40 枚，蓖麻仁 49 粒，白蒺藜、白牵牛各 90g，白僵蚕 60g，皂角 1500g。

【美容功能】祛风除斑，悦泽容颜。

【制备与用法】上药共捣为末。早晚搽面。

【按语】本方可用治雀斑及瘢痕色变赤黑。方中所选诸药大多为古时治疗面黯瘢痕的常用药物，配合使用更可增其疗效。其中白芷、白蒺藜、白牵牛、白僵蚕皆为祛斑增白要药，白芷色白气香，功能芳香祛斑，润泽皮肤；白蒺藜可散风活血，破积行滞；白牵牛善逐痰消饮，下气行水，以利气血本畅；白僵蚕祛风散结，可"灭诸疮瘢痕"（《名医别录》）。密陀僧长于消肿收敛，据《唐本草》载"面上癜黑，面药用之"。甘松辛香行散，善开郁散结，"主黑皮黑黯"（《本草拾遗》）。蛇床子有燥湿，祛风，杀虫之功，能治疗癣湿疮，为皮科常用药，且能令人"好颜色"（《名医别录》）。白果涤垢除浊，"涂鼻面手足，去皯疱黑黯皱皱"（《本草纲目》）。杏仁、蓖麻仁富有含油脂，对皮肤有滋养润泽作用，亦有祛斑之效。皂角能去除垢腻，清洁皮肤。方中诸药配合，以祛风除斑为主，兼收悦泽容颜之效。

◆ 茯苓膏 ◆

【方剂组成】猪蹄 2 具，白粱米、杏仁各 100g，茯苓、商陆各 150g，白芷、藁本各 90g，玉竹、甘松香、零陵香各 30g。

【美容功能】悦面除黑，润肤增白。

【制备与用法】将猪蹄、白粱米洗净，加水 1L 同炖，至猪蹄烂熟，取清汁，加入茯苓、商陆、白芷、藁本、玉竹、杏仁再煎，汁干一半，过滤去渣，再加入甘松、零陵香，和匀，瓷瓶保存。每夜取涂手面。

【按语】本方主治面部黑黯，可令面悦泽白润。方中以茯苓为主药，甘淡渗湿，利水消肿，健脾补中，长于治疗因脾虚不制水，水气上泛，气血不荣于面所致的面部黑斑及雀斑等，是美容方中常选的去黑增白之品，《医心方》中即有以单味茯苓治疗黑黯、雀斑的记载。配以商陆逐水消肿，散结洁面；白芷、藁本祛风除湿，增白添香；玉竹、杏仁滋阴润燥，润肤泽颜；甘松香、零陵香理气行滞，辟秽除恶；猪蹄、白粱米可去除油腻，清洁皮肤，以其煎诸药能润肤白面，防皱防裂，有类似于面膜的作用，有助于药物功效的发挥。

❖ 云母膏 ❖

【方剂组成】云母粉、杏仁各 30g。

【美容功能】祛风解毒，祛斑润肤。

【制备与用法】杏仁汤浸去皮尖。上药细研，入银器中，以黄牛乳拌，略蒸。每晚临卧时涂面，次日早晨以浆水洗去。

【按语】本方可用治面部黑斑、粉刺，兼去瘢痕。中医理论认为"肺合皮毛"，上述面部疾病的产生常可由肺热风燥而致，故本方选用云母"补肺下气，坚固肌理，去热解毒"（《医林纂要》）；杏仁"除肺热，治上焦风燥"（《珍珠囊》），"去头面诸风气皱疱"（《本草纲目》），且可泽肌肤；牛乳甘寒，解热毒，润皮肤；浆水洁面增白，去除油腻。诸药配合，祛斑润肤。

❖ 麝香膏 ❖

【方剂组成】麝香 15g，白附子 30g，当归、川芎、细辛、杜蘅、白芷各 120g。

【美容功能】祛风活血，悦面除黑。

【制备与用法】以上药，细锉，以腊月猪脂 750g，同煎三上三下，候白芷色黄为度，去滓，下麝香，搅令匀，盛瓷盒中，勿令尘入。敷面，日 3 次。

【按语】本方主治"面黑疱"，即现代医学所指的雀斑、粉刺一类的皮肤病。方中重用麝香，取其辛窜芳香之性，活血通络，消肿止痛，辟恶增香，《本草正》中谓之"除一切恶疮痔漏肿痛，脓水腐肉，面黑斑疹"；配以白芷、细辛、白附子祛风除湿，宣散郁滞；当归、川芎养血活血，畅通血脉；杜蘅辛香温散，逐散风寒；以猪脂调和诸药，有滋养润燥之功。观此方祛风

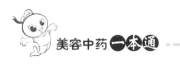

活血为要，则经脉畅通，气血相和，郁滞得散，可收悦面除黑之效。

【注意事项】本方含有麝香，孕妇禁用，以防流产。

◆ 白蔹膏 ◆

【方剂组成】白蔹、白石脂、杏仁各15g。

【美容功能】清热祛风，润肤除斑。

【制备与用法】上三味，捣为末，研极细，以鸡子白调和，稀稠得所，瓷盒盛。每临卧涂面上，明旦以井华水洗之。

【按语】本方通过药物的清热解毒、祛风散结作用来治疗面上黑斑及粉刺。方中白蔹功能清热解毒，散结消肿，生肌止痛，为治疗痈肿疔疮等外科疾病的要药，《药性论》中载其可治"面上疮疮"，药理研究表明该药水浸剂对多种皮肤真菌有不同程度的抑制作用；白石脂又称高岭土，粉质白腻，主要成分为硅酸铝，有燥湿收敛之功，外敷于面有清洁皮肤，去黑增白的效果；杏仁则善消风散肿，"除肺热，治上焦风燥"（《珍珠囊》），除"面上黑疮"（《本草纲目》），同时又因其富含油脂对皮肤有较好的滋润作用；鸡子白即鸡蛋清，性味甘寒，有清热解毒之功，是去黑黯、治面疮、润肌肤之佳品，其主要成分为蛋白质，除此还有脂肪及多种微量元素、碳水化合物等，外用时对体表炎症有消炎止痛收敛作用，本方中以鸡子白调和诸药为膏，既取其药用之性，又利用蛋白易于成膜的特点，使药物敷于面部后能更充分地吸附渗透于皮肤，发挥治疗和营养作用，类似于现代美容所常用的面膜效果。井华水为清晨从井下打的第一桶水，清凉甘爽，有"疗病利人"的作用（《嘉佑本草》）。

◆ 祛斑液 ◆

【方剂组成】羊胆、猪胰、细辛各等份。

【美容功能】祛风清火，祛斑润肤。

【制备与用法】用竹签绞去猪胰血丝、筋膜，划破羊胆，入锅内，加水适量，共煎羊胆、猪胰、细辛，三沸后滤渣取液，备用。每晚涂搽面部，次日晨以浆水洗面。

【按语】本方专治雀斑、黧黑斑等面部黑斑，从祛风清火入手，以驱散风热，宣泄郁火，消除黑斑。方中羊胆味苦性寒，具清火解毒之功，可"主诸疮"（《千金·食治》），有消炎、抑菌作用；猪胰甘滑泽，能润燥生津，涤除垢腻，"去皱、疱、黑黯"（《本草图经》），"泽颜"（《随息居饮食谱》）；细辛辛温，芳香最烈，故善开结气，宣泄郁滞……内之宣络脉而疏通百节，外之行孔窍而直透肌肤"（《本草正义》），故方中用之以祛风通络，宣散浮热。以浆水洗面，可使皮肤白净细腻，有助于祛斑润肤，悦面除皱。

❖ 炉灰膏 ❖

【方剂组成】炉灰、风化石灰各 500g，巴豆、蟾酥末各 6g，白丁香末 1.5g。

【美容功能】祛除黑痣。

【制备与用法】将炉灰、风化石灰炒红，以竹箕盛贮，用滚汤三碗，慢慢淋自然汁一碗，锅盛，慢火熬如稀糊，先下巴豆末、次下蟾酥末、白丁香末，炒石灰末搅匀再熬至如干面糊时取出，瓷罐盛贮，勿令泄气。每用时以簪头挑少许，放指甲上研，呵口气调匀如泥，以针挑拨黑痣，用药点之。

【按语】黑痣，又称黑子，为肾中浊气滞结皮肤所致，好发于颜面、颈项，影响容貌美观。古时治疗此病以外治为主，多采用活血化瘀及去腐生肌类药物。本方中炉灰、石灰均有腐蚀恶肉，生肌止血，消积定痛之功，《神农本草经》谓石灰可"去黑子瘜肉"，《本草纲目》及《唐本草》则有炉灰"主去黑子、疣、瘜肉、疽，蚀疔瘘"的记载；巴豆辛热，有大毒，内服可泻下冷积，逐水消肿，祛痰利咽，外用则能治恶疮疔癣、"去恶肉"（《神农本草经》）；蟾酥为蟾蜍耳后腺所分泌的白色浆液，经加工干燥而成，长于解毒消肿，蚀肌止痛，"疗发背疔疮，一切恶肿"（《本草纲目》）；白丁香为麻雀的粪便，可消散积聚，治症癖疝痕，去胬肉。

【注意事项】此方功专腐蚀痣疣，对病变及正常组织均有较强的腐蚀性，使用时应严格控制药物剂量，且应避免接触正常部位，以免造成严重的组织损伤。

❖ 桃花丸 ❖

【方剂组成】桃花 200g，桂心、乌喙、甘草各 30g。

【美容功能】悦面除黑。

【制备与用法】上 4 味为细末，炼蜜为丸如大豆许。每服 10 丸，每日 2 次。

【按语】此方主要用于治疗面部黑黯，可令皮肤洁白光润。面部黑黯，又称"面尘"、"黑黯"，指人面色黧黑、晦暗而无光泽，常可由肝郁脾虚，气滞血瘀或寒邪水饮造成，相当于西医的"黄褐斑"、"雀斑"等以面部色素沉着为表现的皮肤疾患。方中桃花味苦辛平，入大肠、膀胱两经，可通便、利水、活血，花瓣质轻，色彩红润艳泽，古人早有"人面桃花"之比喻，本方

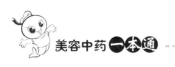

重用桃花，并以此为方名，其间用意自不待言。又配以辛温之桂心、乌喙温散寒邪，发散水气，畅通气血；再以甘草调和诸药顾护中气。四药共举则可悦泽人面，去除黑黯，令人好颜色。

❖ 犀角升麻丸 ❖

【方剂组成】水牛角 45g，升麻、羌活、防风、生地黄各 30g，白附子、白芷、川芎、红花、黄芩各 15g，生甘草 7.5g。

【美容功能】凉血解毒，祛风清热。

【制备与用法】各为细末，合匀，蒸饼为小丸。每服 6g，食后临卧用清茶送下。

【按语】本方用于治疗雀斑，原书谓之曰，雀斑"生于面上，其色淡黄，碎点无数，由火郁于孙络之血分，风邪外搏"而发，故而治疗采用凉血解毒，祛风清热之法。方中原以犀角为主药，现因犀角受保护，常用水牛角代替。水牛角味苦咸寒入血分，有清热凉血，泻火解毒之功。配以升麻性能升散，并解热毒，二药相合，一清一散，则可使郁于经络之风热火邪得以清泄透达；加之生地滋阴凉血，黄芩清热泻火，可助水牛角清热凉血之力。佐以羌活、防风、白芷、白附子祛散风邪，畅通经络，其中白芷善去"肺经风热、头面皮肤风痹燥痒"（《珍珠囊》），白附子可治"面上百病"（《名医别录》），两者均为治疗面上黑黯，祛斑增白之要药；川芎、红花则能行气活血，祛瘀通络，以促进面部之血液循环；甘草生用既可润肺解毒，又能调和诸药，用为佐使。诸药共举，可奏凉血解毒，祛风清热之功，从而收到消散雀斑的美容效果。

❖ 干地黄丸 ❖

【方剂组成】地黄、茯苓、天雄各 21g，蛇床子 18g，桂心、麦冬各 15g，远志、肉苁蓉、杜仲、甘草各 30g，五味子 12g，阿胶、枣肉各 24g。

【美容功能】补益肝肾，生精养血。

【制备与用法】上药研末，以蜜调为丸，如梧子大。每服 20g，以酒或温水送下。

【按语】本方适用于肾亏水旺，血虚不荣所导致的黧黑斑。明代《外科正宗》说："黧黑斑者，水亏不能制火，血弱不能毕肉，以致火燥结成斑黑，色枯木泽"，故而本方以滋补肝肾，生精补血为要，选用地黄滋阴清热，凉血生津；肉苁蓉补肾助阳，益精养血；杜仲补益肝肾，强筋壮骨，由此可使肾之阴阳两补，精血互生，为方中之主药。辅以远志、茯苓交通心肾，安神定志；

麦冬、五味子滋肾生津，清心除烦；阿胶、枣肉滋阴补血；天雄、蛇床子、桂心温通经脉，鼓舞气血；甘草补脾益气，以充化源，且能和中缓急，调和诸药。诸药协同，可使肝肾充足，精旺血生，火热得散，则面部黑斑随之可愈。

◆ 枸杞生地散 ◆

【方剂组成】枸杞子100g，生地30g。

【美容功能】补肝肾，去黑斑。

【制备与用法】将枸杞子、生地焙干、研末、混匀，每取10g，每日3次，温开水或用白酒适量冲服，连续1个月。

【美容应用】用于防治雀斑与黑斑。

◆ 抗斑护容面膜 ◆

【方剂组成】桂皮5g，当归5g，白及5g，冷水50ml，柠檬汁、蜂蜜适量。

【美容功能】美白抗斑。

【制备与用法】用冷水，桂皮、当归、白及等3种药材浸泡30分钟后，煎取汁液，过滤待凉，然后取5ml药汁混合5ml的柠檬汁备用。接着，用蜂蜜加矿泉水调整成蜜水［约（7~8）：1］。首先，将蜜水用软毛刷涂于脸部，用面膜水蘸取药汁和柠檬汁的混合汁液敷脸，15分钟后取下，洗净即可。注意蜜水可缓和柠檬汁的刺激，一定要先敷蜜水。每周2次，夜间使用最佳。

◆ 白及祛斑面膜 ◆

【方剂组成】白及粉、白术粉、茯苓粉、珍珠粉各等量，白醋、蜂蜜适量。

【美容功能】润肤祛斑。

【制备与用法】将白及粉、白术粉、茯苓粉、珍珠粉四粉等量混合，取适量用白醋调匀，蜂蜜润肤之后均匀地敷于脸部之上，待水分吸收后洗净即可。

◆ 七白膏面膜 ◆

【方剂组成】白芷、白蔹、白术各10份，白及5份，细辛、白附子、白茯苓各3份。

【美容功能】祛除黑斑，润肤防皱.

【制备与用法】将上述药物研磨成细末后，用鸡蛋调成如弹子大小的小丸

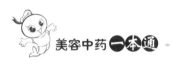

子，阴干备用。每天晚上睡前用温水将小丸子化开成浓汁，敷于脸部肌肤。在敷用面膜之前，可先用温水将脸洗干净。由于该品共有 7 种药材，故有七白膏之称。

◆ 淡斑滋养面膜 ◆

【方剂组成】当归、桃仁、川芎、白芷、白附子、白及粉各 50g，鲜奶、蜂蜜各适量。

【美容功能】活血淡斑，增白皮肤，滋润养护。适用于脸上长黑斑，皮肤粗糙、萎黄暗沉的女性。

【制备与用法】把上面 6 种中药各自捣成粉末，混合搅匀后装瓶备用。用时取出 1 小匙中药混合粉，放入碗中。加入新鲜牛奶，充分搅拌调成糊状面膜。然后再往糊状面膜中加入 1ml 蜂蜜调匀即成。用干净的小刷子将面膜均匀地涂于脸上，20~30 分钟后洗净，每周 2~3 次。

◆ 淡斑除皱面膜 ◆

【方剂组成】当归、桃仁、丹参、白芷、白附子、白及各 50g，玫瑰、乳香精油各 2 滴，蛋清半个。

【美容功能】美白淡斑、紧实除绉。

【制备与用法】将 6 种中药研成粉，混合后放进瓶子中备用。用时取瓶中混合好的中药粉 1 小匙，放入碗中，加入鸡蛋清搅拌成糊状。再加玫瑰精油和檀香精油，混匀即成。用干净的小刷子将面膜均匀涂于脸上，20~30 分钟后洗净，每周 2~3 次。

【注意事项】皮肤敏感者慎用。

◆ 玫瑰活肤面膜 ◆

【方剂组成】当归、白芷、绿豆、山药、白及、杏仁粉各 50g，玫瑰精油 2 滴，玫瑰花水适量。

【美容功能】增白清洁，滋养润泽，紧实除绉，活血淡斑。

【制备与用法】把各种中药粉末混合后，取出 1 小匙，放入碗中。往混合粉末中加入适量的玫瑰花水，搅拌调成糊状。然后往糊状面膜中加入玫瑰精油混匀即成。用干净的小刷子将面膜均匀地涂于脸上，20~30 分钟后洗净，每周 2~3 次。

九、治痤祛渣类

◆ 防风散 ◆

【方剂组成】防风、小荆子、栀子仁、枸杞子、白蒺藜、荠苣各50g，石膏100g，甘草25g。

【美容功能】祛风清热，凉血解毒。

【制备与用法】诸药捣罗为末。食后以温水送下，每服8g，每日2次。

【按语】本方主要用于治疗肺脏风毒及过饮造成的疱疮，亦即现代所指的面疮，常可由风邪袭于头面结而不散，或饮酒后热势冲面，复遇风冷相搏导致。方中以防风、石膏为主药，可祛风散邪，清泄肺热。配以栀子仁、荠苣清热泻火，凉血解毒；小荆子、白蒺藜疏风清热，开郁散结；枸杞子补虚填精，滋阴润肺，且可"易颜色"，令人"变白"（《药性论》）；甘草可补脾滋肺，调和药性。诸药配合，可使风热得解，热毒得清，从而起到治疗美容作用。

◆ 枇杷清肺饮 ◆

【方剂组成】枇杷叶、黄连、桑白皮、黄柏各9g，甘草、人参各6g。

【美容功能】清肺胃，利湿热。

【制备与用法】水煎服，每日1剂，分2次服。

【美容应用】肺胃湿热引起的痤疮、酒糟鼻、脂溢性皮炎，可见颜面潮红，皮肤油腻，大便不爽，小便黄，舌红苔黄，脉数。实际使用时，方中可酌情加入活血凉血之品，如牡丹皮、益母草、山楂等，可获得更好的效果。

◆ 清热养阴丸 ◆

【方剂组成】生地、玄参、麦冬、浙贝母各12g，山豆根、白芍、栀子各10g，薄荷、黄连各6g，甘草3g。

【美容功能】清热解毒养阴，消肿散结活血。

【制备与用法】水煎服，每日1剂，分2次服。

【美容应用】肺胃积热引起的痤疮，反复发作，病程较长，皮肤偏干或偏油腻，口干口渴，大便干，小便黄，舌红苔少，脉数。

◆ 加味完带汤 ◆

【方剂组成】陈皮、半夏、党参各6g，车前子、苍术、丹皮、白芷、僵

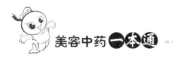

蚕各 9g，白芍 12g，益母草 15g，土炒白术、山药各 30g，荆芥 1.5，柴胡 2g，甘草 3g。

【美容功能】健脾祛湿，化痰散结，清热活血。

【制备与用法】水煎服，每日 1 剂，分 2 次服。

【美容应用】痤疮反复发作，病程较长，炎症反应不明显，肤色暗淡，可有色素沉着，带下绵绵量多，四肢倦怠，舌淡苔白，脉缓。

【按语】本方所治痤疮乃脾虚湿盛，冲任不固，痰瘀内阻所致，以女性多见。本方健脾祛湿，凉血活血，去头面风湿而散结。男性患者属痰瘀内阻者，也可用本方。

◆ 大黄䗪虫丸 ◆

【方剂组成】大黄 300g，黄芩 60g，甘草 90g，桃仁 60g，杏仁 60g，芍药 120g，干地黄 300g，干漆 30g，虻虫 60g，水蛭 60g，蛴螬、土鳖虫 30g。

【美容功能】祛瘀生新、清热散结。

【制备与用法】上 12 味，为末，炼蜜和丸如小豆大，饮酒服 5 丸，重 3g，温开水送服。亦可作汤剂水煎服用量按原方比例酌减。本方可制成散剂，以凉茶水调成糊状外敷，内服外治同用效果更佳。

【按语】大黄䗪虫丸自古为活血破瘀、祛痰生新的首选方。适用于因瘀血内存，瘀久化热，阴血损伤，肌肤内脏失于濡润者。聚合型痤疮反复发作，病程迁延，疗效差，其病在血分，瘀血阻络。此时不宜大清猛攻，宜用丸散，以图缓消缓散为安。本方祛痰通络，破瘀生新，调节机体内环境，改善肌肤代谢。方中大黄逐瘀攻下，调理肠胃；土鳖虫（䗪虫）、桃仁、干漆、蛴螬、虻虫、水蛭共奏通络破瘀之功；黄芩配大黄可清瘀热；杏仁配桃仁可润肌肤燥结；病程日久，故以生地、芍药养血补阴以扶正；甘草护中，调和诸药，以缓和破血药过于峻猛伤正；酒服以行药势上达面部。诸药合用可祛瘀血，清瘀热，养阴血，润燥邪。

◆ 四黄洗剂 ◆

【方剂组成】大黄、黄芩、黄连各 50g，硫黄 15g。

【美容功能】清热消炎。

【制备与用法】硫黄先用 75% 乙醇溶解，将余药共研细末，上药共入 500ml 蒸馏水中摇匀，密封，1 周后备用。同时以棉签蘸药外擦患处，每日 4～6 次。

【美容应用】痤疮，结节红肿，脓包多，炎症明显，皮肤较为油腻。

◆ 蛇胆霜 ◆

【方剂组成】蝮蛇胆汁。

【美容功能】清热洁肤，抑菌溶脂。

【制备与用法】将蝮蛇胆汁 0.5ml 加冷霜或普通雪花膏 500g，混匀备用。每日早晚洗脸后涂抹患处。

【美容应用】痤疮、皮肤油腻粗糙。

◆ 玉容粉 ◆

【方剂组成】白蔹 15g，苦杏仁 15g，白鲜皮 15g，白僵蚕 15g，白及 15g，冬瓜仁 10g，丹参 15g，冰片 3g。

【美容功能】祛风活血，清热解毒。

【制备与用法】上药共研极细末，装瓶密封备用。按摩面部之后，用玉容粉 1 汤匙，以温水调成糊状，迅速均匀地涂抹于面部，口、鼻、眉、眼以纱布遮盖保护不涂，25 分钟后揭掉面膜，净面后涂上润肤霜，1 周 1 次，10 次为 1 个疗程。

【美容应用】皮肤油腻，刺痒不爽，痤疮以粉刺、丘疹为主，炎症不明显。

◆ 颠倒交泰丸 ◆

【方剂组成】硫黄粉 3g，大黄粉 7g，黄连粉 7g，肉桂粉 2g，生姜 10g。

【美容功能】痤疮属虚火上炎者，皮损以丘疹、小脓包为主，常见心烦失眠，口舌生疮，小便黄赤，不耐操劳，舌红少苔，脉细数。

【制备与用法】将生姜捣成泥状，加少量蛋清同诸药粉调匀，分涂两块纱布上，敷贴于双足底涌泉穴，以胶布固定，舒适为度，隔日换药 1 次。5 次为 1 个疗程。

【美容应用】痤疮，结节红肿，脓包多，炎症明显，皮肤较为油腻。

【按语】药理研究表明本方可以改善血液循环，减少皮脂分泌，软化毛囊角化，抗菌消炎。

◆ 连翘散 ◆

【方剂组成】连翘、川芎、白芷、片黄芩、川黄连、沙参、荆芥、桑白皮、栀子、贝母、甘草各 2g。

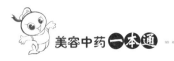

【美容功能】疏风清热，泄肺解毒。

【制备与用法】上药水煎。餐后服。

【按语】本方适用于治疗肺胃积热型谷嘴疮，即粉刺。该病常可因肺胃积热，久蕴不解，积久而化生火热，发于胸面而致。方中以连翘、黄芩、黄连、栀子清热泻火，解毒散结；白芷、荆芥、川芎疏风清热，行气活血；桑白皮、贝母、沙参清泄肺热，润燥生津；甘草补脾润肺，调和诸药。该方用药平安，切合病机，为其组方独到之处。

❖ 五参丸 ❖

【方剂组成】人参、丹参各3g，沙参、苦参、玄参各30g。

【美容功能】清热泻火，燥湿杀虫，散结消肿。

【制备与用法】上药共为细末，用胡桃仁15g，捣碎为丸，如梧桐子大，贮瓶备用。口服，每服30丸，茶汤送下，每日3次，食后服。

【按语】本方用治粉刺症。方中重用苦参清热燥湿，杀虫止痒；沙参清泻肺胃，润养肌肤；玄参滋肾降火，解毒散结。更少许使用人参益气生血，悦泽肌肤；丹参活血祛瘀，凉血消肿。五参合用，上可清肺胃蕴热，下可养肝肾真水；内可调畅气血，外能止痒杀虫，尤宜于久病粉刺症者。

❖ 加味甘桔汤 ❖

【方剂组成】桔梗、茯苓各9g，甘草3g，菊花、青黛、天花粉各6g，白附子2.4g，白芷1.5g。

【美容功能】宣肺散风，利湿清热，凉血解毒。

【制备与用法】水煎取浓汁备用。每日1剂，每日2次。

【按语】本方主治肺经风热，湿毒留于肌肤发为面生疙瘩，红肿痒痛，滋水流漓之粉刺症。方中桔梗开宣肺气，菊花、青黛、天花粉清热凉血解毒，又以茯苓健脾利湿；白芷祛风散湿，活血排脓；白附子通络燥湿，善治面上诸病；甘草既可健脾和中，清热解毒，又可调合药性。诸药合用，宣肺气，散风邪，逐湿邪，通经络，解热毒，荣肌肤，标本兼治，为治疗粉刺症的有效方剂。

❖ 肺风丸 ❖

【方剂组成】细辛、旋覆花、羌活各30g，蚕蛾（去翅足）、苦参各60g。

【美容功能】散风寒，化痰湿，通络散结。

【制备与用法】上药研为细末，软饭和丸，如梧桐子大。每服50丸，茶酒送下，不拘时。

【按语】本方主治肺风粉刺症。方用细辛辛温散寒，温肺化饮；旋覆花肃降肺气，化痰涎；羌活气雄走窜，散在表在上之风寒湿；苦参苦燥杀虫，止痒祛风。再用蚕蛾培补下元，壮阳补肾。诸药合用，上散肺经风寒，中去脾胃湿痰，下补肝肾不足，宜用于风寒外袭，痰湿阻络，面生疙瘩，颜色发暗，瘙痒肿痛之粉刺症。

❀ 粉刺方 ❀

【方剂组成】枯矾 30g，生硫黄、白附子各 6g。

【美容功能】解毒杀虫，燥湿散结。

【制备与用法】上药共为细末，用水调匀备用。外用，敷粉刺，临晚上药，次早洗去。

【按语】本方主治面上粉刺症。方用枯矾、硫黄燥湿杀虫解毒，蚀恶肉，止痒痛；白附子祛风燥湿，散结，止痒。诸药合用，解毒杀虫，燥湿散结止痒，宜于各种粉刺症。

❀ 粉刺汤 ❀

【方剂组成】白花蛇舌草、半枝莲各 30g，薏苡仁、苍术、玄参各 20g，板蓝根 25g，莪术、丹皮各 15g，甘草 10g。

【美容功能】清热解毒，化瘀消肿。

【制备与用法】上药水煎，取汁备用。口服。每日 1 剂，分 2 次服。

【按语】本方主治粉刺症。方用白花蛇舌草清利湿毒，解热消疮；半枝莲清热利湿，化瘀解毒，共为主药。辅以苍术发表散湿；薏苡仁健中利湿，俾湿邪分利；板蓝根清热毒，利头面；玄参滋阴降火，解毒散结，使头面热毒清利。莪术、丹皮化瘀凉血，通络消肿，甘草清热解毒，调和诸药。诸药合用，共奏清热利湿，解毒散瘀之功，用治湿热淤阻的粉刺症为好。

❀ 痤疮平 ❀

【方剂组成】金银花、蒲公英各 15g，虎杖、山楂各 12g。

【美容功能】清热解毒，活血消肿。

【制备与用法】上四味水煎，取汁备用。每日 1 剂，分 3 次服。

【按语】本方主治热毒壅络所致面部疙瘩肿起，红肿热痛的粉刺症。方用金银花，疏散风热，清热解毒；蒲公英清热解毒，消痈散结。辅以虎杖解湿毒，散血瘀；山楂活血化瘀。诸药合用，使肺风得散，热毒得清，血脉通畅，

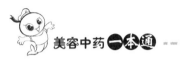

对肺风毒盛，瘀血阻络的粉刺有较好疗效。

❖ 颠倒散 ❖

【方剂组成】大黄、硫黄各等份。

【美容功能】解毒杀虫，化瘀消肿。

【制备与用法】两药共为细末，备用。凉水调敷患处。

【按语】本方为主治肺风粉刺及酒糟鼻的经典方剂之一，在临床中较为常用。方中大苦大寒的大黄与大辛大热的硫黄同用，相反相成，共奏解毒杀虫止痒、凉血化瘀消肿之功。

❖ 荆芥连翘汤 ❖

【方剂组成】荆芥、连翘、防风、当归、川芎、白芍、柴胡、黄芩、枳壳、栀子、白芷、桔梗各 12g，甘草 6g。

【美容功能】散风清热，解毒止痒。

【制备与用法】以上诸药共煎，取汁备用。每日 1 剂，分 3 次服。

【按语】本方主治粉刺症。方用荆芥、防风散肌肉、皮毛中的邪风；连翘清热散风，解心肺热毒；柴胡辛凉疏散，清肝胆风热；白芷辛温芳香，散肺胃风寒，诸散药同收散邪逐风之功。再用黄芩、栀子清火毒，解湿热；当归、川芎、白芍养血分，散血瘀；桔梗、枳壳升清气，降浊气；甘草解百毒，和诸药。诸药共用，宜于肺风粉刺症。

❖ 清上防风汤 ❖

【方剂组成】防风、栀子各 12g，连翘、白芷、桔梗各 10g，黄芩、川芎各 9g，黄连、薄荷各 6g，荆芥、枳壳各 13g，甘草 3g。

【美容功能】清热散风，解毒退肿。

【制备与用法】以上药物加水共煮，去渣取汁备用。每次加 5 小匙竹沥水冲服。每日 3 次。

【按语】本方主治面部疮疱等症。方用荆齐、防风、白芷散风除湿，解表消疮；薄荷、连翘疏散风热，解毒消疮。再用黄芩、黄连、栀子清热解毒，燥湿泻火。助以桔梗、枳壳宣降气机，川芎调畅气血，引以竹沥水，涤痰清热，滑利经络。甘草清热解毒，调和药性。共奏散风解毒、清热退肿之功，宜于风热外束，热毒炽盛的粉刺症。

❖ 冬瓜子仁散 ❖

【方剂组成】冬瓜子仁、柏子仁、茯苓、冬葵子、栀子仁、枳实各30g。

【美容功能】清热利湿，解毒消疮。

【制备与用法】冬瓜子仁、冬葵子微炒，枳实麸炒微黄，与诸药共捣，筛为散。食后，以粥饮调下6g。

【按语】本方主治酒糟鼻初期，鼻生红斑，表面油腻光亮，继之出现米粒大的粟疹、脓疱。方中以冬瓜子仁、冬葵子、栀子仁清热利湿，解毒消疮；柏子仁养心安神，滋燥润肤；茯苓、枳实斡运中州，利湿健脾。诸药合用，清热利湿，解毒消疮，治疗肺胃湿热之酒糟鼻。

❖ 凌霄花散 ❖

【方剂组成】凌霄花、山栀子等份。

【美容功能】清热解毒，凉血祛瘀。

【制备与用法】上二药共为细末。每服6g，食后茶调下，每日2次。

【按语】本方主治酒糟鼻之属血热毒盛、瘀血阻滞者。方中凌霄花能活血破瘀，凉血祛风；山栀子清热泻火，凉血解毒。两药同用，共收清热解毒，凉血祛瘀之效。

❖ 冰玉散 ❖

【方剂组成】冰片，不拘多少。

【美容功能】泻火解毒，消疮防腐。

【制备与用法】将冰片研为细末，以酥油调和，密贮瓶中备用。每晚临卧涂于酒糟鼻上，次晨以温水洗去。

【按语】方中冰片、气味芳香，泻火解毒，消疮防腐，与酥油同用，尚有保护皮肤的作用。

❖ 凉血四物汤 ❖

【方剂组成】当归、生地黄、川芎、赤芍药、黄芩（酒炒）、赤茯苓、陈皮、红花（酒）、生甘草各3g。

【美容功能】清热泻火，凉血解毒，活血消肿。

【制备与用法】以水两盅，姜两片，煎八分，加酒一杯。调五灵脂末6g，热服。气弱者，加酒炒黄芪6g。

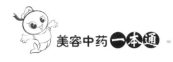

【美容应用】本方主治血热淤阻的酒糟鼻。

【按语】本方主治血热淤阻的酒糟鼻。方中以当归、生地黄、赤芍药、川芎、红花、五灵脂补血活血，清热凉血；黄芩主清肺火，解毒消疮；陈皮健脾理气；赤茯苓健脾清热利湿；甘草清热解毒，调和药性。诸药合用共奏清热泻火，凉血解毒，活血消肿之功，为治疗酒糟鼻的常用方剂。

❖ 枇杷叶丸 ❖

【方剂组成】枇杷叶 240g，黄芩、天花粉各 120g，甘草 30g。

【美容功能】清肺热，解疮毒。

【制备与用法】上 4 味共为细末，新安酒和丸如梧桐子大。每服 4.5g，温开水送服，每日 3 次。

【按语】本方主治酒糟鼻、粉刺等。方中重用枇杷叶味苦性凉，主清肺胃二经火热。《本草纲目》云"取其下气之功耳"，气下则火降。辅以黄芩清肺热，解火毒，助枇杷叶清肺解毒之力。佐以天花粉，消疮毒，清肺胃。再以甘草调和药性，清热解毒，用为使药。诸药合用，配伍精当，用治肺胃蕴热之粉刺、酒糟鼻等症。

❖ 当归活血汤 ❖

【方剂组成】当归、川芎、荆芥、薄荷、芍药、红花、甘草、牡丹皮、桔梗、防风、山栀、黄芩、连翘、白芷各等份。

【美容功能】活血化瘀，散风宣肺。

【制备与用法】上药锉细。每次 6g，加姜 1 片、细茶 1 撮，水煎，食后温服。

【按语】本方主治鼻头紫黑，血冷凝滞之证。方用当归、川芎、红花养血活血，温散血中寒凝；牡丹皮凉散活血，通络逐瘀。再用荆芥、防风、白芷、薄荷、连翘发表散风，宣通鼻窍；山栀、黄芩取其清肺之功，以防邪热壅肺；再引以桔梗，载诸药上行入肺经。诸药合用共奏活血化瘀，散风宣肺之效，为治疗风热壅肺，瘀血阻滞，准头紫黑，酒糟鼻的有效配方。

❖ 丹芩栀面膜 ❖

【方剂组成】丹参 10g，黄芩 15g，栀子 15g，银花 15g，蜂蜜适量。

【美容功能】抗菌消炎，活血化瘀。

【制备与用法】

1. 在用清水浸泡以上中药饮片 2 小时后，连同浸泡的水入砂锅煮沸，再小火煮半个小时，滤去药渣，取滤液。

2. 将药液在不锈钢锅内加热浓缩，调入蜂蜜成稀糊状。

3. 先用温水洁面，除去面部油脂、尘垢，再敷涂丹芩栀面膜，30 分钟后清水洗去。每天早晚各 1 次。

◆ 白芷白鲜面膜 ◆

【方剂组成】白芷 50g，白鲜皮 20g，硫黄粉 10g。

【美容功能】本面膜有活血祛风，解毒杀虫，清除油脂，治疗青春痘或酒糟鼻合并痤疮的功效。

【制备与用法】将白芷、白鲜皮洗净烘干，研成极细粉。将上面的粉末与硫黄粉混合均匀，用凉开水调成糊。睡前涂于脸部患处，翌晨洗去。

◆ 蒲公英面膜 ◆

【方剂组成】鲜蒲公英 100g（干品 30g），绿豆 50g，蜂蜜 10g。

【美容功能】清热解毒，洁净皮肤。

【制备与用法】将采集的新鲜蒲公英全草 100g（干品 30g），先煎水，取净汁 500ml。在蒲公英汁液中加入绿豆 50g，煮至绿豆开花，调入蜂蜜 10g 即成。吃绿豆喝汤，一天分多次吃完。同时将余汤涂脸，30 分钟后洗去。连续内服外用 1 周以上。

【按语】蒲公英配绿豆增强清热解毒的疗效；配蜂蜜调味，即增强蒲公英的抗菌消炎作用，外涂面部直接对皮肤起清污杀菌作用，又有营养呵护功效。

◆ 重楼丹面膜 ◆

【方剂组成】重楼 15g，丹参 30g，蜂蜜 10g。

【美容功能】清热解毒，洁净皮肤。本方对脓疱性、囊肿性痤疮有较好疗效。

【制备与用法】将重楼、丹参洗净，切片。将重楼、丹参的切片同入砂锅，加水 500ml，大火煮沸后小火煮 20 分钟，滤出药液。将剩余药渣加水再煮，取药液，合并两次滤液约 300ml，调入蜂蜜即成。每日分 3 次饮完，同时用此液涂脸，15 分钟后用清水洗去。连续饮用并涂脸半个月。

◆ 山慈菇面膜 ◆

【方剂组成】山慈菇 50g，白米醋 100ml。

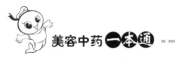
【美容功能】消肿解毒，抗菌消炎。

【制备与用法】将山慈菇洗净后晒干，研成极细末。将山慈菇料末调入白米醋中，调成糊状。用药糊涂抹患处，30 分钟后用清水洗去。上、下午各涂一次。

十、洁肤爽肤类

❖ 孙仙少女膏 ❖

【方剂组成】黄柏皮、土瓜根各 9g，大枣 21 枚。

【美容功能】清热解毒，凉血散瘀。

【制备与用法】上药研细为膏。每日早起化汤洗面。

【按语】本方适用于内热熏蒸头面，瘀热互结所致的粉刺、疮疖、面疱等皮肤病。方中黄柏苦寒，可清热燥湿，泻火解毒；土瓜根甘凉，专入手足阳明经而作用于面部，有泻热，凉血，消瘀之功，长于"治面黑面疱"（《本草纲目》）；大枣甘缓调和，可调营卫，补气血，生津液，以滋润皮肤。三药配伍，药简功专，可清瘀热，祛面疾，润肌肤，令颜面光滑洁净，保持容颜不老。本方亦可用于洗浴，同样起到保健护肤的效果。

十一、消瘢类

❖ 消瘢内服外用方 ❖

【方剂组成】

1. 内服方：白芷 12g，炮山甲 12g，雷丸 10g，麦冬 12g，元胡 12g，桃仁 12g，红花 6g，槟榔片 10g，荆芥 10g。

2. 外用方：甘遂、芫花、白芷各等份研成细末备用。

【美容功能】活血消积，软坚散结。

【制备与用法】内服方每日 1 剂水煎服。外用药粉用米醋适量，调成糊状外敷患处。

【美容应用】用于瘢痕增生。

【按语】本方是吉林市中医院主任医师史鸿涛先生的经验方。具有消积散结、疏通气血、软化肿块的作用。

❖ 黑布药膏 ❖

【方剂组成】老黑醋 2500ml，五倍子 840g，全头蜈蚣 10 条，蜂蜜 180g，梅花冰片 3g。

【美容功能】破瘀软坚，聚毒催脓。

【制备与用法】砂锅盛黑醋火上煮沸 30 分钟，加入蜂蜜再煎沸，用铁筛将五倍子粉慢慢撒入，边撒边按用一方向搅拌，撒完后改用文火煎成膏状离火，稍冷却后再加入蜈蚣粉和梅花冰片粉，搅匀即成。做成的黑布药膏，质量要求光滑，黑润，储于瓷罐和玻璃罐内备用（勿用金属器皿储存）。同时，于患处涂 2~3mm 厚（涂药勿用金属器械），然后用黑布或厚布盖上，换药前用浓茶叶水清洁皮肤，2~3 天换药 1 次。

【美容应用】瘢痕疙瘩、疖痈、毛囊炎早期、慢性肥厚性皮肤病等，用于瘢痕疙瘩疗效甚佳。

❖ 灭瘢痕方 ❖

【方剂组成】禹余粮、生半夏各等份。

【美容功能】消除瘢痕。

【制备与用法】上药为细末，以鸡蛋黄和，先以新布拭瘢令赤，以药涂之，每日 2 次，勿见风。

【美容应用】外伤、金创、痈疖所形成的皮肤瘢痕。

❖ 六物灭瘢膏 ❖

【方剂组成】衣中白鱼、鸡屎白、鹰粪白、芍药、白蔹、白蜂各等份。

【美容功能】灭瘢。

【制备与用法】上药研如粉，以乳汁调和，贮瓶备用。涂于面上患处，每日 3 次。

【按语】本方专用于治疗瘢痕疙瘩。方中衣中白鱼为衣鱼科昆虫衣鱼的全虫，《陆川本草》谓之可"破积，解毒，治疮疖"；《本经别录》记载其能"涂疮灭瘢"；《千金方》中则以衣中白鱼及鹰屎白二味和蜜治疗瘢痕凸出，可见这些药物在古时是治疗瘢痕疙瘩的基本用药。除此之外，本方还选取了长于灭瘢痕、消瘢痕的鸡屎白，利水泄热，祛风解毒以增药效；并配以芍药养血活血，润肤红颜；白蔹清热解毒，消肿生肌。诸药以乳汁调和则有滋润营养之效。

❖ 小品灭瘢方 ❖

【方剂组成】鸡屎白 30g，辛夷 1.2g，白附子 0.6g，细辛 0.4g。

【美容功能】灭瘢。

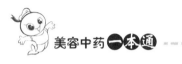
【制备与用法】上药酒浸一夜，以羊脂50ml，微火煎，三上三下，去滓。伤瘢以甘草洗后涂之。

【按语】本方以鸡屎白为主药，其味苦咸凉，可利水泄热，祛风解毒，软坚去积，是古方中常用的灭瘢除痕药；配以辛夷辛温芳香，解肌散表，上窍头目，善治头面目鼻之病，《药性论》中谓其"能治面生黑疱。面脂用，主光华"。现代药理研究提示辛夷煎剂对多种致病性真菌有抑制作用；白附子、细辛辛散温通，可引药上行头面，畅达经络。四药共举可祛散风热，消肿散结而灭除瘢痕。甘草甘缓平和，有解毒调和之性，能"长肌肉"、治"金疮肿"（《神农本草经》），所含的甘草酸铵、甘草次酸钠能有效地影响皮下肉芽囊肿炎症的渗出期及增生期，起到抗炎作用，因此此方用法中特别强调了敷药前需以甘草洗伤瘢，以增强药物疗效。羊脂是此煎膏剂的赋形成分，且亦可起到滋养保护皮肤的作用。

❖ 白僵蚕膏 ❖

【方剂组成】白僵蚕15g，白鱼10枚，白石脂、鹰屎、白附子各0 3g，腊月猪脂60g。

【美容功能】灭瘢嫩肤。

【制备与用法】上6味，除猪脂外，捣罗为细末，研，以猪脂和令匀，瓷盒中盛。敷瘢痕上，避风。

【按语】本方主治瘢痕疙瘩，以白僵蚕为主药，其味辛咸，性平，入肺、肝二经，辛能发散，咸以软坚，故具祛风解痉、化痰散结之功，可"灭黑黯"（《神农本草经》）及"灭诸疮瘢痕"（《名医别录》），对此《本草经疏》释曰："……肺主皮毛，而风邪客之，则面色不光润，辛温入肺，去皮肤诸风，故能灭黑黯及诸疮瘢痕"。现代药理研究认为白僵蚕的灭瘢机制与其所含皮质激素样物质有关；白附子可祛风化痰，畅通经络，去"面上百病"（《名医别录》），与白僵蚕同用，可增强灭瘢除黯之效；白鱼为鲤科动物翘嘴红鲌的肉，据《千金翼方》记载有"涂疮灭瘢"之用；白石脂属硅酸盐类矿物，功能收涩止血，可治"邪气痈肿，疽痔恶习疮疤头疡疥瘙"（《神农本草经》），对于瘢痕组织被腐蚀后的破溃出血有收敛作用；鹰屎可消积导滞，祛风化湿，是古方中常用的灭瘢药。诸药以腊月猪脂调匀成膏，既可来除瘢痕，又能滋养皮肤，而收祛疾美容之效。

❖ 辛夷灭瘢膏 ❖

【方剂组成】辛夷30g，鹰屎白、杜若、细辛各15g，白附子1g。

【美容功能】祛风散结，灭除瘢痕。

【制备与用法】上药除鹰屎白外，余药锉碎，以酒浸一夜，加入羊髓150g，银石锅中以文火煎煮，去滓将鹰屎白研如粉，入膏中搅匀，再以微火暖，入瓷瓶中盛。涂瘢痕处，每日3次，避风。

【按语】风湿痰邪蕴结皮肤常可成瘢，故本方从祛风燥湿，行滞散结入手，治疗面上瘢痕。方中以辛夷为主药，芳香上达，祛风通窍，善治"面生黑疱（《药性论》），其所含挥发油成分有助于瘢痕组织的软化和吸收。配以细辛、白附子祛风散寒，通络止痛；鹰屎白消积导滞，祛风化湿；杜若祛风清热；羊髓润泽肌肤，"灭瘢痕"（《本草纲目》）。诸药相合，共奏祛风散结，灭除瘢痕之功。

❖ 丹参灭瘢膏 ❖

【方剂组成】丹参，羊脂各等份。

【美容功能】活血化瘀，润肤除斑。

【制备与用法】上两味合煎。敷面。

【按语】本方可用于治疗面部瘢痕及黄褐斑。风热毒邪蕴于肌肤，日久则可造成气滞血瘀，经络不通，郁而成斑，故方中以丹参为主药，功能活血化瘀，宣通经络，又可养血，"生肌长肉，补新生血"（《日华子本草》），可用治恶疮疥癣、瘿赘肿毒等。配以羊脂，甘温质润，补虚润燥，祛风解毒，"治游风并黑黯"（《日华子本草》），"润肌肤……入膏药，透肌肉经络，彻风热毒气"（《本草纲目》）。两药相合，共奏活血化瘀，润肤除斑之功。

❖ 黄矾膏 ❖

【方剂组成】黄矾石3g，铅粉2g。

【美容功能】灭除瘢痕。

【制备与用法】上药细研，以腊月猪膏和研如泥。以生布揩令痛，乃涂药五度，取鹰粪白，燕窠草烧灰，各等份，和人乳涂之。

【按语】本方主要用于治疗耳上瘢痕。其中黄矾石即黄矾，为矿石类药物，"味咸酸涩，有毒"（《海药本草》），长于"疗疮生肉"（《唐本草》），治"恶疮疥癣"（《海药本草》）；铅粉甘、辛寒，有毒，功能消积杀虫，解毒生肌，疗"痘疮瘢痕"；鹰粪白为常用的灭瘢药，可消积导滞，祛风化湿；燕窠草则能"疗疮痕不退，疮出黄水"（《中国医学大辞典》）；人乳甘咸性平，补血润燥，与诸药相和既可滋养肌肤又有中和药性之功。

【注意事项】黄矾石、铅粉两药均系有毒之品，用量需严格控制，且对面

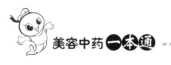

部瘢痕当慎用，以免误服中毒。

◆ 清热止痒面药方 ◆

【方剂组成】荆芥、薄荷、黄连各3g，僵蚕12g，海桐皮6g，冰片2g。

【美容功能】清热散风止痒。

【制备与用法】上药共研细末，用茶卤调匀备用。敷患处。

【按语】此方为清代光绪皇帝用来治疗皮肤病的面药方之一。方中荆芥、薄荷祛风消疮止痒；僵蚕祛风散结止痒；海桐皮通络祛风止痒。四药合用，使风邪自里达表，尽散而去。再配伍黄连清热燥湿，解毒泻火；冰片泻火解毒消肿。诸药合用，能使面部风湿热毒所致痒疹得消。

十二、丰乳美身类

◆ 补益蒺藜丸 ◆

【方剂组成】蒺藜120g，防风、枸杞子、首乌、山药、当归、杜仲、蒺藜、白术、楮实各60g，牛膝、生地、木瓜、川断、故纸、独活、陈皮、茴香各30g，川芎、黄柏、肉桂、苍术、甘草各15g，木香7.5g，菟丝子、鱼鳔各120g。

【美容功能】调气血，补阴阳，美身姿。

【制备与用法】共研细末，炼蜜为丸。早晚各服2丸。嚼烂白开水送下。忌烧酒、萝卜、诸血，戒房劳。

【按语】本方主治肝肾不足，气血亏乏，形体消瘦。方中蒺藜（即刺蒺藜）、防风祛风平肝，明目止眩；菟丝子、枸杞子、牛膝、生地补益肝肾，滋养血；鱼鳔、杜仲、楮实子、川断、破故纸补肾助阳，强筋壮骨。再以山药、白术、苍术、木香、陈皮、茴香、甘草健脾温中，燥湿行气；首乌、当归、川芎补血活血，使气血通畅。佐以木瓜、独活利湿通络；黄柏燥湿清热，使湿浊除，经络畅。更配以肉桂，鼓舞气血生长，温助命火。诸药合用，调和气血，培补阴阳，宣通上下，强筋壮骨，为滋补强壮良方。

◆ 石斛丸 ◆

【方剂组成】石斛60g，肉苁蓉、菟丝子、牛膝、熟地黄、杜仲、泽泻、枸杞子、山茱萸、桂心、茯苓、补骨脂、覆盆子、附子、巴戟天、桑螵蛸、钟乳粉、车前子、牡蛎粉、龙骨、阳起石各30g。

【美容功能】温肾助阳，健骨强身。

【制备与用法】上药共研细末，蜜丸如梧桐子大。每日空腹温酒送服30 丸。

【按语】本方用治肝肾不足，阳气式微，面色晦暗，形体消瘦者。方中肉苁蓉、菟丝子、杜仲、补骨脂、覆盆子、附子、桂心、巴戟天、钟乳粉、阳起石补肾壮阳，散寒通络，强筋壮骨；配以石斛、枸杞子、熟地黄、牛膝滋阴生津养血，俾阳生阴长。佐以泽泻、茯苓、车前子利湿浊，通水道；山茱萸、牡蛎粉、龙骨、桑螵蛸涩精气，固下元。诸药同用，共收温肾助阴，健骨强身之功。

◆ 参苓白术散 ◆

【方剂组成】莲子肉、薏苡仁、缩砂仁、桔梗各 500g，白扁豆 750g，茯苓、人参、甘草、白术、山药各 1000g。

【美容功能】益气健脾，渗湿止泻。

【制备与用法】上药共为细末，备用。每服 6g，枣汤调下。

【按语】本方主治脾胃虚弱，食少便溏，四肢乏力，形体消瘦。方用人参、茯苓、甘草、白术四君子平补脾胃之气为主，配以白扁豆、薏苡仁之甘淡，莲子肉、山药之甘涩，助白术健脾渗湿止泻。加缩砂仁芳香醒脾，佐四君促中州运化，使上下气机贯通。再配伍桔梗，载诸药上行，升提肺气。诸药合用，脾健湿去，吐泻自止，胃口大开，则体自肥健。

◆ 养胃进食丸 ◆

【方剂组成】人参、甘草各 40g，白术、茯苓各 75g，厚朴 110g，陈皮、大麦芽各 60g，神曲 90g，苍术 180g。

【美容功能】健脾祛湿，消食开胃。

【制备与用法】先将人参去芦，甘草研细，厚朴去栓皮用生姜制炒，茯苓去皮，神曲炒黄，大麦芽炒黄，苍术去掉粗皮用米泔水浸泡。然后同研细末，用水面糊调药成丸如梧桐子大。每次服用 50 丸。饭前用热姜汤或粥送下。

【按语】本方为元代宫廷用于治疗脾胃虚弱，纳少体弱的验方。方中人参、甘草、白术、茯苓四君子平补脾胃之气，健运中州。配以厚朴、陈皮、苍术燥湿行气，运脾和胃。更以神曲、大麦芽消积和中。诸药同用，湿去腑清，中州健运，则食欲大增，形体逐渐丰腴。

◆ 肥治方 ◆

【方剂组成】人参、杜仲、白芥子各 90g，白术、薏苡仁、芡实各 150g，熟地黄 240g，山茱萸 120g，肉桂、茯苓各 60g，砂仁 15g，益智仁、北五味、橘红各 30g。

【美容功能】健脾胃，补肝肾，美形体。

【制备与用法】上药共研细末，和蜜为丸。每日服 15g，白开水送服。

【按语】本方用治脾胃虚弱、湿盛痰壅、肝肾不足、阳气式微而致之形体胖大，动辄气喘汗出，面色㿠白，喜静恶动者。方中人参、白术、茯苓、薏苡仁健脾利湿，扶土制水；芡实、山茱萸、北五味、益智仁秘涩精气，补益肝肾；再助以杜仲、肉桂温补命火；熟地黄滋肝肾阴，填精益髓；更以砂仁、白芥子、橘红理气健脾，温通经络，以防补而壅滞。诸药合用，中运脾胃，下温命火，兼益肝肾，补而不滞，共奏健脾胃，补肝肾，美形体之功。

❖ 丰乳验方 ❖

【药膳组成】蒲公英 3g，杏仁 2g，潞党参膏 5g。

【制备与用法】将蒲公英、杏仁洗净，用潞党参熬制成膏，每次 5g，三味药一起用 250ml 开水冲泡，每日 3 饮。

【美容功能】补气健脾，丰乳健胸。

【按语】方中潞党参内养气血，蒲公英含丰富的雌性激素样物质，能增进胸部脂肪生长，搭配有丰胸效果的杏仁使用，极为神妙。本方对于乳房发育不良、产后乳房下垂、中年气血不足造成的胸部退化下垂效果明显。

十三、护手足类

❖ 治冻疮皲裂方 ❖

【方剂组成】茄根、茎、叶等份适量。

【美容功能】散血消肿止痒。

【制备与用法】将上三物加水煮汁。用汁浸泡患处 30 分钟，每日 1～2 次。

【按语】茄叶、茄根首出《开宝重定本草》。《本草纲目》云茄叶、茎、根均有散血消肿的作用。《大明本草》有"冻疮皲裂，煮汤渍之，良"的记载。此方在民间广为流传，冻疮初期，红肿痒痛，治疗效果尤著。

❖ 三物黄芩汤 ❖

【方剂组成】黄芩 6g，苦参 12g，干地黄 24g。

【美容功能】清热泻火，滋阴润肤。

【制备与用法】将上三味加水煎熬，去渣取汁。口服。饭前空腹服用，每日 3 次。

【按语】此方用治手足皲裂热痛，入夜灼痛尤甚，难以入眠，口干舌燥，舌红苔黄者，即所谓"富贵手"。方中以黄芩清热燥湿，解毒消肿；苦参清热燥湿，祛风止痒；干地黄，甘寒，滋阴养血，润肤生肌。三药合用，共收清热之效。

❧ 治手足皲裂方 ❧

【方剂组成】猪胰 1 具。

【美容功能】润肤愈裂。

【制备与用法】将猪胰清洗干净，放入适量黄酒中，用手揉搓猪胰，将其揉烂，取汁备用。用汁涂料擦皲裂处。

【按语】猪胰，《本草纲目》云："生两肾中间，似脂非脂，似肉非肉"。李时珍称其为肾脂。《嘉祐论本草》云其能"去皲"，治"手足皲裂"及唇燥紧裂"，有润肤愈裂之能。黄酒也具润肤之功，并能通行血脉，两药外用，能起到润肤愈裂，滋养皮毛的作用。

❧ 作手脂方 ❧

【方剂组成】猪胰 1 具，白芷、桃仁（碎）各 30g，辛夷、冬瓜仁、黄瓜、瓜蒌仁各 0.9g，细辛 0.15g，油 1000ml。

【美容功能】润肤护手。

【制备与用法】煮诸药 2 ~ 3 沸，去滓接猪胰，纳冬瓜仁、桃仁末，合为膏。外用，涂手部。

【按语】本方外用有护手防裂之功。方用白芷、细辛、辛夷辛散温通，助阳散寒；再用桃仁、冬瓜仁、黄瓜、瓜蒌仁活血利湿，润肤通络。以猪胰、油滑润肌肤。诸药外用，有润肤护手、御寒防裂的作用。

❧ 草乌洗剂 ❧

【方剂组成】草乌、川乌、当归各 9g，透骨草 12g，红花 6g。

【美容功能】通络散寒，活血止痒。

【制备与用法】上药水煎。外洗患处。

【按语】本方用治冻疮。方用川乌、草乌、透骨草散寒通络，祛风补火，以辛热之性，透皮入骨，逐寒外出；配以当归、红花活血化瘀，消肿止痛。诸药合用，能使经络畅通，阴寒、瘀血消散，则冻疮自愈。

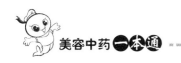

❖ 皲裂膏 ❖

【方剂组成】荆芥、防风、桃仁、红花、当归各9g，猪油250g。

【美容功能】祛风止痒，养血润肤。

【制备与用法】煎药枯去渣。外用涂患处。

【按语】本方主治手足皲裂肥厚者。方用荆芥、防风散肌肤之风寒湿邪；桃仁、红花、当归活血化瘀，温阳通脉；再以猪油润肤滋养。诸药共用，可使寒去阳生，气血通畅，而手足皲裂自止。

❖ 灰指甲药水1号 ❖

【方剂组成】土槿皮18g，斑蝥15g，雄黄12g，丁香10g，陈醋500g。

【美容功能】燥湿止痒，杀虫疗癣。

【制备与用法】上药浸泡1周，过滤备用。外涂患指，每日2次。

【按语】本方外用主治灰指甲。方用土槿皮、斑蝥、雄黄杀虫止痒，燥湿疗癣，以毒攻毒；配伍丁香辛温纯阳，通经络，暖气血；陈醋软坚杀虫，祛垢止痒。诸药合用外涂患指，有良好杀虫止痒作用，为治疗灰指甲常用方药。

【注意事项】斑蝥有剧毒，本方使用时必须注意保护好眼、口、鼻及面部皮肤，以防吸收中毒。

十四、健脾美唇类

❖ 升麻泻热散 ❖

【方剂组成】升麻、射干各45g，黄柏、玄参各60g，大青叶、炙甘草、黄连、黄芩各30g，犀角屑1g（实用水牛角30g）。

【美容功能】清热解毒，凉血养阴，消肿痛。

【制备与用法】上述各药，捣，粗箩为散。每服，取12g药末。入苦竹叶、三七片，煎至五分，去滓，入生地黄汁20ml，蜜10ml，搅令匀，食后温服。

【按语】本方主治口舌生疮、唇蹇肿赤。方中以升麻清热解毒，主入阳明胃经，善治口舌生疮。犀角（水牛角）清热泻火，凉血解毒；黄连清心火，解热毒，均入心经，通心窍，心开窍于舌，共为主药。辅以黄芩、射干清肺热，黄柏泄相火，大青叶泄肝胆火，共助主药清泻火热，解毒之功。佐以玄参清热凉血，滋阴解毒，散结消肿；生地黄汁清热凉血，养阴生津；炙甘草味甘养脾胃，润燥解百毒；再以竹叶，导心经火热自小便而出。诸药合用，共收清热解毒，凉血养阴，消肿止痛之功。

❖ 润脾膏 ❖

【方剂组成】生天门冬、生麦门冬、玉竹各120g，生地黄汁200ml，猪膏6000g，细辛、甘草、川芎、白术各60g，黄芪、升麻各90g。

【美容功能】润脾荣唇。

【制备与用法】上药除地黄汁、猪膏外，余药以醋浸一宿，然后以布包药与地黄汁、猪膏共加水煎，等水气尽，猪膏沸即可。取膏适量，细细含之。

【按语】本方主治口唇焦枯木润，有润脾荣唇之功。方中天门冬、麦门冬、生地黄、猪膏、玉竹均能养阴润燥，清养肺胃，为水枯添水之意；伍以黄芪、升麻、白术、甘草健脾升阳，布散津液以荣唇；川芎上达头面，周行气血；细辛通窍荣唇。诸药合用，可使口唇养而光润丰泽有美唇之功。

❖ 唇干方 ❖

【方剂组成】生地、麦门冬、山药各9g，当归、白芍各6g，党参3g。

【美容功能】补气养血，益阴荣唇。

【制备与用法】上药水煎取汁。取汁调白蜜服，每日1剂。

【按语】本方用治口唇干燥。方用生地、麦门冬养肺胃肾阴，生津润燥；当归、白芍养血敛阴；党参、山药益气健脾。诸药合用，以养阴补血为主，少入补气运脾之品，冀脾气布津，以达荣唇的目的。

❖ 炼蜡合甲煎方 ❖

【方剂组成】蜡、紫草各60g。

【美容功能】润口丹唇。

【制备与用法】先炼至蜡熔化，入紫草，紫草心白出，未凝时灌筒中。敷唇。

【按语】本方作唇膏外用治疗口唇淡白无血色，有丹唇艳口的作用。方用紫草活血祛瘀，使唇增色，并配以蜡，滋润口唇，固定紫色，两药协同，起到丹唇润口的作用。

十五、祛风除湿、清热解毒类

❖ 消风散 ❖

【方剂组成】荆芥3g，防风3g，当归3g，生地3g，苦参3g，苍术3g，蝉

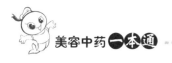

蜕 3g，胡麻仁 3g，牛蒡子 3g，知母 3g，甘草 1.5g，木通 1.5g。

【美容功能】养血疏风，清热除湿。

【制备与用法】水煎服，每日 1 剂，早晚各 1 次。

【美容应用】皮肤瘙痒症、皮肤过敏、神经性皮炎、慢性湿疹。

【按语】本方主要由疏风、清热、祛湿、养血四法组成，具备了治疗皮肤病的四个主要治则。应用指标为：疹出红色、瘙痒、苔黄、脉浮数。

◆ 浮萍丸 ◆

【方剂组成】紫背浮萍。

【美容功能】散风祛湿，清热解毒，调和气血。

【制备与用法】浮萍研细末，炼蜜为丸如梧桐子大。每服 6g，日服 2 次，温开水送下。

【美容应用】圆形脱发、皮肤瘙痒症、白癜风、麻疹。

◆ 疏风除湿汤 ◆

【方剂组成】荆芥穗 10g，防风 10g，蝉衣 6g，生薏苡仁 30g，生枳壳 10g，生白术 10g，生黄柏 10g，车前子 15g，车前草 30g，菊花 10g。

【美容功能】散风消肿，清热除湿。

【制备与用法】水煎服，每日 1 剂，分 2 次服。

【美容应用】风湿侵犯上焦头面之风肿症；血管神经性水肿、颜面部过敏性皮炎、颜面风肿。

◆ 普济消毒饮 ◆

【方剂组成】黄芩 15g，黄连 15g，连翘 3g，元参 6g，板蓝根 3g，马勃 3g，牛蒡子 3g，僵蚕 2g，升麻 2g，柴胡 6g，陈皮 6g。

【美容功能】清热解毒，疏风散邪。

【制备与用法】水煎服，每日 1 剂，分 2 次服。

【美容应用】风热疫毒之邪上犯头面肌肤：急性湿疹、皮炎、颜面丹毒、目光疹等继发感染，炎症明显者，可见寒战高热、咽喉肿痛、舌燥口渴、舌红苔黄、脉数有力。

【按语】方中重用黄连、黄芩清泻上焦热毒；牛蒡子、连翘、薄荷、僵蚕辛凉疏散上焦风热；玄参、马勃、板蓝根、桔梗、甘草清利咽喉，并可增加本方清热解毒之功；陈皮理气疏壅，利于肿毒消散；升麻、柴胡疏散风热，且有对头面赤肿"火郁发之"之义，与芩、连相配，升降相反相成，互为制约。本方药性走向，最适宜于头面肌肤热毒炽盛之证，然性偏苦寒，应中病即止。

◈ 龙胆泻肝汤 ◈

【方剂组成】龙胆草、黄芩、泽泻、车前子、生地各 9g，栀子、木通、当归、柴胡各 6g，甘草 3g。

【美容功能】清利肝胆湿热。

【制备与用法】水煎服，每日 1 剂。中病即止，不可久服。

【美容应用】皮脂溢出症、脂溢性皮炎、急性湿疹、接触性皮炎属肝胆实热或湿热者。伴有口苦、心烦易怒、小便赤黄、皮肤潮红、瘙痒、渗出、起屑，舌边红赤，苔黄，脉弦数。

【注意事项】本方中所用木通，历代本草均为木通科木通的茎，但近代有用马兜铃科关木通的茎，该药材含有马兜铃酸，具有一定的肾毒性，因避免误用。

◈ 凉血五花汤 ◈

【方剂组成】红花、鸡冠花、凌霄花、玫瑰花各 9g，野菊花 15g。

【美容功能】清热解毒，凉血活血。

【制备与用法】水煎服，每日 1 剂。

【美容应用】一切红斑性皮肤病，且病变在身体上部者：日光性皮炎、玫瑰糠疹、酒糟鼻。

◈ 二妙散 ◈

【方剂组成】苍术、黄柏各等份。

【美容功能】清热燥湿。

【制备与用法】共研细末，过箩成细粉，外敷或油调敷。

【美容应用】急性湿疹、接触性皮炎、脂溢性皮炎。

◈ 疏肝活血祛风方 ◈

【方剂组成】当归、白芍、郁金各 9g，八月扎 20g，益母草、白蒺藜、苍耳草各 15g，猪苓 12g，灵磁石（或自然铜 15g）30g。

【美容功能】活血祛风，疏肝解郁。

【制备与用法】上方水煎服，磁石打碎先煎。

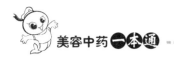

【美容应用】白癜风属肝郁气滞者。症见斑色淡红，时明时暗，病情进展常与思虑过度、精神抑郁有关，多见于女性，伴有月经不调等病史，舌质暗苔少，脉弦 数。

◆ 萆薢四物汤 ◆

【方剂组成】萆薢 15g，冬瓜皮、赤芍、白芍、秦艽 、防风、黄芩、当归、苍术、苍耳子各 10g，首乌藤 20g，泽兰 15g ，茯苓 12g。

【美容功能】清热利湿，活血祛风。

【制备与用法】水煎服，每日 1 剂，早晚各 1 次。

【美容应用】白癜风偏于湿热者，症见白斑粉红，边界截然，多发生于颜面七窍周围或颈项区域，并有夏秋进展快，日晒或遇热则肤痒尤甚，患者多为中青年人，舌质淡红，苔薄黄或薄腻，脉濡数。

◆ 紫蓝方 ◆

【方剂组成】紫草、板蓝根、丹参、大青叶各 15g，红花、赤芍、木贼、香附、穿山甲、生龙骨、生牡蛎各 10g，马齿苋、生薏苡仁、灵磁石各 30g。

【美容功能】清热凉血，软坚散结。

【制备与用法】水煎服，磁石、龙骨、牡蛎先下，每日 1 剂，分 2 次服。

【美容应用】扁平疣、寻常疣。

◆ 牵正散 ◆

【方剂组成】白附子、僵蚕、全蝎（去毒）各等份。

【美容功能】祛风化痰通络。

【制备与用法】全部用生品，共为细末，每服 3g，热酒调下，不拘时候。亦可作汤剂服，但白附子、全蝎不得超过 6g。

【美容应用】面瘫、口眼歪斜。

【按语】白附子辛散，祛风止痉，长于疏散头面之风，并有燥湿化痰之功。全蝎、僵蚕熄风止痉，全蝎善于通络，僵蚕善于化痰祛风。三药合用，力专效宏。但本方性燥，故适用于风痰偏寒者。如病程较久，由气虚血瘀或肝风内动引起的口眼歪斜 ，本方不宜。

◆ 大秦艽汤 ◆

【方剂组成】秦艽 90g，甘草、川芎、当归、白芍、石膏、独活各 60g，

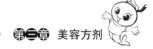

细辛 15g，羌活、防风、黄芩、白芷、白术、生地、熟地、茯苓各 30g。

【美容功能】祛风清热，养血活血。

【制备与用法】上药为散，每次 30g，水煎去渣服。或原方按比例酌减，以水煎服，每日 1 剂。

【美容应用】风热中络，口眼歪斜，症见口张多泪，面肌麻木或耳周胀痛，面部灼热，感觉过敏，口干口苦，舌红苔偏黄，脉浮数。

【按语】秦艽祛风而通络。以羌活、独活、防风、细辛、白芷辛温疏散，搜风发表。"养血于疏风之内，以济风药之燥。"（《成方切用》）复用川芎、当归、白芍、熟地养血活血通络。"肉不坚、腠理疏，则善病风。"（《灵枢·五变》）故配白术、茯苓、甘草健脾益气。"风本生于热，以热为本，以风为标。凡言风者，热也。"（《素问·病机气宜保命集》），故配黄芩、石膏、生地以凉血清热。

第四章 美容中药药膳

　　爱美之心人皆有之。美容与饮食具有十分密切的联系。日常生活中的许多食物除供给人体所需的营养素外，还具有养颜、护肤、美容的作用。有些食物若辅以具有美容护肤作用的中药，取中药之性，用食物之味，则可制成既有药物疗效，又具美味的特殊药用食品。若长期食用，会使肤色亮丽，容颜不老，青春焕发。

一、润肤增白类

◆ 冰糖燕窝炖乳鸽 ◆

　　【药膳组成】燕窝25g，乳鸽2只，冰糖30g。

　　【美容功能】补气润肺、滋阴养颜。用于气血不足之面色无华、肌肤不润、形容憔悴者。

　　【制备与用法】乳鸽杀后去毛及内脏，去骨，肉切丝；燕窝浸发去杂毛，将鸽和燕窝、冰糖放入炖锅内，文火炖3小时即可食用。

◆ 龙眼首乌羹 ◆

　　【药膳组成】龙眼肉20颗，制首乌15g，当归6g，红枣6个，冰糖50g。

　　【美容功能】美容颜、润肌肤。

　　【制备与用法】

　　1. 将制首乌、当归去净杂质，烘干研成粉末；红枣去核，洗净，切成细粒；龙眼肉剁细。

　　2. 净锅置中火上，掺入清水约700g，加入首乌、当归粉末，煮几开之后，下龙眼肉、红枣、冰糖熬成约300g的羹汤即成。

　　【按语】该药膳的特点是甜羹适口。制首乌补肝肾，益精血，黑头发，悦颜色，久服益寿；当归补血和血；龙眼补精益髓，美颜色，润肌肤；红枣养脾气，平胃气，通九窍，助十二经，久服轻身延年。此药膳有美容颜、润肌肤之美容功能。

◆ 冰糖银耳 ◆

【药膳组成】银耳 30g，红樱桃脯 20g，冰糖适量。

【美容功能】美容颜、润肌肤。

【制备与用法】

1. 将银耳用温水浸泡，待银耳发开后取出，去掉耳根，洗净放入碗中，上笼蒸约 10 分钟后取出。

2. 将汤锅洗净，置微火上，加清水放入冰糖，溶化后，放入樱桃脯，再移置旺火上烧沸，起锅倒入银耳碗内即成。

【按语】该药膳红白相间，艳丽多彩，食之甜软适口。银耳具有强精补肾、滋肠益胃、补气和血、强心壮志、补脑提神、美容嫩肤、延年益寿之功。银耳的美容功效还在于能去除脸上雀斑、黄褐斑，而成为美容师常用之物。樱桃味甘、酸，性温，有滋养肝肾、益脾养胃之美容功效。《滇南本草》说樱桃："治一切虚症，能大补元气，滋润皮肤。"《名医别录》也说它："调中，益脾气，令人好颜色，美志。"樱桃营养丰富。经期过后的年轻女子吃些樱桃，既能补充经期失去的血液，达到健体的目的，又能使皮肤美艳动人。

◆ 红枣香菇汤 ◆

【药膳组成】干香菇 20 只，红枣 8 只，料酒、精盐、味精、姜片、花生油各适量。

【美容功能】美容颜、润肌肤，抗衰老。

【制备与用法】

1. 将干香菇先用温水浸发至软，再用凉清水洗去泥沙；将红枣洗净，去核。

2. 用有盖炖盅，加进澄清过滤的泡发香菇的水和适量清水，再放入香菇、红枣、精盐、味精、料酒、姜片、熟花生油少许，盖上盅盖，上蒸笼蒸 1 小时左右，出笼即可食用。

【按语】该药膳特点是滑润适口，甜、咸、香、辣味均有，但口味柔和鲜香。香菇性味甘平，有健胃益气、滋补强壮的作用。核酸类物质，可抑制血清和肝脏中的胆固醇增加，有阻止血管硬化和降血压作用，可防病健身抗衰老。红枣是驰名中外的滋补美容食品，它能补中益气，养血生津，健脾养胃。可治疗脾胃虚弱、营养不良、气血亏损等症引起的面容枯槁、肌皮失调、气血不正等症。二物组成此汤，是很好的健美、抗衰老之品。

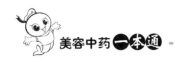

❖ 美颜鸡蛋汤 ❖

【药膳组成】腐竹皮一块,红枣五颗,鸡蛋一个,冰糖适量。

【美容功能】美容颜、润肌肤。

【制备与用法】腐竹皮洗净泡水至软,鸡蛋去壳搅匀待用,红枣去核,用四碗水煮滚后,放入腐竹皮、红枣与冰糖,用小火煮30分钟,再加入鸡蛋搅匀即可食用。

【按语】腐竹皮是豆浆凝结的上层皮,含蛋白质、脂肪、钙、磷、铁、钠以及维生素 B_1、维生素 B_2 等。维生素 B_1、维生素 B_2 能帮助碳水化合物、脂肪、蛋白质等新陈代谢,养颜美肤,同时还保护视力,使食欲、消化正常,维持心脏与神经系统的运作。红枣,滋阴补血健脾,对身体有镇静作用,并可治疗失眠及晕眩。鸡蛋则更是不可缺少的营养物质。

❖ 八宝饭 ❖

【药膳组成】江米1000g,白糖250g,青梅、瓜条、葡萄、核桃仁、瓜子仁、白果仁、红枣、熟山药、枸杞、玫瑰花、青红丝、猪油、淀粉各适量。

【美容功能】润肤增白。

【制备与用法】将5个碗内抹上猪油,待用。青梅、瓜条切成细条,白果去皮除核切成四瓣,红枣去核,熟山药去皮切成细条,与葡萄、核桃仁、瓜子仁等,在抹过油的碗底码上花样。江米淘洗干净,放入盆内,加水1000ml,上屉蒸熟盛出晾凉,加白糖100g搅匀。江米200g一份,装在摆满配料花样的碗内,上屉蒸熟透后,将饭连碗底配料扣在另一只碗内。将清水和白糖(150g)下匀,烧开后加入水淀粉勾芡,浇在江米上,再撒上青红丝即可。

【按语】该药膳甘甜适口,富含蛋白质、碳水化合物及多种矿物质等营养成分,故有滋阴健脾,润肤增白的美容功效。

❖ 山药鹌蛋扇白 ❖

【药膳组成】山药20g,枸杞子20g,鹌鹑蛋8个,白菜500g,精盐、味精各适量。

【美容功能】健脾润肤,悦容增颜。

【制备与用法】将鹌鹑蛋用水煮熟,去外壳。白菜用梗茎部,洗净,切5cm长的段。将山药、枸杞、白菜放入锅中,将要煮熟时加入盐、味精。将白菜、枸杞、山药捞起,沥干水分。将白菜摆在盘内,呈扇形,白菜中间摆上山药8片,枸杞8粒分别摆在山药上,8个鹌鹑蛋均匀摆在扇形的白边上,中间放一枚花即可供食。

【按语】该药膳色形美观，富含蛋白质、脂肪、碳水化合物、钙、磷、铁、维生素 C 等营养成分，故有健脾润肤，悦容增颜的美容功效。

◆ 黄芪蒸彩珠 ◆

【药膳组成】鸡脯肉 200g，猪肥膘肉 50g，清汤 750ml，胡椒粉 1g，黄芪 25g，当归 15g，葱姜汁 20ml，鸡蛋 2 个，菠菜汁 10ml，大青笋、白萝卜、胡萝卜各 1 根，红色食用色素微量，精盐、味精、湿淀粉各适量。

【美容功能】润肤增白。

【制备与用法】大青笋、白萝卜、胡萝卜分别用挖珠瓢挖成珠，入沸水锅中稍烫后待用。鸡脯肉、猪肥膘肉洗净，分别用搅肉机绞成肉泥，加入鸡蛋清、湿淀粉、姜葱汁、精盐、味精，绞匀，然后分为四等份，一份保持本色，一份加入少许鸡蛋黄绞匀呈黄色，一份加菠菜汁绞匀呈绿色，一份加红色色素绞匀呈淡红的，然后分别制成丸子。黄芪、当归洗净，用开水少量泡几个小时，连水一同倒入清汤锅中，上笼蒸 25 分钟，过滤后将汤放回笼里，加入青笋、萝卜、胡萝卜、精盐，蒸上汽后，再将四色丸分别调入沸汤中煮至七成熟，捞出放入归芪汤里，加姜葱汁、胡椒粉蒸熟，起锅放味精即成。

【美容应用】用于气血不足之面色无华者。

◆ 燕窝粥 ◆

【药膳组成】糯米 100g，燕窝 10g（干品）。

【美容功能】益气养阴，滋养皮肤。

【制备与用法】先用温水将燕窝浸润，去杂质和毛质，然后用清水洗净，与糯米用文火煲 2 小时即可食用。

【美容应用】本药膳适用于气阴不足，皮毛干燥，口干咽燥，大便不通，神疲乏力。

◆ 核桃仁炖蚕蛹 ◆

【药膳组成】核桃仁 100 ~ 150g，蚕蛹 50g（略炒过）。

【美容功能】温肾养颜，滋润肌肤。

【制备与用法】将核桃仁、蚕蛹置蒸碗内，隔水炖。每日 1 剂，半个月为 1 个疗程。

【美容应用】面色偏于㿠白，皮肤干燥无光泽，面容苍老、憔悴。

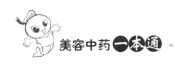

◆ 胡辣海参汤 ◆

【药膳组成】水发海参750g，鸡汤750g，香菜20g，酱油、精盐、味精、胡椒粉、香油少许适量，料酒15g，葱20g，姜末6g，猪油20g。

【美容功能】补益肝肾，养阴润燥。

【制备与用法】将海参放入清水中，轻轻除去肚内黑膜，洗净。再把海参切成大抹刀片，在开水中汆透，捞出沥去水分。葱切成丝，香菜洗净切成段。猪油入锅烧热，放入葱丝、胡椒粉稍煸，烹入料酒，加入鸡汤、酱油、精盐、味精和姜末。将海参放入汤内，汤开撇去浮沫，调好口味，淋入香油，盛入汤碗中，撒上葱丝、香菜即可。

【美容应用】肝肾精血亏虚，皮肤干燥，面色灰暗。

◆ 薏米杏仁瘦肉美白汤 ◆

【药膳组成】猪瘦肉200g，薏米100g，杏仁50g，白糖少许。

【制备与用法】瘦肉洗净，切片待用。将薏米，杏仁分别用清水洗净后，用清水浸泡一夜后备用。将瘦肉，泡好的薏米放入砂煲内，加清水适量，武火煮沸后，改用文火煲半小时。半小时之后再在锅中加入杏仁，继续煲半小时。根据个人喜好，加入白糖调味既可食用。

【美容功能】健脾除湿，增白润肤。

【按语】薏米杏仁瘦肉美白汤有健脾祛湿，化痰止咳的功效，还能改善肌肤暗沉，提亮肤色，是美味营养的食物。

◆ 莲花茶 ◆

【药膳组成】绿茶3g，莲花6g。

【制备与用法】将莲花洗净阴干，与绿茶共碾细末；再用滤纸做成袋泡茶；每次取1袋用沸水泡5分钟后饮用。

【美容功能】清暑宁心，凉血止血，美白肌肤，防止衰老。

◆ 润肌养颜茶 ◆

【药膳组成】生地5g，积雪草15g，生山楂15g，冰糖适量。

【制备与用法】将生地、积雪草、生山楂共碾成粗末；加水煮3～5分钟后过滤其汁液；最后加冰糖放凉后饮用。

【美容功能】润肤增白。

【按语】该药膳方中的生地能够清利湿毒、滋阴凉血的作用；积雪草具有抗氧化作用，祛除老死角脂层，促进皮肤的新陈代谢，增加皮肤的弹性及光滑，补充营养素。常服此茶能够滋养肌肤、延缓衰老。

❖ 生地桑叶红枣茶 ❖

【药膳组成】生地 10g，桑叶 5g，红枣 2 枚。

【制备与用法】用开水冲泡即可。生地滋阴润肤，桑叶疏风宣肺，红枣补血润肤。

【美容功能】润肤美颜。

❖ 麦冬菊花茶 ❖

【药膳组成】麦冬 10g，杭白菊 5g，开水冲泡即可。

【美容功能】润肤增白。

【按语】该药膳方中的麦冬滋阴润肤，杭白菊疏风平肝、清热止痒。全方能起到较好的润肤增白作用。

❖ 薏米绿豆百合美白粥 ❖

【药膳组成】薏米 50g，绿豆 25g，鲜百合 100g，白糖适量。

【制备与用法】将绿豆、薏米加水煮至五成熟，再放入百合，然后用文火焖至烂如粥状，加白糖食用。

【美容功能】清热除湿，增白润肤。

【按语】这款薏米绿豆百合美白粥能够清热解毒，消除烦热，治疗湿疹，当然还有美白的功效。适用于面部扁平疣、痤疮、雀斑、皮肤干燥的人食用。

❖ 柑橘银耳薏米美白羹 ❖

【药膳组成】水发银耳 15 朵，柑橘 2 个，薏米 50g，冰糖 50g。

【制备与用法】水发银耳去掉黄色根部，用手撕成小块后用水泡 2～3 小时。薏米提前用清水浸泡一夜，然后把柑橘瓣掰开。锅内水烧开后，先放薏米煮 30 分钟，再放银耳及柑橘皮丝煮 10 分钟，最后放冰糖柑橘瓣，转小火煲 10 分钟既可。晾凉后放冰箱冷食，口感更佳。

【美容功能】滋阴润肺，增白润肤。

【按语】这款柑橘银耳薏米美白羹能促进新陈代谢，改善肤质。

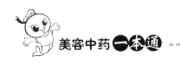

◆ 薏米莲子红枣美白粥 ◆

【药膳组成】薏米 50g，莲子（去心）30g，红枣（去核）12 枚，粳米 50g，红糖（蜂蜜）适量。

【美容功能】健脾止泻，健肤美白。

【制备与用法】薏米和莲子先煮烂，再加粳米，红枣同煮成粥，用适量红糖（蜂蜜）调和食用。

【按语】这款薏米莲子红枣美白粥有润肺止泻，健肤美白之功效。

◆ 五白糕 ◆

【药膳组成】白扁豆、白莲子、白茯苓、白菊花、白山药各 50g，面粉 200g，白糖 100g。

【制备与用法】把上面五种"白"药研磨成粉与面粉拌匀，加水和面加鲜酵母令其发酵，发好后揉入白糖上笼用大火蒸半小时至熟，切块即可当主食吃。

【美容功能】健脾除湿，增白润肤。适用于妇女面部黄褐斑。

【按语】面粉富含蛋白质、碳水化合物、维生素和钙、铁、磷、钾、镁等矿物质，有养心益肾、健脾厚肠、除热止渴的功效。白扁豆为药食兼优的食物，营养丰富，常食对人体肌肉、骨骼及神经功能等的生长发育与代谢，具有良好的促进作用。莲子含有丰富的蛋白质、碳水化合物、烟酸、钾、钙、镁等营养元素，具有防癌抗癌、降血压、强心安神、滋养补用。方中扁豆、莲子、茯苓可健脾除湿，补肺固肾益精，"润皮毛、消肿硬毒（《本草纲目》）"，增白润肤；菊花清肺热、解热毒，益血润容。

◆ 糯米莹肌秘方 ◆

【药膳组成】糯米末 500g，皂角 1500g，绿豆、楮实子、白及、白丁香、砂仁、升麻各 15g，甘松 21g，山柰 9g。

【美容功能】润肤，祛斑。

【制备与用法】将所有原料研成细末，混匀。取适量粉末放入盆中，加水，常用此水洗面。

【按语】此配方中绿豆粉质地细滑，可清热解毒，洁肤爽肌；皂角多脂黏滑，可去垢，涤浊；白及黏腻，能生肌润肤；楮实子能"充肌肤，悦颜色，壮筋骨"；白丁香能治面疮、雀斑；升麻既可升散，又可清泄，可祛风邪，解肌热；山柰含龙脑，有类似冰片的作用，可辟秽化浊；甘松辛香行散，善开脾郁，而除面部黑斑；砂仁辛香温润，可祛风润肌；糯米黏润，可滋润肌肤，用其细粉赋形，以增滑腻柔韧之感惑。常用本方洗面，能润泽肌肤，去垢除斑，祛风除湿，对面部皮肤粗黑、黑斑或粉刺有一定辅助治疗作用，令颜面柔润光洁。

二、悦容增颜类

❖ 当归益母草蛋 ❖

【药膳组成】当归 30g，益母草 50g，鸡蛋 2 只。

【美容功能】补血调经，养容美颜。

【制备与用法】将上药加水煮沸后加入鸡蛋再煮 1 小时。吃蛋喝汤。

【美容应用】用于血虚血瘀所致的月经不调，痛经，产后腹痛。当归对子宫的作用取决于子宫的功能状态而呈双向调节作用。还用于慢性肾衰竭所致的肾性贫血。

❖ 阿胶炖红枣 ❖

【药膳组成】红枣 30 枚，阿胶 10g。

【美容功能】补血养颜。

【制备与用法】红枣煮熟，加入阿胶烊化。空腹食用，每日一次。

【美容应用】用于血虚经少，冲任不固的崩漏及妊娠下血。阿胶含多种氨基酸，治疗贫血优于铁剂，改善体内钙平衡，可用于缺铁性贫血。

❖ 养颜酒 ❖

【药膳组成】白茯苓、甘菊花、石菖蒲、天门冬、白术、生黄精、生地黄各 50g，人参、肉桂、牛膝各 30g。

【美容功能】健脾润肤。

【制备与用法】上料共捣成细末，用纱布包好，置于净器中，用醇酒 1500g 浸之，七日开取，去渣备用。每日早晚各 1 次，每次空腹温饮一小盅。

【美容应用】此药酒对于形容憔悴、身倦乏力者，起到润肌肤、壮力气之功效。

❖ 枣泥锅饼 ❖

【药膳组成】面粉 1000g，鸡蛋 6 只，花生油 300ml，白糖 20g，红枣

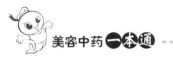

1250g，盐、味精适量。

【美容功能】悦容增颜，益气养阴。

【制备与用法】红枣去核，剁成细末，放入盆中，加盐、白糖、味精和清水适量搅匀。面粉放在容器内，加入鸡蛋、沸水和成面团，反复揉透后用擀面棍擀成直径7cm的圆形皮子。皮子放在左手掌中，放上馅心，将皮子对折捏拢，包成月牙形的生坯。然后将平锅烧热，放入花生油，烧至油六七成热时，将锅贴生坯依次排列在平锅内。稍煎片刻后，加清水适量，盖上锅盖，用旺火煎约10分钟，水干即熟。将锅转动，使其受热均匀，再煎几分钟，即可起锅装盘。

【按语】该锅贴底面金黄，香脆入味，富含蛋白质、脂肪、碳水化合物、钙、铁、维生素 A、维生素 C 等营养成分，故有悦容增颜，益气养阴的美容功效。

❖ 红枣菊花粥 ❖

【药膳组成】红枣 50g、粳米 100g，菊花 15g。

【美容功能】悦容增颜。

【制备与用法】将红枣、粳米、菊花一同放入锅内加清水适量，煮粥待粥煮至浓稠时，放入适量红糖调味食用。

【按语】此方具有健脾补血、清肝明目之功效，长期食用可使面部肤色红润，起到保健防病、驻颜美容的作用。

❖ 菊花肉片 ❖

【药膳组成】菊花 50g，瘦猪肉 300g，鸡蛋 1 只（去黄留清），骨头汤、盐、味精、料酒、香油、植物油适量。

【美容功能】悦容增颜，养肝祛风。

【制备与用法】将肉洗净切成薄片，蛋清、盐、味精、料酒、香油兑成汁。将炒锅置旺火上，下入植物油，待油热时下入肉片，加料酒和兑好的汁，翻炒几下，再加菊花，翻炒均匀起锅，即可食用。

【按语】该药膳富含蛋白质、脂肪、钙、铁、维生素 C 等营养成分，具有养肝血、悦颜色、清风眩、除烦渴、明目的美容功效。

❖ 杂锦山药泥 ❖

【药膳组成】鲜山药 500g，核桃仁 50g，红枣 30 枚，山楂 50g，青梅 50g，蜂蜜适量。

【美容功能】悦容增颜，补气健脾。

【制备与用法】将山药蒸熟，去皮，压研成泥，再做成圆饼状，上面摆上核桃仁、红枣、山楂、青梅，浇上蜂蜜，上锅蒸 15 分钟即可。

【按语】该药膳甘甜可口，蛋白质、脂肪、钙、铁、维生素 C 等营养成分，具有补气血，健脾胃，悦颜色的美容功效。

❖ 蜜汁花生枣 ❖

【药膳组成】红枣 100g，花生 100g，蜂蜜 200g。

【美容功能】补气，润燥，养颜。

【制备与用法】先将红枣、花生用温水浸泡，放锅中加水适量，用文火煮至熟软，再加入蜂蜜，煮至汁液黏稠时停火。

【按语】该药膳甘甜可口，富含蛋白质、脂肪、钙、铁、维生素 C 等营养成分，具有补气，润燥，养颜的美容功效。适用于病后、产后服用。

❖ 红颜酒 ❖

【药膳组成】核桃仁、小红枣各 60g，杏仁、酥油各 30g，白酒 1500g。

【美容功能】补益气血，润肤红颜。

【制备与用法】将核桃仁、小红枣研碎，杏仁去皮尖后捣烂待用。白蜜、酥油融化，倒入酒中和匀，然后将上三药放入酒内密封，浸泡 3 周即可饮用。每次 15ml，每天 1~2 次。

【美容应用】面色偏于㿠白，缺乏血色，口唇色淡，须眉不茂，皮肤干燥无光泽，头晕心悸，记忆力下降。

❖ 红颜乌发食方 ❖

【药膳组成】羊肉 100g，鸡爪 5 只，荔枝干 6 枚，栗子肉 200g。

【美容功能】温阳益气，红颜乌发。

【制备与用法】将羊肉切片，放油中爆炒出香味，加调料和水煮 15 分钟，再把葱姜调料捞出，不用。另将鸡爪、荔枝干放在水中煮 20 分钟，放栗子肉和羊肉共煮 40 分钟即可食用。

【美容应用】本药膳方用于素体阳虚，畏寒怕冷，面色㿠白，须眉不茂，精神不振。

【注意事项】阴虚火旺者不宜食用。

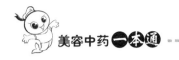
◆ 珠玉粥 ◆

【药膳组成】生山药 100g，生薏苡仁 100g，龙眼肉 15g，粳米 100g。

【美容功能】补益心脾，养颜润燥。

【制备与用法】先将生薏苡仁、粳米煮熟，再将去皮捣碎的生山药和龙眼肉同煮为粥。

【美容应用】本药膳方用于老伤心脾，气血虚弱，面色萎黄，纳差，心悸，睡眠不佳者。

◆ 当归煨鸡 ◆

【药膳组成】母鸡 1 只，当归 15g，生姜 5g，料酒 5g，盐、味精、胡椒、葱各适量。

【美容功能】补血活血，红颜。

【制备与用法】先将母鸡洗净后切成小块，放入开水中洗烫一遍。当归、生姜切片，葱切段。砂锅放入水适量，将鸡块放入锅内，先用大火烧开，除去汤面上泡沫，然后放入姜片、当归片、料酒、胡椒，改用文火煨 2 小时，待鸡肉烂骨酥时放盐，再煨数分钟离火，放入味精即可食用。

【美容应用】本药膳方用于妇女月经过多、贫血等引起的面色萎黄、头发稀疏黄软、口唇色淡、手指发麻、头晕心悸者。

◆ 豆　方 ◆

【药膳组成】黑豆、黄豆各 15g，山楂 15g，红糖 20g。

【美容功能】健脾胃，益气血。

【制备与用法】将黑豆、黄豆、山楂洗干净，加水煮熟烂（山楂后放），再调入红糖。每日 1 剂，分 2 次服用。

【美容应用】本药膳方用于面色不华，体质偏于虚寒者。

三、驻颜去皱类

◆ 养颜抗皱膏 ◆

【药膳组成】人参 100g，桃仁 200g（打碎），白芷 100g，蜂蜜 350g。

【美容功能】益气活血，养颜抗皱。用于预防和治疗身体早衰，面部过早出现皱纹。

【制备与用法】将前三味药，放在砂锅内，加水 600ml，连煎 3 次，每次取汁 250ml，再把 3 次汁液合在一起，浓缩为 500ml，入蜂蜜煮沸，冷却收瓶。每日早晚食 2 匙。

❖ 莲实美容羹 ❖

【药膳组成】莲子 30g，芡实 30g，薏苡仁 50g，桂圆肉 10g，蜂蜜适量。

【美容功能】养颜去皱，润肤增白。

【制备与用法】先将莲子、芡实、薏苡仁用清水浸泡 30 分钟，再将桂圆肉一同放入锅内，用文火煮至烂熟加蜂蜜调味食用。

【按语】本药膳方中桂圆肉大补元气，莲子补脾养胃，薏苡仁、芡实为健脾利水之品。芡实中含有美容必需的维生素 A、维生素 C、维生素 B，蜂蜜中含有胶原蛋白和酶类等物质，可刺激皮肤细胞的生长，促进新陈代谢。此羹是较理想的美容药膳，经常食用有消除皱纹、白嫩肌肤的作用。

❖ 养颜茶 ❖

【药膳组成】生姜 500g，红茶 250g，盐 100g，甘草 150g，丁香 25g，沉香 25g。

【美容功能】养血健脾，安神解郁，养颜去皱。

【制备与用法】上药共捣成粗末和匀备用。每次 15～25g，清晨煎服或泡水代茶饮，每日数次。

【按语】此茶具有养血健脾之功效，久服令人容颜白嫩，皮肤细滑，皱纹减少。

❖ 枸杞叶爆炒腰花 ❖

【药膳组成】猪腰 1 个，枸杞叶 10g，首乌淀粉（市售）15g。

【美容功能】补益肝肾，滋养精血。

【制备与用法】切腰花，挂首乌淀粉，与枸杞叶一起爆炒，口味要求鲜咸为主。

【美容应用】该药膳适用于肝肾精血不足，未老先衰，面容憔悴，脱发、发白，视物不清、耳鸣。

❖ 莲藕驻颜方 ❖

【药膳组成】莲花、莲藕、莲子。

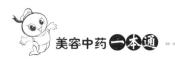

【美容功能】健脾胃，抗衰老，驻容颜。

【制备与用法】三者以 1:2:3 的比例，均匀混合，阴干，研细末，过筛，瓷瓶封存。每天早晚空腹各服 1 次，每次约 6g，温开水送服。忌与生姜、葱、蒜同服。

【美容应用】该药膳适用于素体脾胃虚弱，气血化源不足，食欲不振，大便时有不调，皮肤松弛，面容衰老，皱纹较多。

◆ 沙苑子甲鱼 ◆

【药膳组成】活甲鱼 1 个（约 750g），沙苑子 15g，熟地 10g，生姜 15g，葱 10g，料酒 30g，精盐 2g，酱油 10g，胡椒 1g，肉汤 500ml，味精 1g。

【美容功能】补肝肾，驻容颜。

【制备与用法】

1. 将甲鱼杀死，沥净血水，入沸水中烫 3 分钟取出。用刀刮去背部和裙边的黑膜，再刮干净足上的白衣，剁去爪和尾，取出内脏，洗净待用。生姜洗净切片，葱洗净切小段，沙苑子和熟地洗净后用纱布包好。

2. 将锅放在火上，放入清水和甲鱼，煮沸后，用文火烧约半小时，捞出；放在温水内剔去背壳和腹甲，洗净切成 3cm 见方的块待用。

3. 甲鱼装入蒸碗内，注入肉汤，加入生姜、葱、料酒、精盐、酱油、胡椒粉和药包，用湿棉纸封严碗口。旺火蒸 2 小时取出，挑出药包、葱、姜，放入味精调味即可食用。

【美容应用】该药膳适用于肝肾不足，形体衰老，面容憔悴，肤色暗淡，毛发脱落、发白，腰膝酸软乏力。

◆ 珍珠抗皱面膜 ◆

【药膳组成】当归、白芷、白茯苓、白及、杏仁粉各 50g，珍珠粉 25g，水适量，蜂蜜少许。

【美容功能】促进皮肤代谢，美白润肤，紧致除皱。

【制备与用法】把以上五种中药粉末和珍珠粉混合，然后装瓶备用。取出 1 小匙中药混合粉末，放入碗中，加适量的清水调成糊状，然后再加入少许蜂蜜混匀即成。

【注意事项】夏季或油性皮肤者可不加蜂蜜。

四、乌发生发类

◆ 淮山酥 ◆

【药膳组成】淮山药 250g，黑芝麻 10g，白糖 100g。

【制备与用法】淮山药去皮，切成菱角块，入六成热的菜油锅内，炸至外硬里软、浮面时捞出。炒锅置武火上烧热，用油滑锅，放入白糖，加水少许，将汤汁熬成米黄色，随即投入淮山药，并不停地翻炒，使淮山药外面包上一层糖浆，然后撒上炒香的黑芝麻即成。

【美容功能】补脾益肾，养发乌发。适用于脾肾亏虚型须发早白。

◆ 桑椹女贞酒 ◆

【药膳组成】桑椹子 100g，女贞子 150g，白酒 1500ml。

【制备与用法】将桑椹子、女贞子捣烂，浸入白酒中，装入深色瓶中置冷暗处保存，每隔 3 日摇动 1 次，10 日后取酒饮用。每日早晚各 1 次，每次 10～20ml。

【美容功能】滋补肝肾，乌须黑发。

◆ 乌须酒 ◆

【药膳组成】熟地、首乌、枸杞子各 60g，当归 30g，怀牛膝 15g，黑豆 30g，人参 15g，白酒 5000ml。

【制备与用法】将诸药焙干粉碎，浸入白酒之中，密闭贮存，每隔 1 日摇动 1 次，1 个月后取酒饮用。每日早晚各 1 次，每次 10～20ml。

【美容功能】补肾益肝，乌须黑发。适用于肝肾阴虚型白发。

◆ 美髯蛋糕 ◆

【方剂组成】鸡蛋 1000g，面粉 1400g，白糖 800g，熟黑芝麻 400g，茯苓、当归、制首乌、牛膝、枸杞子、补骨脂、菟丝子各 20g。

【美容功能】滋肾固精，补气益血，乌须黑发。

【制备与用法】先将黑芝麻等八味中药洗净烘干研成细末，调匀备用。鸡蛋打入盆内，加白糖，再加面粉轻轻搅匀。将方木盒放入蒸笼中，方木盒内垫油纸一层，将蛋浆倒一半于木架内，盖上笼盖用旺火蒸熟，撒上药面，再倒入余下的蛋浆擀平再蒸熟，翻于案板上，稍冷后切成 60 块。每餐 2～3 块，

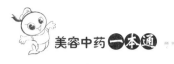

趁热食之。

【按语】本方系由七宝美髯丹方加黑芝麻、白糖、面粉、鸡蛋等组成。七宝美髯丹善能补肾固精，乌须黑发，再加入黑芝麻增强药效，做成蛋糕，便于长期服用，以起到良好的滋肾固精，补气益血，乌须黑发作用。

◆ 乌发糖 ◆

【方剂组成】核桃仁、黑芝麻各250g，红砂糖500g。

【美容功能】健脑补肾，乌发生发。

【制备与用法】将红糖放入锅内，加水适量，用武火烧开，移文火上煎熬至稠厚时，加入炒香的黑芝麻、核桃仁，搅拌均匀停火，倒入涂有熟菜油的搪瓷盘中摊平，晾凉，用刀切成小块，即可服用。每日早晚空腹各食30g。

【按语】本方在民间流传颇广。方中核桃仁、黑芝麻两药均为补肾滋阴、填精益髓之品；两药同用有固精培本之功，长期服用可治疗肾虚早衰，须发早白，记忆力减退，齿槁行难等症。佐以红糖以补血益气，顾护心脾。本方服用方便，口感香甜，长期服用可有健脑补肾，乌发防衰，回天赞化之效。

◆ 玻璃核桃仁 ◆

【药膳组成】核桃仁250g，白糖、花生油各适量。

【美容功能】润肤，乌发生发。

【制备与用法】将核桃仁放开水中泡至薄皮发软时，剥去皮，再放入沸水锅中焯一下，捞出沥水。炒锅放花生油，烧至四成热时，放入核桃仁炸至漂起时捞出，控油。锅内留少许底油，烧至五成热时放入白糖搅炒，待糖熔化起小泡时，倒入核桃仁，颠翻拌匀，使糖均匀裹在核桃仁上，随即倾在盘中用筷子逐个拨开，晾凉即可食用。注意掌握火候，不可炸糊。

【按语】该药膳的特点是核桃仁酥脆适口，甜润香醇，可佐餐，也可作零食吃。核桃仁含脂肪40%～50%，主要为亚油酸甘油酯，还含有蛋白质、碳水化合物、钙、磷、铁、胡萝卜素、维生素E等。《开宝本草》说："常食核桃，令人肥健，润肌、黑须发"。唐代医学家孟诜说核桃仁能"通经脉，润血脉，黑须发。"核桃仁是很好的乌发健美、强身食品。

◆ 首乌鸡 ◆

【药膳组成】鸡肉500g，何首乌50g，笋丁50g，料酒、精盐、味精、酱油、淀粉、花生油各适量。

【美容功能】乌发生发。

【制备与用法】将首乌放砂锅内，加适量水煮好，滗出煎汁备用；将鸡肉洗净，切丁放入碗中，加入料酒、味精、精盐、淀粉上好浆备用。炒锅加花生油烧热，将浆好的鸡丁下油锅内氽炸，熟后倒入漏勺备用。锅中留少许底油，加入鸡丁、料酒、精盐、酱油、笋丁、首乌汁，快速翻炒，入味后用湿淀粉勾芡，加味精，出锅装盘即成。

【按语】该药膳的特点是鸡肉熟烂，味鲜香，稍有首乌味。鸡肉有温中、益气、补虚的作用。它还含有多种丰富的维生素，有润肤的作用。何首乌可滋补肝肾、乌须发、悦颜色、延寿命。此食疗方是理想的健美菜肴。女性常食可以使头发乌黑油亮，容颜白里透红。

❖ 首乌煲鸡蛋 ❖

【药膳组成】何首乌100g，鸡蛋2只。

【美容功能】滋补肝肾，养血益精。适用于肝肾阴型脱发或白发。

【制备与用法】将首乌洗净，和鸡蛋一起加水适量入砂锅煲内共煮，至蛋熟时取蛋去壳再煮片刻，饮汤吃蛋，每周1~2次。

❖ 归芪蒸鸡 ❖

【药膳组成】炙黄芪100g，当归20g，子母鸡1只，绍酒、味精、胡椒粉、精盐、葱。

【美容功能】补气养血。适用于气血亏虚型脱发。

【制备与用法】将子母鸡宰杀后退去毛，去内脏，洗干净，剁去爪，放入沸水氽透捞出再放入凉水内冲净，沥干水分。当归洗净，稍切几刀。生姜切成片，葱切成段。将当归、黄芪装入鸡腹内，然后将鸡放入碗中（腹部向上），摆上姜片、葱段，注入清汤，加入精盐、绍酒、胡椒粉，上笼旺火蒸约2小时取出，吃鸡肉喝汤。

❖ 补血益气酒 ❖

【药膳组成】熟地50g，当归30g，黄芪50g，川芎25g，白芍30g，白酒2000ml。

【美容功能】补血益气。适用于因气血不足引起的慢性脱发和白发，可长期饮用。

【制备与用法】将诸药切成薄片浸泡于白酒中，密封置暗处，30天后启封过滤装瓶备用。每日2次，每次20ml。

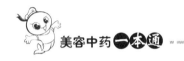

❖ 榧子核桃液 ❖

【药膳组成】生香榧子 3 枚，核桃 2 枚，侧柏叶 25g。

【美容功能】滋阴凉血，消炎杀虫，生发护发。适用于脂溢性脱发。

【制备与用法】生香榧子、核桃去壳打烂，与侧柏叶共捣如泥，雪水浸 7 天，即可使用。用梳子蘸此药汁不断梳头，使头发都湿润。每日 2 次，练习 2～3 个月。

❖ 地黄甜鸡汤 ❖

【药膳组成】母鸡 1 只，生地黄 250g，饴糖 150g，桂圆肉 30g，大枣 5 枚，米汤适量。

【美容功能】温中益气，补精填髓。适用于肝肾阴虚型须发早白。

【制备与用法】母鸡宰杀后去毛，洗净，掏去内脏，剁去爪，洗净血水，放入沸水锅内焯片刻，捞出沥干备用。生地黄洗净切片，与桂圆肉、大枣混合均匀，再掺入饴糖，调拌后塞入鸡腹内。将鸡腹部朝下置于钵内，灌入米汤，用湿棉纸封钵口，旺火上笼蒸约 2～3 小时，待熟烂后，揭出封纸，加饴糖调味即成。

❖ 首乌猪肝片 ❖

【药膳组成】首乌液 20ml，鲜猪肝 250g，黑木耳 25g，青菜叶少许，绍酒 10ml，醋 5ml，食盐 4g，湿淀粉 50g，酱油 25ml，葱、姜、蒜各 15g，汤 50ml，混合油适量。

【美容功能】补肝肾，益气血。适用于肝肾阴亏血虚型须发早白。

【制备与用法】将首乌用煮提法制成浓度为 1∶1 的药液，从中取 20ml 备用。猪肝剔去筋，洗净后切成长 4cm，宽 2ml，厚 0.5cm 的片，姜、葱、蒜洗净，葱切成丝，蒜切成片，姜切成米。青菜叶洗干净。将猪肝片内加入首乌汁和食盐少许，加湿淀粉 20g 搅拌均匀，另把首乌汁、酱油、绍酒、食盐、醋和剩余的湿淀粉兑成卤汁。炒锅内放入油，置旺火上烧至七八成热时，放入拌好的猪肝片滑透，用漏勺沥去余油。锅内留油 50ml，下入蒜片、姜米稍煸后，下入肝片，同时将青菜叶下入锅内翻炒两下，倒入卤汁炒匀，下入葱段，起锅即可。

❖ 芝麻兔 ❖

【药膳组成】黑芝麻 30g，兔肉 500g，生姜 20g，葱 20g，花椒 5g，芝麻油 3ml，味精 3g，卤汁适量。

【美容功能】乌发生发。

【制备与用法】黑芝麻淘去泥沙，放入锅内炒香备用。兔子宰杀后去皮、爪、内脏，放入沸水中焯去血水，去浮沫，投入姜片、葱段、花椒、食盐等，将兔肉煮熟后捞出，稍凉后，再放入卤水锅内，置文火卤 1 小时左右，捞出晾凉，切成 2cm 见方的块，置入盘中，将味精用香油调匀，淋在兔肉上。边淋边用手搅和，同时撒入黑芝麻。

❖ 仙人粥 ❖

【药膳组成】制首乌 40g，粳米 100g，红枣 3~5 枚，红糖适量。

【美容功能】补气血，益肝肾。适用于肝肾亏虚型须发早白，血虚头昏耳鸣，腰膝酸软，大便干结，高脂血症、冠心病、神经衰弱、高血压等。

【制备与用法】将制首乌煎取浓汁，去渣，同淘干净的粳米、红枣同入砂锅内煮粥，粥将成时，放入红糖适量调味，稍煮即可适用。

【注意事项】本药粥中因何首乌含有蒽醌衍生物，能促进肠蠕动且有通便作用，大便溏泻的人不宜服食。在食用仙人粥期间，忌吃葱蒜，煎煮忌用铁锅。

❖ 淮山肉麻圆 ❖

【药膳组成】山药粉 50g，熟黑芝麻 50g，肥膘肉 400g，鸡蛋 3 个，黑豆粉 100g，植物油 100ml，白糖 250g。

【美容功能】补肾益精，养血润发。适用于肝肾亏虚型头发干燥。

【制备与用法】将鸡蛋清、黄分开盛入两个碗内，先用蛋清调黑豆粉、山药粉，再加蛋黄调匀。将肥膘肉切成 1cm 左右的丁，放入沸水内焯透，立即捞出。锅内注入清水少许，放入白糖，在文火上炒，用铲不停地铲动，待糖炒成金黄色时，加入炸好的肉丸，将锅离火铲动，随即加入芝麻，继续铲动，待肉丸粘满芝麻后，倒入盘内晾凉即成。

❖ 首乌羊肉生发汤 ❖

【药膳组成】何首乌 50g，杜仲 15g，粟米 200g，核桃 4 个，羊肉 300g，红枣（去核）4 枚，生姜 2 片，食盐适量。

【美容功能】补肾益精，生发乌发。

【制备与用法】核桃去壳，取仁，保留红棕色核桃衣。杜仲、何首乌、粟米、羊肉、生姜片和红枣用清水洗净。砂锅内加入适量清水，煮至水沸后，

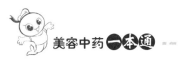

放入以上全部药膳组成，用中火煲 3 小时左右，加入食盐即可。佐餐食用，每日 1 ～ 3 次，每次 150 ～ 200ml。

【美容应用】对血气不足引起的毛发脱落、小便频数、女子月经不调均有疗效。

❖ 养颜生发汤 ❖

【药膳组成】核桃仁 50g，茯苓 50g，白及 30g，黄豆 30g，芡实 20g，猪瘦肉 60g。

【美容功能】补益脾肾，美颜健体。

【制备与用法】将上料洗净，猪瘦肉切小块，同放入砂锅内，加清水适量，煎至猪瘦肉熟烂为止。饮汤吃肉，每天 1 剂。

【美容应用】用于脾肾亏虚及年老体虚、容颜憔悴。

❖ 乌发方 ❖

【药膳组成】大麦 200g，核桃仁 150g，黑芝麻 150g，食糖适量。

【美容功能】补肾益精，乌发。

【制备与用法】将大麦、核桃仁、黑芝麻分别炒至香熟，研为细末，放在一起混合拌匀，加入食糖调好口味，贮瓶备用，每日早、晚空腹服 2 ～ 3 调羹。

【美容应用】本品适用于中老年人或素体肾亏者保健之用，可预防脱发、白发。

❖ 黄芪白果蒸鸡 ❖

【药膳组成】母鸡 1 只（约 1000g），黄芪 30g，白果 10g，大麦 200g，核桃仁 150g，黑芝麻 150g，精盐、葱段、姜片、料酒、味精、胡椒粉、清汤各适量。食糖适量。

【美容功能】补脾胃，益气血。

【制备与用法】将鸡宰杀后去毛及内脏，洗净，入开水中片刻后捞出；将黄芪、白果纳入鸡腹内，并加入葱段等调料，加盖盖严。上蒸笼蒸至鸡熟烂（约需 2 小时）。出笼后，拣出黄芪鸡佐料，撒入胡椒粉。分 6 次佐餐食用。连用 10 ～ 15 日。

【美容应用】本品用于脾胃虚弱，气血不足，毛发失养，毛发枯黄无光泽，易于脱落、稀疏，四肢倦怠乏力，面色萎黄，纳少体弱。

◆ 美发方 ◆

【药膳组成】茄子皮、菠菜根各20g，黑豆30g。

【美容功能】补肾乌发。

【制备与用法】将茄子皮、菠菜根、黑豆洗干净。先将黑豆放入锅内煮至熟软，再放入茄子皮、菠菜根水煎。每日1剂，水煎服。

【美容应用】本品适用于少白头。

◆ 桃仁芝麻粥 ◆

【药膳组成】大米200g，桃仁10g，山楂10g，黑芝麻10g，黑豆10g。

【美容功能】滋补肾阴，活血祛风。

【制备与用法】将以上四味同煮成粥。佐餐食用。

【美容应用】本品适用于斑秃日久不愈或全秃，或须眉俱落或普秃者，可伴有头皮刺痛，头胀头痛，面色灰暗等。该药膳可时时服用以配合药物治疗。

◆ 菊花旱莲饮 ◆

【药膳组成】黄菊花10g，墨旱莲5g。

【美容功能】清热祛风，凉血生发。

【制备与用法】上二味药煎汤代茶，频频饮服。

【美容应用】本品适用于血热生风，毛发突然成片脱落，进展迅速，头皮光亮，伴心烦、失眠、多梦、便秘、尿黄等。

五、减肥瘦身类

◆ 鲤鱼汤 ◆

【药膳组成】荜茇5g，鲜鲤鱼100g，川椒15g，生姜、香菜、料酒、葱、味精、醋各适量。

【美容功能】利水消肿，减肥。

【制备与用法】将鲤鱼去鳞，剖腹去内脏洗净，切成小块；姜、葱洗净，拍破待用。把荜茇、鲤鱼、葱、姜放入锅内，加水适量、置武火上烧开，移文火上炖熬约40分钟。加入香菜、料酒、味精、醋即成。可单独食用，也可佐餐，吃鱼喝汤。

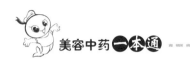

❖ 荷叶粥 ❖

【药膳组成】鲜荷叶1张（约200g），粳米100g，白糖适量。

【美容功能】清暑，生津，止渴，降脂减肥。

【制备与用法】将米洗净，加水煮粥。临熟时将鲜荷叶洗净覆盖粥上，焖约15分钟，揭去荷叶，粥成淡绿色，再煮沸片刻即可。服时酌加白糖，随时可服。

❖ 蜂蜜山楂汤 ❖

【药膳组成】生山楂500g，蜂蜜200g。

【美容功能】活血化瘀，消脂减肥。

【制备与用法】将山楂去柄，去核，洗净，放入锅内，加适量水，用火煮至熟透。待汤汁将干时加入蜂蜜，文火煮至汁稠为止。

【按语】该药膳酸甜可口，富含有机酸、蛋白质、钙、铁、维生素C等营养成分，有活血化瘀、消脂减肥的美容功效。适用于血脂偏高，体形偏胖者服用。

❖ 辟谷仙方 ❖

【药膳组成】黑豆750g，火麻仁225g，糯米500g。

【美容功能】健脾祛湿，润肠通便。

【制备与用法】将黑大豆洗干净后，蒸3遍，晒干去皮。火麻仁浸汤一夜，滤出晒干，去皮淘洗3遍，捣碎，拌黑豆为末，用糯米粥和成团如拳头大，蒸3~5小时，停火冷却5小时，在取出，放入瓷器中贮存，不令风干，半饱为度，日服1团。

【美容应用】本品适用于单纯性肥胖痰湿偏盛者，形体臃肿，痰多胸闷，打鼾，多睡，四肢沉重，舌质胖大，苔白腻，脉缓。

❖ 山楂银菊花茶 ❖

【药膳组成】山楂、金银花、菊花各10g。

【美容功能】化瘀消积，清利头目。

【制备与用法】将山楂拍碎，3味共煎水代茶饮。

【美容应用】本品适用于肥胖兼高血压、高血脂、冠心病者。

◆ 盐渍三皮 ◆

【药膳组成】冬瓜皮 300g，西瓜皮 200g，黄瓜 400g。

【美容功能】清热祛湿，通利三焦。

【制备与用法】将西瓜皮刮去蜡质外皮，冬瓜皮刮去绒毛外皮，黄瓜去瓤心，均洗干净。三皮分别用不同火候煮熟。待凉切成条块，置容器中，用盐、味精适量腌渍 12 小时即可食用。

【美容应用】本品用于脾胃积热，形体肥胖，纳食超常，大便秘结，舌红苔黄，脉有力。

◆ 赤小豆粥 ◆

【药膳组成】赤小豆 50g，粳米 50g，白糖适量。

【美容功能】利水消肿，健脾止泻，减肥。适用于防治肥胖症。

【制备与用法】将赤小豆洗干净，用温水浸泡 2~3 小时，然后加水 500ml 左右，煮至赤小豆将烂，加入粳米，共煮为稀粥，食前加入白糖，早晚各服 1 次。

◆ 大蒜酒 ◆

【药膳组成】大蒜 100g，蜂蜜 50g，白酒 1000ml。

【美容功能】降脂减肥。

【制备与用法】将大蒜切片，浸泡白酒中，3 日后加入蜂蜜，瓶贮密封，静置备用。每日服 1 次，每次 5~6ml。

六、洁肤爽肤类

◆ 润肤白面汁方一 ◆

【药膳组成】牛奶、黄瓜汁、柠檬汁，蒲公英各适量。

【美容功能】洁面，润肤，增白。

【制备与用法】将牛奶、黄瓜汁、柠檬汁混匀，蒲公英放入汁中待用，每天早晚洗脸后蘸汁擦面

【美容应用】本品适宜于皮肤油腻、粗糙，发红刺痒，易生粉刺；各种类型皮肤保健。

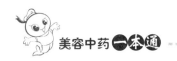

❖ 润肤白面汁方二 ❖

【药膳组成】胡萝卜、苹果各半个，香菜 20g，柠檬 2 片（绞汁）。

【美容功能】消除油垢，清洁皮肤。

【制备与用法】将胡萝卜、苹果、香菜放入榨汁机中取汁，再加入柠檬汁饮用。

【美容应用】本品适宜于油性皮肤的调养护理。

❖ 清暑美容饮料 ❖

【药膳组成】珍珠母 250g，西瓜皮 1000g，银耳 30g，白糖 500g。

【美容功能】清暑养阴美容。

【制备与用法】先将银耳洗净，加水煮烂，取汁 1000ml 备用。将珍珠母浸入水中煎 1 小时，再加入洗净、切成条状的西瓜皮，加适量水煮半小时，滤出药汁 1000ml。再将白木耳与珍珠母、西瓜皮汁和匀，一同倒入锅中煮沸，加糖适量，溶化后放冷，装瓶贮冰箱备用。

【美容应用】暑天劳累，头晕，口渴，乏力，皮肤干燥，色素沉着，面容枯憔。

❖ 薏苡仁粥 ❖

【药膳组成】薏苡仁 50g，粳米 100g。

【美容功能】健脾利湿、清热。

【制备与用法】将薏苡仁和粳米淘洗干净，加水适量，煮烂成粥，调入白糖适量食用。

【美容应用】用于夏季痱子的防治。

❖ 麦冬黄瓜羹 ❖

【药膳组成】黄瓜 250g，麦冬 6g，精盐、味精、醋少许。

【美容功能】清热解暑润肤。

【制备与用法】将黄瓜洗干净去皮，切成条。麦冬洗净，与黄瓜一起加水煮熟，加入适量精盐、味精、醋即可食用。

【美容应用】常吃对预防夏季生痱子和热疮有效。

❖ 鱼腥草猪肚汤 ❖

【药膳组成】鲜鱼腥草 100g，猪肚 1 具，精盐、味精适量。

【美容功能】清热解暑润肤。

【制备与用法】将猪肚、鱼腥草洗净，把鱼腥草切成段放入猪肚中，用文火炖至烂熟，饮汤。猪肚捞出后切片，与黄瓜一起加水煮熟，加入适量精盐、味精调服。

【美容应用】用于夏季痱子和热疮的防治。

七、祛斑消痤类

❖ 消瘢食方 ❖

【药膳组成】带蒂白茄子 500g，何首乌 15g，黑豆衣 50g，绿豆粉 50g。

【美容功能】补益肝肾，调和气血。

【制备与用法】将白茄子洗干净，切成小块，与何首乌一起放入锅内，倒入清水 1000ml，先用大火煮沸后，改用小火煮至白茄子熟烂，再加入黑豆衣、绿豆粉煮片刻，充分调匀成糊状，每日数次，随意食用，连服 3 个月。

【美容应用】白癜风

❖ 枇杷菊花粥 ❖

【药膳组成】枇杷叶 9g，菊花 6g，生石膏 15g，粳米 60g。

【美容功能】清泄肺热。

【制备与用法】将诸药洗干净，用布包好，加水 1200ml，煎至 800ml，再加入粳米煮粥，每日 1 次，连服 15 剂。

【美容应用】痤疮初起，以额头为主，可见粉刺丘疹、小脓疱，皮肤潮红刺痒。

❖ 白果奶饮 ❖

【药膳组成】白果 30g，白菊花 4 朵，雪梨 4 个，牛奶 200ml，蜜糖适量。

【美容功能】祛斑洁肤，润肤增白。

【制备与用法】将白果去壳，用开水烫去衣，去心；白菊花洗净，取花瓣备用；雪梨削皮，取梨肉切粒。将白果、雪梨放入锅中，加清水适量，用武火烧沸后，改用文火煲致白果烂熟，加入菊花瓣、牛奶，煮沸，用蜜糖调匀

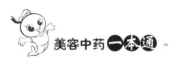

即成。

【按语】该药膳的特点是果烂熟清香淡雅，甜润适口。白果含蛋白质、脂肪、糖类、多种氨基酸、胡萝卜素及维生素 B_1、维生素 B_2 等。其味甘、苦、涩、性平，有抗过敏、抗衰老、抗微生物的作用。白果与清肺、润肤的白菊花、雪梨同用，营养丰富，且有补虚羸、益肺胃、生津液、润大肠的牛奶结合成饮料，女性常吃，可起到祛斑洁肤、润肤增白的作用。

◈ 枸杞炒瘦肉 ◈

【药膳组成】枸杞子 10g，瘦猪肉 250g，莴笋 100g，猪油、盐、料酒、味精、香油、酱油、湿豆粉、生姜、葱白、肉汤、糖各适量。

【美容功能】祛斑增白。

【制备与用法】

1. 将枸杞子用温水洗干净；猪肉洗净，切成丝，用湿豆粉、盐、料酒、酱油、白糖调好；莴笋去皮，洗净，切成丝；生姜、葱洗干净切成丝。

2. 锅烧热，放油，待油稍冒烟时，放入肉丝炒散，再放入笋丝、姜丝、葱白翻炒，倒入肉汤，加入枸杞子同煮熟，淋上香油，点味精即成。

【按语】该药膳的特点是肉鲜香，味道适宜。此菜清热消毒，有祛斑增白之美容功效。适用于面部黑暗或有黑斑女性食用。常吃会使皮肤白嫩靓丽。

◈ 瓜仁桂花饮 ◈

【药膳组成】冬瓜子仁 250g，桂花 200g，橘皮 100g，米汤适量。

【美容功能】祛斑增白。

【制备与用法】将瓜子仁、桂花、橘皮共研成粉末，用米汤调匀后饮用。

【按语】橘皮味辛苦，性温。冬瓜子味甘，性寒，清肺热，润大肠，排脓消肿。米汤有益气、养阴、润燥的功能，性味甘平，含有烟酸、维生素 B_1、铁等，有助刺激胃液分泌，帮助消化。此饮料每日饮 3 次，每次用粉末 10g，连饮月余，即可达到祛斑增白的效果。此饮料适于面部色素沉着的女性饮用。

◈ 黑木耳红枣汤 ◈

【药膳组成】黑木耳 30g，红枣 20 枚。

【美容功能】补脾，活血化瘀。

【制备与用法】将黑木耳洗净，红枣去核，加水适量，煮 1 小时左右，用时加蜂蜜少许，早晚各服 1 次。

【美容应用】适用于面部黄褐斑、色素沉着，常伴有月经不调、挟瘀血块、痛经、舌质紫暗或有瘀斑。也可用于妇女产后瘀血。

❖ 赞绿珠 ❖

【药膳组成】绿豆 30g，赤小豆 15g，百合 15g。

【美容功能】滋阴活血。

【制备与用法】将上品洗净，加水 500ml，微火煎至 300ml 即可。每次服 100ml，早晚各 1 次。

【美容应用】适用于肺阴不足，火燥相结，皮肤干燥，面生黄褐斑。

❖ 除黄褐斑方 ❖

【药膳组成】核桃仁 30g，黑芝麻 20g，牛奶 200g，豆浆 200g。

【美容功能】补肾滋阴。

【制备与用法】将核桃仁、黑芝麻放入小石磨中磨，与牛奶倒入锅中煎煮，煮沸。

【美容应用】适用于肝肾不足，腰膝酸软，形体消瘦，头晕耳鸣，失眠多梦，遗精，皮肤干枯，肤色偏暗。

❖ 参苓海带汤 ❖

【药膳组成】海带 50g，党参 15g，茯苓 12g，白术 10g，山药 15g，夏枯草 10g，丹参 15g，车前草 15g，盐、味精适量。

【美容功能】清热利湿，健脾化痰。

【制备与用法】将海带用温水泡发，洗净切成丝。将诸药加水适量，煎煮 30 分钟取汁。将药汁放入锅内，加入海带煮熟，加盐、味精调味即可食用。

【美容应用】适用于痰湿性痤疮。

❖ 荷叶冬瓜汤 ❖

【药膳组成】荷叶 1 张，冬瓜 500g，精盐少许。

【美容功能】清热利湿化痰。

【制备与用法】将荷叶洗净切成丝，冬瓜洗净切片，加水 1000ml 煮汤，汤成去荷叶，加盐少许即可饮用，每日 2 次。

【美容应用】适用于各种类型痤疮。

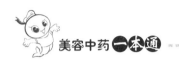

◈ 马鱼丝瓜汤 ◈

【药膳组成】马齿苋 30g，鱼腥草 30g，丝瓜 200g（不去皮），精盐少许。

【美容功能】清热解毒。

【制备与用法】将马齿苋、鱼腥草洗净，切成节，丝瓜切成片。将诸原料同入锅内，加水 1000ml，煮汤饮服，每日 2 次。

【美容应用】适用于痰湿性痤疮。

◈ 绿豆百合汤 ◈

【药膳组成】绿豆 150g，百合 150g，冰糖少许。

【美容功能】清热利湿，健脾化痰。

【制备与用法】将绿豆、百合洗净，放入锅内，加入 2000ml，水开后加入冰糖。

【美容应用】适用于痰湿性痤疮。

◈ 山楂荷叶香蕉汤 ◈

【药膳组成】山楂 30g，香蕉 2 只，荷叶 1 张，冰糖少许。

【美容功能】清热解毒利湿。

【制备与用法】将荷叶洗净切碎，山楂洗净，香蕉剥皮，共入锅内，加入 1000ml，水开后加入冰糖，煮汤饮服，每日 2 次。

【美容应用】适用于肺热型痤疮。

◈ 山楂马蹄糕 ◈

【药膳组成】马蹄粉 300g，面粉 200g，山楂酱 150g，鸡蛋 2 只，冰糖 150g，发酵粉 15g。

【美容功能】除湿热，开胃，凉血。

【制备与用法】将马蹄粉和面粉混合，加入发酵粉、蛋液、山楂酱、冰糖（化成糖水），在 35～40℃温度下待发。将盛器四周涂上熟猪油，倒入发酵粉糊，约为容器 1/3 量，上笼用旺火蒸 15 分钟即可。

【美容应用】适用于各种类型痤疮。

◈ 枣杞猪肤汤 ◈

【药膳组成】猪皮 100g，红枣 20g，枸杞子 12g，生地 10g，麦冬 10g，黄柏 10g，桑椹子 12g，盐、味精适量。

【美容功能】养阴清热，补益肝肾。

【制备与用法】将猪皮用开水泡发，切成条。以上诸药加入水适量煎煮 30 分钟取汁。将药汁放入锅中，加入猪皮，用盐、味精调味即可饮用。

【美容应用】适用于血虚干燥型雀斑。

◆ 百合鸡汤 ◆

【药膳组成】百合 15g，淮山药 15g，莲子 15g，薏苡仁 30g，芡实 15g，党参 20g，白蒺藜 10g，乌骨鸡 1 只，盐、味精、绍酒适量。

【美容功能】清热祛湿。

【制备与用法】先将乌骨鸡去毛及内脏，切块，放入烧锅内加水适量炖至半熟，再加入上述药物同炖至鸡肉烂熟，加调料即可，食鸡肉饮汤。

【美容应用】适用于各型雀斑。

【按语】该药膳鲜美可口，营养丰富，含有蛋白质、氨基酸、B 族维生素、淀粉等营养皮肤的物质。常食可以使皮肤柔嫩，皱纹减少，消雀斑，使面部润泽生辉。

◆ 薏米百合汤 ◆

【药膳组成】薏米 50g，百合，蜂蜜适量。

【美容功能】养阴祛热。

【制备与用法】将薏米、百合洗干净，加水适量煮成汤，加蜂蜜调味，连服 1～3 个月。

【美容应用】适用于雀斑、湿疹、扁平疣。

◆ 治雀斑方 ◆

【药膳组成】猪胰一具，白芷 12g，杭菊花 12g，珍珠粉 20g，白果 20 枚，红枣 15 枚，蜂蜜、酒酿适量。

【美容功能】润泽肌肤，去除雀斑。

【制备与用法】杭菊花去梗洗净，珍珠粉研细，红枣去皮核，与白芷、白果、猪胰共捣烂为泥。将蜂蜜与酒酿隔水炖化，加入药末，蒸透置冷后收藏。以药膏涂面，夜涂日洗。

【美容应用】适用于各种类型雀斑。

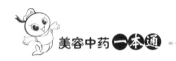

❖ 鱼腥草保健酒 ❖

【药膳组成】鱼腥草 400g，蜂蜜 100g，黄酒 1500ml。

【美容功能】清热解毒。

【制备与用法】将鱼腥草洗净，切成段。将黄酒和蜂蜜混合入瓦罐内用中火烧开，再放入鱼腥草熬 10 分钟，加盖密封冷却，静置 10 天后饮用。每日 2 次，每次 15～30ml。

【美容应用】适用于各种雀斑、痤疮、黑斑。

【按语】该药膳常服美容效果甚佳，可消除雀斑、痤疮、黑斑，使皮肤柔嫩、滋润。

❖ 驻颜去斑酒 ❖

【药膳组成】柚子 5 个，生地黄 40g，当归 40g，白芍 40g，蜂蜜 50g，白酒 4000ml。

【美容功能】养血驻颜，疏肝解郁，去斑。

【制备与用法】将柚子干净，切成 2～3mm 大的块，同以上诸药装入坛内，加白酒浸泡 90 天，滤去渣滓即可饮用。每日 2 次，早晚服，每次 20～30ml。

【美容应用】适用于各种雀斑。

❖ 地黄鳝鱼汤 ❖

【药膳组成】鳝鱼 300g，熟地 15g，山药 10g，山萸肉 10g，丹皮 10g，泽泻 12g，茯苓 12g，盐、味精适量。

【美容功能】滋补肝肾。

【制备与用法】鳝鱼去骨及内脏，洗净血水切成段。诸药加水适量煎煮 30 分钟取汁。将药汁放入锅中，加入鳝鱼，待水滚后加盐、味精适量，即可食用。

【美容应用】适用于肝郁内热型黄褐斑。

❖ 丹栀逍遥猪肝汤 ❖

【药膳组成】猪肝 200g，山栀 12g，柴胡 10g，当归 12g，白芍 15g，茯苓 12g，白芷 10g，盐、味精适量。

【美容功能】疏肝清热。

【制备与用法】将猪肝洗干净切成薄片，用盐、味精腌制。诸药加水适量煎煮 30 分钟，去渣取汁。将药汁放入锅中，待滚后加入猪肝片，加盐、味精适量即可食用。

【美容应用】适用于肝郁内热型黄褐斑。

❖ 地黄蒸鸭 ❖

【药膳组成】生地黄 100g，山药 200g，枸杞子 30g，水白鸭 1 只（约 500g），葱、姜、胡椒粉、黄酒、清汤、盐、味精适量。

【美容功能】滋阴补肾。

【制备与用法】将鸭去毛及内脏，去净全身骨头，用盐、味精、胡椒粉、黄酒涂抹在鸭体内，加葱、姜腌制 1 小时左右，切成 1cm 见方的丁。生地黄切片装入纱布袋垫在一大碗底部。山药去皮，洗干净切成薄片，与枸杞子一同放在生地黄布袋上，放入鸭肉丁，加入清汤，上笼蒸约 2 小时至肉熟烂，翻扣于盘中，去药袋即可食用。

【美容应用】适用于肝肾阴虚型黄褐斑。

❖ 猪肾粥 ❖

【药膳组成】猪肾 1 对，粳米 200g，山药 100g，薏米 50g，盐、味精适量。

【美容功能】健脾渗湿，补肾利尿。

【制备与用法】将猪肾去筋膜、臊腺，用水反复冲洗，焯去血水，切成薄片。山药洗干净去皮切碎。薏米、粳米洗净。将诸原料一起放入锅内，加水适量，以小火煨烂成粥，加入调料即可。

【美容应用】适用于肝肾不足型黄褐斑。

❖ 八宝祛斑粥 ❖

【药膳组成】薏米 10g，芡实 10g，莲子 15g，生山药 30g，白扁豆 15g，赤小豆 15g，大枣 10 枚，粳米 200g，冰糖适量。

【美容功能】益气健脾，清热利湿。

【制备与用法】将诸药洗干净，放入锅中，加水适量，煎煮 40 分钟，再放粳米同煮至粥熟后，加入冰糖调味即可。早晚各吃 1 小碗，久服效果更佳。

【美容应用】适用于脾虚湿热型黄褐斑。

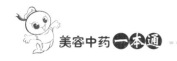

❖ 厚朴煨肘 ❖

【药膳组成】猪肘 700g，厚朴 15g，香附 10g，枳壳 10g，当归 10g，川芎 5g，黄酒、生姜、精盐、酱油、红糖、味精适量。

【美容功能】行气解郁活血。

【制备与用法】将厚朴、香附、枳壳、当归、川芎压碎，装入纱布袋，与猪肘共入锅内，加入清水，用武火烧沸，去浮沫，改用文火煨至八成熟，加入各种调料，待汁浓肘烂熟时去除药包，装盘即可食用。

【美容应用】适用于气滞血瘀型黄褐斑。

❖ 黄芪炖甲鱼 ❖

【药膳组成】黄芪 20g，枸杞子 30g，甲鱼 500g，生姜、葱、盐、味精适量。

【美容功能】益气补肾，滋阴生津。

【制备与用法】将黄芪洗干净用纱布包扎，枸杞子洗净，甲鱼去内脏后切细，加水适量，炖熟去药渣，放入生姜、葱、味精、精盐调味即可食用。

【美容应用】适用于肝肾不足型黄褐斑。

❖ 当归百合兔 ❖

【药膳组成】当归 15g，百合 50g，三七 10g，兔肉 250g，精盐、生姜、葱、味精适量。

【美容功能】补中益气，活血化瘀。

【制备与用法】将百合、当归洗净切碎，三七研末，与兔肉同入蒸碗内，加水适量，隔水文火煨至烂熟，调味后饮汤吃肉。

【美容应用】适用于气滞血瘀型黄褐斑。

❖ 槟榔露酒 ❖

【药膳组成】槟榔 20g，橘皮 20g，青皮 10g，玫瑰花 10g，砂仁 5g，冰糖适量，黄酒 1500ml。

【美容功能】疏肝解郁。

【制备与用法】将诸药制成粗粉，装入纱布袋内，加黄酒文火煮 30 分钟，加入少量冰糖，取出药袋，药酒装瓶贮备。每日 2 次，每次服 20ml。

【美容应用】适用于气郁型黄褐斑。

◈ 驻颜酒 ◈

【药膳组成】柚子 5g，干地黄 40g，当归 40g，赤芍 40g，蜂蜜 50g，白酒 4000ml。

【美容功能】养血驻颜。

【制备与用法】将柚子洗干净，切成 2～3cm 见方的块，同诸药装入罐内，加白酒密封 90 天，滤去药渣即可饮用。每日 1 次，每次 20－30ml。

【美容应用】适用于黄褐斑、皮肤色素沉着、皮肤老化、粉刺等。

◈ 当归咖喱饭 ◈

【药膳组成】当归 15g，牛肉（或猪肉）50g，马铃薯、咖喱粉各适量。

【美容功能】补益虚损，润肤消斑。

【制备与用法】将当归加清水先煎 1 小时，弃渣不用，放入牛肉（或猪肉）、马铃薯、咖喱粉，煮熟食。

【按语】酪氨酸酶具有多种作用，其中之一便是能产生致人雀斑、黑斑、老人斑的黑色素。其活性越高，则老年斑等出现越早、数量也多。如能抑制这种酶的活性，则能推迟衰老体征的出现。研究表明当归的水溶液抑制酪氨酸酶的活性高，把当归加入到日常膳食中，可以发挥抗衰、美容作用。

◈ 当归羊肉羹 ◈

【药膳组成】羊肉 500g、当归、黄芪、党参各 25g、葱、姜、食盐、味精等适量。

【美容功能】补益气血，润肤消斑。

【制备与用法】取羊肉洗净，放锅中（勿用铁锅）。另取当归、黄芪、党参，用纱布包好，放锅内，加水适量，文火煨炖至烂熟。食时可酌情加葱、姜、食盐、味精等。

◈ 当归酒 ◈

【药膳组成】当归 100g，水、米、面适量。

【美容功能】补益虚损，润肤消斑。

【制备与用法】当归水煎取汁，与米、面同酿而成。酒液色如琥珀，甘甜适口。每日早晚各饮一小杯。

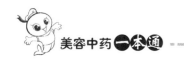

◆ 三花保健茶 ◆

【药膳组成】熏衣草 5g，菩提子花 5g，洋甘菊 2g，冰糖 30g。

【美容功能】祛斑、消脂。

【制备与用法】将熏衣草、菩提子、洋甘菊放入水中煮沸；加水煮 2 分钟左右；过滤后放冰糖即可饮用。

【按语】该药膳方中的熏衣草能够缓解压力、治疗失眠。菩提子花富含维生素 C、镇定安神、避免皱纹与黑斑产生；洋甘菊可增强皮肤抗过敏能力，并能够消脂塑身。

◆ 祛斑花果茶 ◆

【药膳组成】白果 25g，白菊花 3 朵，雪梨 3 个，牛奶适量，蜂蜜适量。

【美容功能】润肤增白，洁肤除斑。

【制备与用法】白果去壳、去衣；雪梨去皮切粒；将白果、菊花、雪梨放入清水煲，至白果变软即可；加入牛奶，煮滚；待放凉后，加入蜂蜜饮用。

【按语】该药膳方中的白果、白菊花、雪梨、牛奶都具有美白肌肤的作用，能够阻止黑色素沉积、洁肤除斑；同时菊花具有解暑降温、清肝明目、提神、利尿作用，非常适合夏季饮用。

◆ 胡桃芝麻饮 ◆

【药膳组成】胡桃 30g，芝麻 20g，牛乳、豆浆各 200ml，白糖适量。

【美容功能】补益虚损，生津润肠，润肤消斑。

【制备与用法】将胡桃仁、芝麻研为细末，与牛乳、豆浆混匀，煮沸饮服，白糖调味，分 2 份，早晚各 1 份，每日 1 剂。

【美容应用】用于防治雀斑、黄褐斑等。

◆ 黑白消斑散 ◆

【药膳组成】黑木耳 10g，白木耳 5g。

【美容功能】消瘀化斑，润肤滋肌。

【制备与用法】将二耳共研细末，每次 5g，每日 3 次，蜂蜜水冲饮，连续 1 个月。

【美容应用】用于防治雀斑、黄褐斑等。

◆ 白鸭消斑汤 ◆

【药膳组成】白鸭 1 只，山药 200g，生地 100g，枸杞子 30g，调料适量。

【美容功能】补益肝肾，养阴消斑。

【制备与用法】将白鸭去毛杂骨，洗净，用食盐、胡椒粉、黄酒涂抹鸭体内外，撒上葱姜腌 1 小时左右后切为丁；山药切片。生地布包，置碗底，而后纳入山药、枸杞、鸭丁，上笼蒸熟服食，每周 2 ~ 3 剂。

【美容应用】用于防治雀斑、黄褐斑等。

◆ 健脾消斑粥 ◆

【药膳组成】生山药 30g，莲米、赤小豆各 15g，生薏苡仁、生芡实、白扁豆各 10g，大枣 10 枚，大米 100g。

【美容功能】健脾疏肝，去脂消斑。

【制备与用法】将诸药加水煎沸 40 分钟后，纳入大米煮粥，分为两份，早晚分服，连续 1 月。

【美容应用】用于防治雀斑、黄褐斑等。

◆ 薏仁莲子粥 ◆

【药膳组成】薏苡仁 150g，莲子 50g，红枣 5 枚，冰糖 15g，冷水 1000ml。

【美容功能】美白保湿，消除雀斑、老年斑、蝴蝶斑等。

【制备与用法】薏仁淘洗干净，用冷水浸泡 3 小时，捞出沥干水分。莲子去莲心，用冷水洗净；红枣洗净去核。锅内加入 1000ml 冷水，放入薏仁，用旺火烧沸，然后加入莲子、红枣，一起焖煮至熟透，最后加入冰糖，熬至成粥状，即可食用。

◆ 橘子山楂粥 ◆

【药膳组成】粳米 100g，橘子两个，山楂 30g，白糖 10g，冷水 1500ml。

【美容功能】美容护肤，去斑养颜。

【制备与用法】

1. 橘子剥皮，撕去筋络，逐瓣分开，用竹签去掉橘子核，切成小三角块。山楂洗净后一切为二，去掉种子。

2. 粳米洗净，用冷水浸泡 1 小时后捞出来，沥干水分。

3. 锅内加入 1000ml 冷水，加入粳米、橘子块，山楂块，用旺火烧开，转

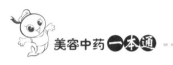

小火熬成粥，最后加入白糖即可食用。

◆ 山药枸杞粥 ◆

【药膳组成】粳米100g，鲜山药50g，枸杞15g，白糖15g，蜂蜜10g，冷水1500ml。

【美容功能】补血养颜，消除色斑。

【制备与用法】

1. 粳米洗净，用冷水浸泡1小时后捞出来，沥干水分。

2. 新鲜山药去皮，刮洗干净，切成小丁状待用。枸杞子用温水泡开待用。

3. 锅内加入1500ml冷水，放入粳米、山药、枸杞，用大火烧开，转小火熬制软烂即可，食用时加入白糖和蜂蜜。

◆ 枇杷红枣粥 ◆

【药膳组成】粳米100g，枇杷6枚，白糖10g，冷水1000ml。

【美容功能】润肺养颜，祛斑健胃。

【制备与用法】

1. 将枇杷冲洗干净，撕去外皮，剔去枇杷核。

2. 粳米洗净，用冷水浸泡一小时后捞出来，沥干水分。

3. 锅内加入1000ml冷水，加入粳米、红枣，用大火烧开后加入枇杷，改成小火熬煮成粥，最后加入白糖调味即可食用。

◆ 当归山楂茶 ◆

【药膳组成】当归、山楂各10g，白鲜皮、白蒺藜各5g。

【美容功能】疏肝健脾，消斑化瘀。

【制备与用法】将诸药同置杯中，冲入沸水，浸泡10～20分钟后代茶饮用，每日1剂，连续1个月。

【美容应用】用于防治雀斑、黄褐斑等。

◆ 猪肾消斑粥 ◆

【药膳组成】猪肾1对，山药100g，薏苡仁50g，大米200g，食盐适量。

【美容功能】补肾健脾，祛瘀化斑。

【制备与用法】将猪肾去筋膜，洗净，切丁，加诸药，大米同加清水煮粥，食盐调味，分两次服食，每日1剂。

【美容应用】用于防治雀斑、黄褐斑等。

❖ 茯苓消斑汤 ❖

【药膳组成】白茯苓、白僵蚕、白菊花、丝瓜络各 10g，珍珠母 20g，玫瑰花 3 朵，红枣 10 枚。

【美容功能】健脾消斑，祛风通络。

【制备与用法】上药同置锅中，加清水适量水煎取汁，分两份，饭后饮用，每日 1 剂，连续 7～10 天。

【美容应用】用于防治雀斑、黄褐斑等。

❖ 八宝甜蜜粥 ❖

【药膳组成】香粳米 200g，大枣 10 颗，赤豆 20g，莲子 20g，生山药 30g，白扁豆 15g，薏苡仁 10g，芡实 10g。

【美容功能】补中益气，健脾除湿，祛斑养颜。

【制备与用法】取一个干净砂锅，除去粳米暂时备用，将其余原料倒入，加水至砂锅 2/3 处，大火煮沸后改小火煎煮 45 分钟，再加粳米同煮至粥熟飘香，依个人口味放冰糖适量，即成。早晚各服 1 碗，长期食用。

❖ 牛奶核桃糊 ❖

【药膳组成】琥珀核桃仁 300g，牛奶 200g，豆浆 200g，黑芝麻 200g

【美容功能】养颜美白，滋阴润燥

【制备与用法】将核桃仁、黑芝麻倒入食品搅拌机磨碎，然后将牛奶与豆浆混合慢慢倒入搅拌机，边倒边磨，将已浓稠的核桃糊倒进锅里煮沸，加白糖，如想丰富口味还可以在煮沸时打入生鸡蛋边搅边煮成蛋奶核桃糊。每日两次，早晚食用。

❖ 地黄香酥鸭 ❖

【药膳组成】光鸭一只 600g 左右，生山药 200g，生地黄 100g，宁夏枸杞 40g，另取适量葱、姜、盐、味精、黄酒、白胡椒粉、高汤等备用。

【美容功能】补肾养血，祛斑养颜。

【制备与用法】光鸭去内脏后拆去全身骨头，用食盐、胡椒粉、黄酒把鸭身内外反复均匀抹透。再加葱、姜腌 1 小时。取一个大海碗，把生地黄切片用纱布包好垫在碗底，山药去皮切片连枸杞平铺在纱布上层，把腌好的鸭肉

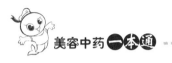

细细切小块后加高汤一起上火蒸约 2 小时，肉酥汤香。每日两次，早晚食用，吃肉喝汤。

❖ 玉露美肤饮 ❖

【药膳组成】新鲜雪梨 200g，葡萄 300g，甘蔗 250g，天然蜂蜜 100g。

【美容功能】滋阴润燥，润肤祛斑。

【制备与用法】将雪梨、葡萄、甘蔗洗净一齐放进榨汁机榨汁，除去渣子，加蜂蜜调匀装进干净容器盖好，饮用时倒出即可。每日早晚各 1 次，冲入温开水饮用。

【按语】雪梨清肺润肠，葡萄活血健脾，蜂蜜去火解毒，该药膳频服，久而久之，可使容颜光洁无斑。

八、祛疣消瘢类

❖ 苦瓜化疣方 ❖

【药膳组成】新鲜苦瓜适量。

【美容功能】清热解毒

【制备与用法】将新鲜苦瓜剖开去籽，放在酸菜水中浸泡 1 周，在锅内爆炒 1 分钟盛出。

【美容应用】本品主要用于扁平疣的治疗。

❖ 化疣方 ❖

【药膳组成】炒白芥子、炒萝卜子、炒紫苏子各 30g，炒糯米、糖各 240g。

【美容功能】消痰散结。

【制备与用法】将上药混匀，研成粉状，每日服 3 次，分 10 天服完。

【美容应用】本品主要用于扁平疣病程较长者。

❖ 麦麸散 ❖

【药膳组成】大麦麸（或小麦麸）不拘多少。

【美容功能】活血消瘢。

【制备与用法】将麦麸焙干，研为细末，以酥和匀，贮瓶备用。每晚临睡觉时，涂敷于瘢痕上，次晨以温水洗去。

【美容应用】本品适用于面部瘢痕的治疗。

◆ 除瘢方 ◆

【药膳组成】鸡蛋5~7枚。

【美容功能】润肤消瘢。

【制备与用法】将鸡蛋煮熟取出蛋黄,将蛋黄炒如黑脂成膏,以布先揩瘢痕潮红渗血,然后涂膏,每日2~3次。

【美容应用】本品适用于疮后瘢痕的治疗。

◆ 凹瘢平复方 ◆

【药膳组成】南瓜150g,荷兰芹1棵,枸杞菜50g,鸡蛋清1个,蜂蜜适量。

【美容功能】润肤填瘢。

【制备与用法】将南瓜(去皮)、荷兰芹、枸杞菜洗干净,沥干水分,切成小块,用榨汁机榨取原汁,加入蜂蜜调成饮料饮用;取菜渣、鸡蛋清拌匀成敷料,用温水将面部洗净,涂上敷料,15~20分钟后用清水洗净,每周2~3次。

【美容应用】本品适用于凹陷性瘢痕,尤适用于结节囊肿型愈后所留之瘢痕。

◆ 马苋瘦肉汤 ◆

【药膳组成】瘦肉250g,马齿苋30g,苍术10g,蜂房10g,白芷10g,苦参15g,陈皮15g,蛇床子12g,细辛6g,食用油、盐、味精适量。

【美容功能】清热祛风除湿。

【制备与用法】将瘦肉洗干净,切成薄片,放入碗中,加盐、味精、调匀,诸药加水适量煎煮取汁,两汁兑匀。锅中加入适量的食用油,再放入药汁,待药汁开后加入瘦肉片,待水开后即可出锅饮用。

【美容应用】适用于扁平疣。

◆ 苡仁炖猪皮 ◆

【药膳组成】薏苡仁100g,猪皮500g,酱油、盐、味精适量。

【美容功能】健脾利湿,清热排脓。

【制备与用法】将猪皮刮洗干净,切成块,与薏苡仁一同放入锅中,加适

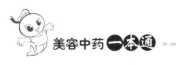

量水，武火煮沸后改用文火炖熬成黏稠的汤，加酱油、盐、味精适量调味即可食用。

【美容应用】可辅助治疗皮肤扁平疣和皮肤黑斑。

◆ 紫苏酒 ◆

【药膳组成】鲜紫苏 200g，白酒 1000ml。

【美容功能】行气活血，解表化湿。

【制备与用法】将鲜紫苏洗干净晾干，切碎，浸泡入白酒之中，密封置阴凉处，1 年后滤去渣留液备用。

【美容应用】可辅助治疗皮肤扁平疣。

◆ 苡仁粥 ◆

【药膳组成】薏苡仁 100g，紫草 10g，板蓝根 10g，木贼草 10g。

【美容功能】疏风清热，平肝泻肝，化湿消疣。

【制备与用法】将紫草、板蓝根、木贼草加水适量，煎煮取汁，再加水适量煎煮取汁。将药汁与薏苡仁同煮为粥，早晚分服。药渣再加水适量，煎煮取汁洗局部 15～20 分钟。

【美容应用】可用于治疗皮肤扁平疣

◆ 红花粥 ◆

【药膳组成】红花 5g，粳米 100g。

【美容功能】活血行瘀。

【制备与用法】将红花洗干净，加水适量煎煮取汁。将药汁与粳米同煮为粥，每日早晚服用。

【美容应用】可用于治疗皮肤扁平疣

◆ 桃红四物公英粥 ◆

【药膳组成】粳米 200g，桃仁 6g，红花 4g，熟地黄 15g，川芎 8g，白芍 10g，当归 12g，蒲公英 20g，连翘 15g。

【美容功能】养血活血，清热解毒。

【制备与用法】将以上诸药（除粳米外）加水适量煎煮取汁，药渣再加水适量煎煮取汁。两汁兑匀，加粳米煮成粥，每日早晚温服。

【美容应用】适用于治疗皮肤寻常疣。

❖ 猪胰红枣汤 ❖

【药膳组成】猪胰1具，红枣250g，精盐少许。

【美容功能】益气养血。

【制备与用法】将猪胰洗干净去脂，切成小块炒熟，与红枣共置砂锅内加清水炖汤，加精盐调味。每日1剂，分两次服，连服10～15日。

【美容应用】适用于治疗皮肤寻常疣。

九、隆胸丰乳类

❖ 当归鲤鱼汤 ❖

【药膳组成】当归15g，白芷15g，黄芪15g，枸杞10g，大枣5枚，鲤鱼1条（约600g）。

【美容功能】调养气血，丰满乳房。

【制备与用法】将当归、白芷、黄芪、枸杞洗净，大枣去核，鲤鱼杀后去肠杂，加清水适量，煮至鲤鱼熟，入盐、味精调味，饮汤吃鲤鱼肉。隔天1料。

【美容应用】用于少女乳房发育不全或促进乳房健美。

❖ 对虾通草丝瓜汤 ❖

【药膳组成】对虾2只，通草6g，丝瓜络10g，食油葱段、姜丝、盐各少许。

【美容功能】行气活血，通乳。

【制备与用法】以上对虾、通草、丝瓜络收拾干净，入锅加水煎汤，同时下入葱、姜、盐，用中火煎煮将熟时，放入食油，烧开即成。

【按语】该药膳的特点是鲜香有海鲜味。对虾含蛋白质达20.6%，脂肪、碳水化合物、钙、磷、铁、维生素A、维生素B_1、维生素B_2、烟酸等均较丰富；其性温，味甘，咸，有补肾壮阳、开胃化痰、通络止痛等作用。通草味甘淡，性寒，甘淡能通小便，性寒能清热，并有通乳汁的作用，可治疗因乳汁不通引起乳房痈肿症。丝瓜络味甘，性寒，有通行经络和凉血解毒的作用，可治气血阻滞、经络不通等症。对虾、通草、丝瓜络配成汤菜，可起到通调乳房气血，通乳和开胃化痰功效。

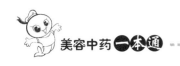

❖ 黄豆排骨汤 ❖

【药膳组成】猪排骨 500g，黄豆 50g，大枣 10 枚，黄芪 20g，通草 20g，生姜片、盐各适量。

【美容功能】益气养血通络。

【制备与用法】将猪排骨洗净，剁成块；黄豆、大枣、生姜洗净；黄芪、通草洗净用纱布包好，成药包。锅内加水，用中火烧开，放入排骨、黄豆、大枣、生姜和药包，用文火煮 2 小时，拣去药包，加盐调味即成。

【按语】该药膳的特点是肉香汤鲜，可喝汤、食肉及黄豆、大枣。适于气血虚弱所致乳房干瘪之女性食用。

❖ 黄芪虾仁汤 ❖

【药膳组成】黄芪 30g，虾仁 100g，当归 15g，桔梗 6g，枸杞子 15g，淮山药 30g。

【美容功能】调补气血。

【制备与用法】将当归、黄芪、桔梗，洗净，放入锅中；淮山药去皮，切块，也放入锅中，加清水适量，上文火煎汤，去渣，再加入虾仁同煎 15 分钟即成。

【按语】该药膳的特点是汤鲜，略有中草药味。可食虾喝汤。适用于气血弱虚所致乳房干瘪。

❖ 隆胸食疗汤 ❖

【药膳组成】羊肉 1000g，蜂蜜 200g，干地黄、归身、川断各 200g，怀牛膝 100g，黄芪 50g。

【美容功能】健脾益气，温补肾阳，健胸。

【制备与用法】羊肉去皮，清除肥肉及筋膜，洗净切成片或丝。再将羊肉、干地黄、归身、川断、怀牛膝、黄芪全部入锅，加水上火同煲约 10 小时，取浓汁，去渣留肉，再入蜂蜜，熬成麦芽糖样，即可食用。

【按语】该药膳的特点是肉烂汤甜，可饮汤食肉。羊肉含蛋白质、脂肪、碳水化合物、维生素 B_1、维生素 B_2、烟酸、钙、磷、铁等。其性温味甘，温中散寒，化滞，健脾益气，温补肾阳，对治疗虚劳羸瘦，乳汁不下有一定美容功效。怀牛膝味苦酸，性平，有强筋骨，活血通经作用。此菜以羊肉为主料，配以多种中药，有健胸作用。女性胸部平坦、乳房凹干者多食此菜有利于丰乳健胸。

❖ 乌鸡白凤尾菇汤 ❖

【药膳组成】乌鸡 500g，白凤尾菇 50g，料酒、大葱、食盐、生姜片各适量。

【美容功能】补益肝肾，生精养血，养益精髓，下乳。

【制备与用法】乌鸡宰杀后，去毛，去内脏及爪，洗净。砂锅添入清水，加生姜片煮沸，放入已剔好的乌鸡，加料酒、大葱，用文火炖煮至酥，放入白凤尾菇，加食盐调味后煮沸 3 分钟即可起锅。佐餐食用，每日 1～2 次，每次 150～200ml。

【美容应用】适用于产后缺乳、无乳或女子乳房扁小不丰、发育不良。

❖ 归芪鸡汤 ❖

【药膳组成】当归 3g，黄芪 6g，鸡腿 1 只，水 4 碗。

【制备与用法】先将鸡腿洗净并切块。再将鸡腿放入水中，以大火煮开。接着放入黄芪，和鸡腿一起炖至 7 分熟，再放入当归，煮约 5 分钟，并加少许盐即可。

【美容功能】调养气血，丰满乳房。

【美容应用】用于少女乳房发育不全，或促进乳房健美。

【按语】本方当归补血，黄芪补气。

❖ 黄芪红枣茶 ❖

【药膳组成】黄芪 3～5 片，红枣 3 枚。

【制备与用法】用滚水冲泡，待温热时饮用。

【美容功能】调养气血，丰满乳房。

【美容应用】用于少女乳房发育不全或促进乳房健美。

❖ 蒲公英当归炖乌骨鸡 ❖

【药膳组成】蒲公英 10g，当归 10g，乌骨鸡腿 1 只，盐 2 小匙。

【制备与用法】蒲公英 6 碗水熬汁，以大火煮开，转小火煮 5 分钟，去渣留汁。鸡腿剁块，氽烫捞起，加入蒲公英汁中，放入当归，以大火煮开，转小火炖至鸡肉熟烂，加盐调味即可。

【美容功能】清热解毒，通畅乳腺，舒缓胸部发育的肿痛。

【按语】本方具有益气造血、调节子宫功能的作用，能影响女性激素水

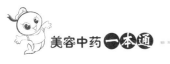

平，刺激胸部发育。

◆ 丰胸凤爪汤 ◆

【药膳组成】紫河车粉0.5g，凤爪（鸡爪）5只，花生米150g，香菇5朵，鲜姜数片。

【制备与用法】将紫河车研磨成粉，怕腥味者可用胶囊装。凤爪去指尖。香菇泡发。然后将香菇、凤爪、姜片、花生米入电锅中熬汤，加调味料。食用时洒上紫河车粉。

【美容功能】补肾养血，丰乳健胸。

【按语】紫河车气温性平，古方补肾药中常用紫河车。在临床上它的补肾价值极高，现代药理研究证明，它有促进性腺激素、增强抵抗力的作用，对"性"具有兴奋作用，并可促进发育。紫河车的效果明显而无太多禁忌，但它怕高温和胃酸。

◆ 鲫鱼五味汤 ◆

【药膳组成】鲫鱼500g，五味子10g。

【制备与用法】将五味子洗净，熬水去渣，再将鲫鱼入五味子汤中，煮熟食之。

【美容功能】补肾养血，丰乳健胸。

◆ 猪尾莲子红枣汤 ◆

【药膳组成】猪尾1条，红枣8枚，莲子100g，葱、姜、料酒各适量。

【制备与用法】将猪尾在滚水中烫一下去腥后，加水和葱、姜、料酒，熬成约1500ml的汤汁，加入红枣、莲子，小火再煮半小时，酌加调料后即可食用。

【美容功能】补气养血，丰乳健胸。

◆ 药炖脚筋汤 ◆

【药膳组成】猪脚筋（牛筋亦可）约200g，黄芪50g，桂圆15g，枸杞15g，当归15g，人参10g，肉苁蓉15g，菟丝子15g。

【制备与用法】先将猪脚筋处理干净，加水炖煮约半小时，再加入以上诸药继续炖煮至脚筋熟烂，加盐调味后即可食用。

【美容功能】补气益血，丰乳健胸。

【按语】菟丝子可起到美容、养颜、丰胸的作用。当归、桂圆补血，人参补气，枸杞滋肾阴，肉苁蓉补肾。常吃有助于促进乳腺畅通、乳房发育，调整内分泌，皮肤也会显得滋润。

◆ 虾仁归芪粥 ◆

【方剂组成】虾仁 10g，当归 15g，黄芪 30g，桔梗 6g，粳米 50g。

【美容功能】调补气血，健胸丰乳。

【制备与用法】将当归、黄芪、桔梗用布包，先煎煮 20 分钟，再入虾仁、粳米熬制成粥即可。顿食，每日 1 次。

【按语】本方适用于气血虚弱所致之乳房干瘪、无青春活力。方用当归、黄芪补气活血，养血升阳；虾仁、粳米调补阴阳，养胃益气；以桔梗为使，升提肺气，引药力聚于胸中。诸药合用，有流畅气血，调补阴阳的作用，久用可健胸丰乳，增青春魅力。

◆ 三仙禽参汤 ◆

【方剂组成】人参 5g，麻雀、家鸽、母鸡各 1 只。

【美容功能】益气血，补诸虚。

【制备与用法】将人参放入处理干净的麻雀腹内，麻雀置入家鸽腹内，家鸽再放入母鸡腹内，加佐料炖熟。吃肉饮汤。

【按语】本方主治诸虚不足的消瘦。方用大补元气，生血安神的人参与补气血，长肌肉之麻雀、家鸽、母鸡同用，能使人体五脏气血阴阳均受其补，而有扶虚羸的作用，且味美，适合老人、妇人久用。

◆ 健乳润肤汤 ◆

【方剂组成】猪肚 1000g，芡实、腐皮各 30g，黄芪 24g，白果肉 60g，葱段、精盐、花生油各适量。

【美容功能】健美乳房，白嫩肌肤。

【制备与用法】将制好猪肚与芡实、黄芪、白果肉砂锅同煮沸半小时，入腐皮再熬 1~1.5 小时，至汤成奶白。饮汤。

【按语】本方为丰乳润肤有效药膳。方用黄芪补气升阳，增胸中大气；芡实、白果肉敛涩精气，再以猪肚、腐皮补益气血。诸味合用，有增肥长肉，扩胸丰乳，白嫩肌肤的作用。

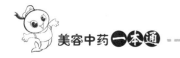

十、美目护眼类

❖ 豆腐猪肝汤 ❖

【药膳组成】猪肝（切薄片）、板豆腐各200g，猪瘦肉（切薄片）100g，咸酸菜30g，生姜2片，香菜10棵，姜汁、植物油、食盐各适量。

【美容功能】美目护眼。

【制备与用法】板豆腐洗净，切小块。猪瘦肉、猪肝片洗净，加姜汁及食盐腌10分钟，放进沸水中焯至将熟捞起。锅内下少许植物油爆生姜，加入适量水烧沸，下咸酸菜、板豆腐块，煮沸约5分钟，下猪肝片、猪瘦肉片，再煮沸，放入香菜，下食盐调味即可。佐餐食用，每日1～2次，每次150～200ml。

【美容应用】用于目涩眼肿，视物不清。

❖ 苦瓜汤 ❖

【药膳组成】鲜苦瓜250g，瘦猪肉100g。

【美容功能】此汤有清热解暑，明目去毒的作用，适宜于暑热烦渴、暑疖、热痱过多、眼结膜炎等症。

【制备与用法】苦瓜去瓤切块，猪肉切片，同放锅内加适量水煮汤，煮熟后加适量盐调味食用。

❖ 苹果生鱼汤 ❖

【药膳组成】苹果3只，活鱼1条，红枣10枚，生姜2片。

【美容功能】美目护眼。用于目涩眼肿，视物不清。

【制备与用法】苹果去皮去心去蒂，切成块状；红枣去核；活鱼宰杀后煎至鱼身成微黄色。瓦煲内加入清水，用猛火煲滚，然后放入全部材料，改用中火继续煲两小时左右，加调味食用。

❖ 首乌寄生煮蛋 ❖

【药膳组成】首乌70g，桑寄生50g，鸡蛋3个。

【美容功能】养血补肾，黑发悦颜。

【制备与用法】将首乌、桑寄生、鸡蛋洗净后一同放入砂锅内，加清水适量，武火煮沸后，文火煲煮40分钟，捞起鸡蛋去壳，再放入锅内煲40分钟，加白糖煲沸即成，饮汤食蛋。

【美容应用】用于血虚体弱、须发早白、头晕眼花、未老先衰者，亦可用于肾虚湿重之腰膝疼痛、四肢麻木者。

◆ 银杞明目汤 ◆

【药膳组成】银耳 15g，枸杞 15g，鸡肝 100g，茉莉花 24 朵，水豆粉、料酒、姜汁、食盐、味精各适量。

【美容功能】补且益肾，明目美颜。

【制备与用法】将鸡肝洗净，切成薄片，放入碗内，加水豆粉，料酒，姜汁，食盐拌匀待用。再将银耳洗净，撕成小片，用清水浸泡待用；茉莉花择去花蒂，洗净，放入盘中；枸杞洗净待用。然后将锅置火上，放入清汤，加入料酒、姜汁、食盐和味精，随即下入银耳、鸡肝、枸杞烧沸，撇去浮沫，待鸡肝刚熟，装入碗内，将茉莉花撒入碗内即成。每日两次。佐餐食。

【美容应用】适用于阴虚所致的视物模糊、两眼昏花，面色憔悴等。

十一、肥白增重类

◆ 清蒸蛤士蟆 ◆

【药膳组成】干蛤士蟆油 15g，火腿 10g，鸡清汤 1500g，白糖 50g，料酒、精盐、味精各适量。

【美容功能】补肾滋阴。

【制备与用法】将涨发好的蛤士蟆油放在煲内，加满鸡清汤，下料酒、盐蒸 1.5 小时，最后放味精、白糖，将火腿末撒在上面。

【美容应用】适用于肝肾不足，腰膝酸软，形体消瘦，头晕耳鸣，失眠多梦，遗精，皮肤干枯，肤色偏暗。

◆ 药肉粥 ◆

【药膳组成】羊肉 1000g，当归、白芍、熟地、黄芪各 25g，生姜少许，大米 300g。

【美容功能】补益气血。

【制备与用法】取 125g 羊肉切碎，先以水 5000ml，加药煎取浓汁 300ml（滤除渣滓），下米煮粥，将熟时放入余下的羊肉，再煮至肉熟米烂，并按个人习惯进行调味。

【美容应用】适用于气血不足引起的虚损瘦弱。

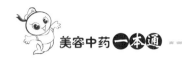

◆ 莲子猪肚 ◆

【药膳组成】猪肚1个,莲子40粒,香油、精盐、味精、葱、姜、蒜各适量。

【美容功能】健脾益胃。

【制备与用法】将猪肚洗净,然后将用水发好的去心莲子装在猪肚中,用线缝合,放入锅内加水清蒸至熟。熟后待凉,将猪肚切成丝,与莲子共置盆中加调料拌匀即可。

【美容应用】适用于脾胃虚弱,形体消瘦,纳少,无力运化吸收者。

第五章 美容中药制剂简介

一、散剂

散剂是将各种不同的药物研成粉末制成的药剂。在制备时要除净药物中的杂质泥土，干燥，研成极细粉末，过筛后密闭贮存于干燥处。散剂多来源于植物或矿物中药的药粉，少数来源于动物药。一般可作洗面药扑于面部和手部，然后轻轻按摩，也可用作粉底。散剂美容品除少数对干性皮肤不太适合外，一般可用于各种皮肤类型和不同体质的人，应用范围较广泛。

（一）散剂的作用

（1）收湿拔干　利用散剂的吸收作用，能够将皮肤表面的汗液、皮脂及一部分渗液吸掉，起到干燥皮肤的作用。

（2）散热作用　散剂是不同细度的小颗粒，这些小颗粒散布于皮肤表面，可扩大与皮肤的接触面积，起到清热解毒与散热作用。

（3）护肤作用　散剂可以隔绝皮损与外界的摩擦刺激，对皮肤有一定的保护作用。

（二）散剂的适应证

散剂适用于痱子及急性红斑、丘疹，如急性红斑性湿疹、接触性皮炎、多汗、浸渍性足癣等。

（三）散剂的使用方法

（1）用棉签蘸药粉轻扑患处。

（2）水调后用蜜水及鲜药（菜）捣汁调敷。

（3）用植物油调成糊状外敷。

（四）散剂使用注意事项

制作散剂的药物应质地干燥，过100目筛，以免颗粒太粗刺激皮损。对渗出性、化脓性皮损，切勿直接干撒散剂，可用植物油调敷，以免结成厚痂。对毛发部位及皮肤干燥者不宜用散剂，特别是皮肤皲裂者更忌用散剂，以免导致皮肤进一步脱水。含淀粉成分的散剂，忌用于腋窝、腹股沟、乳房、阴部及肛门等皮肤皱叠及多汗部位，以免药物黏着皮损腐败分解，产生毒素，加重皮损。

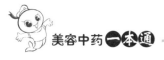

（五）处方举例

金国宫女人白散

制法与用法：取白丁香、白僵蚕、白牵牛、白蒺藜、白及各90g，白芷60g，白附子、白茯苓各15g，皂角450g，绿豆少许。皂角去皮弦，与他药共为细末，和匀。常用洗面。

作用：润泽肌肤，去垢腻，润肤止痒。治生痤、痱之类。日用面如玉矣。

常用散剂尚有青黛散、六一散、止痒扑粉等。

二、混悬剂

混悬剂又名洗剂、悬垂剂、振荡剂，是水与粉（含粉30%～50%）混合而成的药剂。为了起到助悬浮和滋润保湿作用，常在该类制剂中加10%甘油。

（一）混悬剂的作用

1. 收湿止痒

将混悬剂振荡后涂于皮肤表面，在水分蒸发的过程中，患处可有清凉舒适感，再加上药物的安抚收敛作用，用于治疗红斑丘疹，具有收湿止痒作用。

2. 保护滋润作用

混悬剂敷于皮肤，待水分蒸发后，干燥的药物可在皮肤上形成一层薄膜，既能保护皮肤，又能起到于外界隔绝的作用。其中的甘油能滋润皮肤，防止干燥。治疗炎性皮损，可酌情加入乙醇，既有助于促进蒸发冷却，又能增强药物的透斑消炎作用。使用混悬剂可获得湿敷和散剂相结合所取得的效果。

（二）混悬剂的适应证

混悬剂适用于急性湿疹、变态反应性皮炎。若配伍收敛除湿药物，还可治疗多汗、臭汗。

（三）混悬剂的使用方法

使用前振荡均匀，使水分与药物充分混匀，用纱布或毛刷蘸药液涂布在皮损上，每日数次。

（四）混悬剂使用注意事项

以下几种情况不宜使用混悬剂。

（1）糜烂、渗出性皮损及有脓痂者。

（2）亚急性皮损、局部血液循环不良者。

（3）慢性炎症性皮损，干燥、皲裂、肥厚苔藓样变者。

（4）毛发部位的皮损。此外，含乙醇的混悬剂不宜用于急性变态反应性皮肤病。

（五）处方举例

如青黛散洗剂、颠倒散洗剂等。

三、溶液剂

将药物煎煮后的药液，或用开水将药粉冲烊冷却后的药液称为溶液。此外将新鲜植物中草药捣汁，或以酒、醋等作溶剂的制剂亦可归于此类。

（一）溶液剂的作用

溶液剂有清洁、止痒、退肿、收敛、清热解毒等作用。溶液剂可用于外洗，主要目的是清洁病损部位。还可湿敷，能起到消炎、退肿、收敛的作用。

（二）溶液剂的适应证

可用于接触性皮炎、湿疹等渗出较多者。

（三）溶液剂的使用方法

溶液用治损容性疾病有外洗和湿敷两种用法。湿敷的具体应用分开放式和封闭式。此外，溶液还可作洗浴用。

（四）溶液剂使用注意事项

除酒剂、醋剂外多现用现制作，不宜长期存放。水溶液剂如需保存一定时间必须加入适量的防腐剂。

（五）处方举例

三花除皱液

制法与用法：春取桃花，夏摘荷花，秋采芙蓉花，阴干，不拘多少，冬以雪水煎汤。频洗面部。

作用：活血散瘀，润肤除皱。

四、软膏

软膏是将药物加入适宜的基质中，制成均匀、细腻、易涂布于皮肤、黏膜或病损面的半固体状外用制剂。软膏是一种常用的外用中药美容剂型，既常用于保健美容，也常用于医疗美容。

（一）软膏的作用

软膏具有不易干燥，易于黏着人体体表，作用持久深入，可保护皮肤，防止外界物理、化学因素影响等特点。

（二）软膏的适应证

各种急慢性炎症性皮肤病，如湿疹、皮炎、皮肤瘙痒等。用于保健美容具有滋润皮肤、悦颜增白除皱等功效。用治损容性疾病有保护皮损、消炎、止痒、灭瘢除疣等作用。

（三）软膏的使用方法

1. 直接涂擦法

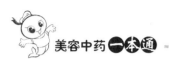

轻涂薄擦于皮损上，必要时涂药后再在表面撒滑石粉（面、手、黏膜及有长毛处不撒），以加强附着性，无须包扎。

2. 贴敷法

将软膏摊涂在敷料上，直接贴于创面，再以敷料固定，每日 1 次，常用于溃疡面或清除皮损的覆盖物。

（四）软膏使用注意事项

油脂性软膏油腻性较大，不易洗除，油性皮肤的人不宜使用。忌用于糜烂渗出性及分泌物较多的皮损。用油脂类和蜜调制成软膏宜少量制备，贮于阴凉处，以免发生酸败腐坏。含重金属盐如轻粉、升药的软膏，久贮后易被氧化还原，降低疗效，甚至增加毒性，应临时配制，密闭贮存。软膏贮存一段时间后，如药物与基质分离或析出水，应重新搅拌均匀后使用。

（五）处方举例

根据制备方法，软膏可分为六类：①调膏：用动物油或植物油（现代还可用矿物油如凡士林）调和药末成糊状即成；②熬膏：以水或酒作溶媒，将生药中的可溶成分加热溶出，滤净去渣，再加热浓缩而成，也可直接用生药汁加热浓缩制备；③油蜡膏：系用植物油或动物油煎熬药料溶取其可溶成分，滤净，再加蜂蜡或虫白蜡溶化成膏；④捣研膏：将富含油脂的生药捣研而成；⑤醋膏：以醋为溶媒，按熬膏的方法制备而成；⑥蜜膏：以蜂蜜配合药物细末制成的膏剂。

1. 调膏：润肤去斑膏

制法与用法：取乌梢蛇60g，猪脂适量。将乌梢蛇烧灰存性为末，以猪脂调膏，贮瓶备用。每晚临睡前薄涂面部，次晨温水洗去。

作用：搜风通络，滋润皮肤，治疗面部黑斑。

2. 熬膏：红颜方

制法与用法：取丹参、羊脂备适量。二药切碎，同煎，至丹参中心变白为止，滤去渣，候冷备用。搽面。

作用：灭瘢、润肤、红颜。

3. 油蜡膏：杏仁膏

制法与用法：取杏仁45g，雄黄、白瓜子、白芷各30g，零陵香15g，白蜡90g，麻油200ml。杏仁开水烫去皮、尖。上药除白蜡、麻油外，并入乳钵中研细。先纳药末和油火锅中，文火煎至油稠成膏状时，再加入白蜡，继续加热搅匀，盛瓷器中即成。涂搽面部后，扑美容粉。

作用：祛风解毒，润肤白面，可治局部黑斑。

4. 捣研膏：面黑令白方

制法与用法：取瓜蒌瓤 90g，杏仁 30g，猪肚 1 具洗净煮熟。同研如膏，每夜涂之。

作用：面黑令白，令人光润，冬月不皲。

5. 蜜膏：浮萍膏

制法与用法：取浮萍 150g，白蜜适量。浮萍洗净晒干，研为极细末，用蜜调为软膏，入瓷盒中贮存备用。每夜睡前涂面，次晨温水洗去。

作用：祛风清热，滋润皮肤，治疗粉刺、雀斑。

五、糊剂

将药物捣研成细末，再用除油脂外的液体物作赋形剂，制成泥糊状之半固体状剂型。美容糊剂多用水、酒、醋等液体或人乳、酥、唾液、胆汁等动物的体液及生药汁等液体，任取一种或数种同用，将药粉调成泥糊状而成。除了酒、醋调制的糊剂，其他种类糊剂一次制备不宜过多，并应贮于阴凉处。一般可先制成散剂，临用时调成糊剂，特别是以乳类调制者。

（一）糊剂的作用

1. 保护疮面，减轻炎症

糊剂性质柔和，无刺激性，有保护疮面的作用；糊剂中散剂的含量超过 25%，可形成较多的空隙，不妨碍皮脂和汗液的排出和蒸发，能散发一定的热量，促进炎症减轻。

2. 促进吸收，润湿去屑

因糊剂含有较多的散剂，可吸收皮损的少量渗液和分泌物，并有较好的附着性；又因含有水分，故有润泽皮肤、软化皮损作用，并可除去皮损表面的鳞屑与痂皮。

（二）糊剂的适应证

糊剂因含有较多的散剂，一般作用较浅表，通常用于亚急性渗出或分泌物较少的皮损。尤适用于夏季使用。

（三）糊剂的使用方法

1. 直接涂擦法

轻涂薄擦于皮损上，必要时涂药后再在表面撒滑石粉（面、手、黏膜及有长毛处不撒），以加强附着性，无须包扎，每日换药 1~2 次。

2. 贴敷法

将糊剂摊涂在敷料上，直接贴于皮损处，外用纱布包扎。

（四）糊剂使用注意事项

糊剂不宜用于有毛发部位的皮损，必须使用时应剪去毛发或在糊剂中加

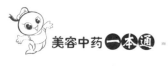

入20％的软皂。渗液较多处不宜使用。

（五）处方举例

令颜色光泽方

制法与用法：取白附子、白芷、蜜陀僧、胡粉各45g。上药捣为末，以羊乳汁和之。夜卧涂面，旦以暖浆水洗。

作用：不超过5次，就可见颜色光泽。

说明：胡粉又称水粉、宫粉，内含有毒成分，不宜长期用于面部。暖浆水即温热的米泔水。

六、油剂

油剂是由植物油调配适量的药粉制成。也可不调配药粉，单纯外用油剂涂擦皮肤，或用植物油将药物浸泡数日后煎熬过滤去渣，外搽皮损。多用花生油、芝麻油或菜籽油。

（一）油剂的作用

由于油剂为不饱和脂肪酸甘油酯，其性缓和而无刺激性。与矿物油相比，有一定的渗透性，对急性湿疹、皮炎等渗出性皮损者，有收湿止痒的功效。用油剂调和药粉，使之呈糊状外涂，或用于湿敷，或单纯外用，有清洁皮肤、润燥的功效。

（二）油剂的适应证

油剂适用于各型渗出性急性湿疹及皮炎、传染性湿疹及皮炎、急性及亚急性继发感染有糜烂渗出者。

（三）油剂的使用方法

宜用新鲜植物油调配油剂，药油要搅拌均匀。使用时可用小毛刷蘸药油均匀涂布，也可在表面撒少许滑石粉。治疗时最好暴露患处，以利于吸收和蒸发。

（四）油剂使用注意事项

1. 一般选择性质缓和的植物油，对有刺激性的植物油禁用于变态反应性皮肤病。

2. 有毛发的部位不宜用油膏或油调剂，必须使用时，应将毛发剃干净再用。

3. 在油剂中加入氧化锌，能提高药物附着性，增强药性。

七、酒浸剂

酒浸剂是用乙醇浸泡药物并过滤制成的制剂，其中主要成分含挥发性药物者称为醋剂；不含挥发性药物者称为酊剂。

（一）酒浸剂的作用

1. 增加血管通透性，促进药物吸收。乙醇作用于皮肤，可溶解皮脂，促进药物吸收。

2. 消毒、杀菌、止痒。

（二）酒浸剂的适应证

酒浸剂适用于神经性皮炎、皮肤瘙痒症、斑秃、脂溢性皮炎、白癜风及手足癣等。

（三）酒浸剂的使用方法

治疗时可用棉棒或小毛刷蘸取药液涂于患处，每日 2～3 次。

（四）酒浸剂使用注意事项

1. 禁用于急性炎症和有糜烂渗出的皮损。

2. 酊剂易挥发、燃烧，故应密闭贮存，远离火源。

3. 瓶装酊剂启封后，如因乙醇挥发在瓶口出现凝结药块，容量明显减少或变色，一般不宜继续使用。

八、乳剂

在乳化剂的作用下，油相和水相物质形成稳定的、静置后不分离的乳样制剂成为乳剂。乳剂的基本原理是水和油在一定条件下，利用乳化剂的化学结构，使其长链一端的亲水基团与水分子结合，另一端的亲油基团与油分子相结合，乳剂可分为油包水型和水包油型。

（一）乳剂的特性

1. 性质缓和，含有较多的水分，在皮肤表面蒸发时，可起到一定的散热作用，且有清热、止痒、消炎的功能

2. 乳剂的分散度较大，渗入皮肤的力量较强，可增加药物的疗效，减少药物的剂量，一般可较油脂基质药物减少药量 10%～20%。

3. 因同时具有水相和油相，可加入油溶性及水溶性药物配伍发挥效能。

4. 乳剂洁白细腻，感官性能良好，外涂皮肤有舒适感，且易洗掉，不油污衣服。

5. 乳剂对皮肤的渗透性较差。

6. 乳剂贮存时间长时，其水分易蒸发，水包油型基质易发霉。

（二）乳剂的适应证

乳剂适应于各种急慢性炎症性皮肤病，如湿疹、皮炎、皮肤瘙痒等。

（三）乳剂使用注意事项

有糜烂及有较多渗出的皮损者忌用。

第六章 中药化妆品简介

中药化妆品在我国源远流长，历史悠久。随着社会的进步，科学技术的发展，中药化妆品有长足的进步。本章对中药化妆品概念、性质及合理使用等做简要介绍。

一、中药美容化妆品概述

中药化妆品在我国已有几千年的历史，早在秦汉时期，我国就有了中药化妆品。《神农本草经》收载了丰富的中药化妆品，如白芷能"长肌肤，润泽颜色，可作面脂"。该书中提到了中药化妆品独特剂型——面脂，这一剂型的出现说明当时的中药化妆品已有相当的水平。到了唐代，由于社会安定，经济繁荣，生活水平有所提高，人们十分注重仪容，贵族阶层盛行使用面脂、口脂、手膏等中药化妆品。《千金要方》、《千金翼方》、《外台秘要》等医学古籍中都有记载。《千金要方》辟有"面药"专章，共收载中药美容剂81个。《外台秘要》列有美容专卷，分类极为详细，计有28类，200多个方剂。这些中药美容剂的特点是：药物配伍趋向复杂精细，调配方法更加讲究，药物剂型多种多样。《外台秘要》收录的关于口红、面脂，手膏等中药化妆品的配方与制作方法等，至今仍有重要的实用价值。到了宋、明时期，中药化妆品继续发展，特别是《本草纲目》集历代中药美容方之大全，为我们研究和开发中药化妆品提供了依据。

化妆品是以涂搽、喷洒或其他类似的方法，散布于人体表面任何部位（皮肤、毛发、指甲、口唇等），以达到清洁、消除不良气味、护肤、美容和修饰目的的日用化工产品。中药化妆品则是含有中药成分的化妆品，但仍以化妆美容为主要目的。当今，化妆品的营养化与药物化则是国际化妆品市场的一大趋势。优质中药化妆品不但无毒，无刺激性，而且药性温和，长期涂敷无副作用。中药是中国的特产，我们有得天独厚的优势研究和开发各种中药化妆品，我们应大力发展中药化妆品，积极开发具有营养与疗效的中药化妆品。

常加入化妆品中具有营养与疗效作用的动物性药物有：胎盘液、蛋黄油、胶原质（水解蛋白、水解明胶、水解皮胶、水解骨胶等），蜂蜜、蜂王浆、珍珠、蚯蚓、貂油、蚕丝、脐带、蚁蛋等。常加入化妆品中具有营养与疗效作用的植物性药物有：花粉、人参、首乌、灵芝、芦荟、白芷、当归、桔梗、升麻、麻黄、杏仁、薏苡仁、桃仁、槐花、啤酒花、黑芝麻、小麦胚芽、大蒜、辣椒、柠檬、松针、侧柏叶等。

二、各类中药化妆品简介

（一）护肤类中药化妆品

护肤类中药化妆品是指能营养皮肤或治疗某些皮肤疾病的含有中药成分的化妆品。它包括中药雪花膏、中药冷霜等。

1. 中药雪花膏

中药雪花膏是在水包油乳剂基质中加入苹果油（营养皮肤）或薏苡仁、紫草、魔芋、升麻、桔梗、槐米等中药提取物制作而成。苹果油外用于皮肤可使毛细血管扩张，从而促进血液循环，改善皮肤的营养状况，同时还可治疗粉刺、雀斑、老年斑、日晒性皮肤粗糙、皮肤炎症等。含薏苡仁提取物的化妆品对面部粉刺、疙瘩、皮肤粗糙有明显的疗效，同时它还具有吸收紫外线的能力，因此添加到化妆品中可起到防晒效果（薏苡仁固体提取物用量为0.5%～1%）。紫草浸出液对于提高皮肤张力和皮肤防皱有显著的效果，同时还可治疗粉刺、毛囊炎、皮肤粗糙、皮肤湿疹等。魔芋富含蛋白质、氨基酸和凝胶质，将魔芋提取物加入雪花膏基质中制成的魔芋雪花膏，其营养丰富且对皮肤无刺激性，具有很好的稳定性、扩散性和安全性。将升麻、桔梗、槐米的粉末混合物，用乙醇水溶液进行抽提、浓缩，所得的提取物加入雪花膏基质中，具有显著的润泽皮肤和消除皮肤粗糙的作用，同时还能起保持皮肤光滑、细腻，并具有治疗过敏性皮炎和消炎作用。中药雪花膏适宜于春秋季护肤用。

2. 中药冷霜

中药冷霜是在油包水乳剂基质中加入杏仁、当归等中药提取物的中药化妆品。它是一种保护和滋润皮肤的油性护肤用品，能防止皮肤干燥、冻裂，最适宜冬季使用。杏仁内服或外用可使营养滋润皮肤，可将杏仁榨油制成杏仁油，添加到冷霜基质中制成杏仁冷霜，冬季常搽可使皮肤细腻，面有红润。当归是中医常用的一味活血补血中药，将其提取液添加到冷霜基质中制成的当归冷霜具有促进血液循环，保持皮肤白嫩、光滑，延缓皮肤衰老的功效。

（二）发用类中药化妆品

近年来，发用类化妆品在国内外发展很快，使用此类化妆品可起调理、柔软、营养头发，防止脱发，促进头发生长，治疗头皮疾病的作用。中药作为天然产物加入发用类化妆品中更受人们欢迎。

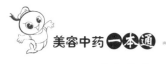

1. 中药发油

中药发油是在发油基质中添加适量的具有营养与疗效的中药提取物精制而成。一般用植物种子类中药制成植物油。常用的植物油有山茶油、杏仁油、芝麻油、蓖麻油、橄榄油、薏苡仁油和花生油等。这些天然植物油既可做发油的基质，又可起到营养和疗效作用。如用杏仁油制成的杏仁发油可用于保护头发，增加头发油质和光泽，给头发以营养，减少头发脱落和断裂现象。用薏苡仁油制成的薏苡仁发油具有营养头发，防止脱发，并使头发光滑、柔软的效能，同时薏苡仁油还有吸收紫外线的能力，故可起到防晒和防紫外线的效果。用连翘、丹参、辣椒、侧柏叶，川芎等制成的发油可起到抗菌、止痒、去屑、防止脱发、乌发的作用。

2. 中药发乳

发乳是一种乳化型乳膏状的护肤用品。中药发乳是在发乳基质中添加适量的具有营养与疗效的中药提取物精制而成，它具有良好的护发和固定发型的作用，使用后头发柔软、润滑，而且具有天然光泽，随意成形，对头发无刺激性。如将何首乌提取物加入发乳基质中制成的首乌发乳，可提到营养和调理头发的作用，用于护发、养发和生发，经常使用可使头发易于梳理，乌黑发亮，对少年白发症有很好的治疗作用，它集护发染发于一体。

（三）美容类中药化妆品

美容类化妆品是用来修饰面部，美化容颜，增添魅力的日化用品。它包括香粉、唇膏、胭脂、指甲油、眉笔、睫毛膏和面膜等。美容类化妆品能使人的容颜在自然美的基础上更富有迷人的色泽，充满生气，从而给人以美的享受。美容类中药化妆品是集美容、营养与治疗脸上斑迹等作用于一体的多功能化妆品。它既有一般美容化妆品的特性和使用效果，还具有一定的营养性和疗效性。美容类中药化妆品主要有中药香粉、中药唇膏、中药胭脂、中药防粉刺化妆品、中药祛斑化妆品、中药面膜、中药香水、中药花露水等。

1. 中药香粉

中药香粉是重要的护肤美容化妆品之一，它除了具有抵御风沙扑打，减弱高温及紫外线伤害外，还有遮掩瑕疵，增魅力，美白面容，芳肌留香等作用。中药香粉一般都加入滑石粉，滑石粉是一味中药，除具有滑爽性能外，尚有清热解暑，祛湿敛疮的功效，外用可治疗湿疹和痱子等皮肤病。它在中药香粉产品中，用量在50%以上。中药香粉中还常加入煅炉甘石粉（主含氧化锌），它具有较强的遮盖力和着色力，可分散和抵御紫外线的辐射，同时还具有收敛性和杀菌作用，外用可治疗皮炎和湿疹等皮肤病。中药香粉中还常加入薄荷脑（系从中药薄荷中提取的挥发油结晶），它具有去暑止痒的功能，搽后给人以清凉的感觉。

2. 中药唇膏

唇膏又名口红，古时称其为"口脂"。我国自汉代起已有口红。使用唇膏不仅可使口唇红润美丽，而且还有防止口唇干裂和细菌感染的保护作用。中药唇膏是在唇膏基质中添加适量的具有营养与疗效的中药提取物精制而成，如添加蓖麻油，一方面可作为基质，另一方面可起到滋润和营养口唇的作用；添加金盏花提取液有消炎止痒、保湿的作用。

3. 中药胭脂

胭脂是一种修饰、美化面颊的美容化妆品。它能润饰面容，补充血色，使面颊红润美观，给人以健康、艳丽、年轻、明快的感觉。中药胭脂是在胭脂基质中添加适量的具有营养与疗效的中药提取物精制而成，有些基质原料本身就是中药，如滑石粉、煅炉甘石粉（氧化锌粉）、蜂蜡、硼砂等，也可添加一些营养性成分，如维生素、蛋白质等。

4. 中药防粉刺化妆品

粉刺在医学上称为一般性痤疮，常见于青春发育期男女青年。为了防止粉刺的恶化，减轻症状，除了可用温热水和香皂洗脸，经常保持皮肤清洁，少吃多脂和辛辣刺激的食物，多吃水果蔬菜外，还可适当使用粉刺露、粉刺霜等具有防治粉刺效果的中药防粉刺化妆品。如可在防粉刺化妆品基质中加入薏苡仁提取物，它有消炎、排脓、止痛的效果，对面部粉刺有明显的疗效。

5. 中药祛斑化妆品

中药祛斑化妆品主要用于祛除面部的雀斑和肝斑等皮肤色素沉着斑。能够漂色祛斑的中药有黄柏、桂皮、柴胡、生姜、川芎、大黄、当归、薄荷、益母草、杨梅皮、牡丹皮、小连翘、鼠尾草、金盏草、常春藤、菟丝子、金缕梅、山金车花和西洋甘菊等。中药祛斑化妆品包括祛斑粉、祛斑露、祛斑霜。祛斑粉是以香粉为基质添加祛斑药物而制成的漂色美容化妆品，具有防止紫外线照射，掩盖或减淡雀斑和肝斑的作用。祛斑露是采用乙醇、保湿剂、水以及氢醌、维生素 C、植物固醇等药物配制的液体祛斑化妆品，用途与祛斑粉相似。祛斑霜要比祛斑粉和祛斑露的使用效果更好，因为祛斑霜比祛斑粉和祛斑露附着力更强些，药物经皮吸收效果更好。

6. 中药香水

中药香水实际上是香精的乙醇溶液，早在 400 年前，人们就采用蒸馏天然植物花卉的方法来制作香水了。其流行香型有花香型、醛香型、素心兰香型、东方香型、青春型和特韵香型。香水有醒脑提神，消去体臭，美化环境，留香持久等功能，深受人们欢迎。制造香水的主要原料是乙醇（所用浓度为

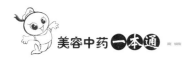

90%~95%）、香精、微量的色素和水等。中药香水就是在香水基质中添加天然植物香精油而制成。常添加到香水中的中药有茉莉花、玫瑰花、佛手、熏衣草油、薄荷油、桉叶油、松油等。

7. 中药花露水

花露水是一种用于淋浴后祛除汗臭的良好夏季卫生用化妆品。中药花露水是在花露水基质中添加天然植物香精制成的。盛夏使用可起到提神醒脑、杀菌消毒、去痱止痒的功效。花露水中香精用量比香水少，一般为2%~5%。乙醇浓度也低，其含量为70%~75%，而含水较香水为多，一般含水为25%左右。常添加于香水中的中药有薄荷、金银花、鱼腥草、野菊花、蜂蜜、蜂胶、柠檬、黄芩、七叶一枝花等。

8. 中药化妆水

中药化妆水主要有表面活性剂、乙醇、甘油香精等组成，主要起到使皮肤光滑、细洁、柔软、美观的作用。如薏苡仁具有消炎、止痛、防晒、防皱等功能。常加入化妆水中的中药还有紫草、升麻、当归等。

（四）健美类中药化妆品

1. 中药防晒化妆品

紫外线特别是长波紫外线，对人体照射后可引起皮肤发黑，并对皮肤有明显的色素沉着作用。防晒化妆品作为紫外线吸收剂能吸收长波或中波紫外线，以保护皮肤不受这些射线的伤害。现已发现许多天然植物浸汁有吸收紫外线的功能，如芦荟、核桃、母菊、鼠李和金丝桃等浸汁可以防止日晒，保持皮肤正常，并兼有营养和软化皮肤的功效。常用的防晒化妆品有防晒霜、防晒液、防晒油和防晒膏，主要由乳剂基质、保湿剂、抗氧剂和中药提取物组成。

2. 中药防皱化妆品

面部皱纹是岁月在脸部皮肤上留下的痕迹，自古以来都被人们认为是衰老的象征。一般来说，女性在30岁，男性在40岁，皮肤就会出现一系列的老化现象。皮肤产生皱纹，除了与年龄有关外，还和紫外线的照射，皮肤缺水，营养状况以及慢性疾病等密切相关。过度暴晒导致皮肤损伤，可使皮肤变干，变薄，失去弹性和光泽，使弹力纤维和胶质纤维失去正常的功能，皮肤逐渐变松起皱。适当使用中药防皱化妆品，不仅可以护肤、润肤，而且可以营养皮肤，改善皮肤细胞代谢，延缓皮肤老化，有助于减少面部皱纹，常用防皱化妆品有防皱液、防皱蜜、防皱霜等，它们都有保湿、防晒、营养皮肤之功效，可防止皮肤皱纹过早出现。常加入防皱化妆品中的中药有黄芪、灵芝、人参、甘草、骨胶原等。

3. 中药丰乳霜

丰满的胸脯是女性独有的曲线美，是人体发育良好的标志，在人类文明发展史上体形健美历来为人们重视。为使女性保持青春美、体形美，对于有下列情况的年轻女性可适当使用丰乳霜：①乳房平坦、微小，发育较差；②乳房大小不一，乳头缺陷；③乳房萎缩、松弛、下垂。中药丰乳霜主要由中药萃取剂和其他天然原料配制而成，不含激素和有毒物质，适当使用可促使细小平坦之乳房发育而达到丰满隆起，使松弛下垂的乳房恢复丰满结实，使不对称之乳房变为挺拔对称，而且还能增加乳房皮肤的弹性，对乳房皮肤有营养和滋补作用。

4. 中药减肥霜

目前肥胖已成为人们普遍关注的社会问题。减肥方法有运动减肥、食物减肥、器具减肥、手术减肥、药物减肥等。自 20 世纪 80 年代在香港化妆品市场上推出减肥霜产品后，中药减肥霜引起了人们的极大兴趣。

（五）中药香皂

我国生产药物香皂已有 100 多年的历史了。近年来随着世界性"绿色革命"热潮，中药香皂深受人们欢迎。现在我国生产的药物香皂添加的药物绝大多数为中药，如人参、花粉、当归、何首乌、甘草、丁香、薄荷、松针、地丁草、千里光、珍珠粉、百里香等，具有消毒、杀菌、洁肤、止痒、润肤等作用。

（六）中药牙膏

牙膏是用于美化、清洁牙齿的化妆品。药物牙膏是在牙膏中添加某些药物以起防治口腔和其他疾病作用，中药牙膏深受人们青睐。常添加药物牙膏中的中药有穿心莲、薄荷、三七、两面针、生黄芪、白术、防风、板蓝根、银花藤、桑寄生及植物叶绿素等，具有清热解毒、凉血止血、预防感冒等作用。中药牙膏的选用要因人而异，尽量做到有的放矢。对于有牙龈炎的人可选用含穿心莲、三七、两面针的中药牙膏；对于口腔有臭味的人可选用含有薄荷、叶绿素等药物的牙膏；对于平素体质较差的人可选用板蓝根、银花藤、生黄芪、白术、防风等药物制成的药物牙膏。

（七）中药面膜

面膜是涂敷在面部皮肤上的一层薄薄的物质，添加药物的面膜称为药物面膜。药物面膜一般以添加中药提取物为多，因中药属天然产物，毒性和不良反应较小，深受人们青睐。它是 20 世纪 60 年代开始发展起来的一种清洁和美容的新颖化妆品。面膜美容是将营养物质，或营养物质与药物混合调成糊状或溶于黏性基质中，涂抹于面部的一种美容法。面膜能软化角质层、防

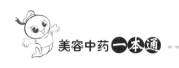

止面部水分蒸发，使皮肤表面温度增高，促进血液循环，加速营养物质的渗透吸收，清除皮肤表面的污垢，达到增强皮肤弹性、防止产生皱纹的目的，面膜干后形成一层皮膜，将其揭下或洗掉，皮肤会变的光洁、润泽、秀美。

面膜一般是在晚上睡觉之前使用。将其涂敷在脸上，待 10～20 分钟后自然干燥，然后将其剥离或用温水洗去。面膜的作用是使皮肤与外界空气隔绝，抑制水分蒸发，使皮肤角质层软化，毛孔扩大，皮肤表面温度升高，促进血液循环，并能增强皮肤的吸收功能，故面膜中的营养或疗效性成分自然就会经皮吸收。当卸除面膜时，皮肤表面的尘埃、油垢、皮屑等杂质也被祛除，从而达到清洁皮肤和减少皱纹的效果，一些药物面膜则有漂白皮肤或治疗粉刺等功效。常添加到面膜中的中药有牛奶、蜂蜜、蜂王浆、沙棘汁、硫黄、人参、当归、紫草等，可起到促进皮肤柔软、平滑，防止皮肤疏松，减少皱纹。

1. 面膜的种类

面膜主要分以下两种。

（1）胶状面膜　主要成分为成膜剂如甲基纤维素、聚乙烯醇、聚乙烯吡烷酮等。此种面膜涂在皮肤上有洁爽、紧缩感，使皮肤富有弹性，并能防止产生小的皱纹。该膜成形后可揭下来。

（2）膏状面膜　此种面膜含有油分和水分，能保持皮肤柔润光滑。将药物或营养物质等制成细粉，加水调成糊状，涂于面部。该膜成形后不能揭下来，需用水清洗。

目前常用的有：护肤营养面膜、祛皱面膜、增白面膜、祛斑面膜、痤疮面膜、抗过敏面膜、洁肤祛脂面膜等；还有中药面膜、蔬菜面膜、水果面膜、蛋清面膜、乳制品面膜、蜂蜜面膜、植物油面膜、淀粉面膜、酵母面膜等。

2. 敷面的基本原则

面膜的种类很多，无论使用哪一种对皮肤都有益处，但若使用不当，不仅达不到美容效果，还可能起到反作用。

（1）使用面膜前应将脸部彻底清洁，所有敷面剂面膜均使用在干净的皮肤上。

（2 在涂抹面膜前稍加按摩或用热毛巾敷面部，会使毛孔更适应敷面，效果更好。

（3 因面膜有拉紧皮肤的作用，因此要避免在眼四周部位、口周部位涂抹。

（4）涂面膜时要从颈部开始，然后依次涂颌部、面颊、下巴、唇与鼻之间、鼻，最后是额头。

（5）面膜在面部保留时间不可过长，更不能过夜，一般保留 10 ~ 15 分钟。中药面膜可保留 30 分钟左右。

（6）除去面膜后，一般要用热、冷水交替冲洗，可促进面部血液循环。最后别忘记将适量的收缩水（紧肤水）拍在脸上。自然干后，可涂些营养护肤霜。

3. 敷面三步骤

（1）彻底清洁面部肌肤后，拭干水分，涂上敷面剂。

（2）取一块方纱布，在眼、鼻、口等部位开洞。然后贴在脸上，静待 10 ~ 15 分钟。

（3）拿掉纱布，温水洗净面部，再用冰毛巾冷敷 3 分钟。

4. 普通面膜的特点和种类

普通面膜是指那些日常护肤时（或在美容店做皮肤护理时）使用的膏、霜类面膜以及自制的天然面膜。

普通面膜多为温和型面膜，它以成形粉为基质，加入各种营养成分，既可增强皮肤的新陈代谢和渗透性，又可改善皮肤的韧性、弹性防止皮肤松弛，同时，在去除面膜时，可将皮肤表层松脱的上皮细胞、皮脂、灰尘一起清除，达到防病、养颜、防老抗衰的作用。普通面膜操作方便、经济实惠。其中膏霜类和自制面膜可在家中自己操作，操作方法与倒膜的操作方法相同。

在家里自己做面膜，可于晚上洗完脸后，涂上面膜，或躺或坐，待 20 分钟后，用清水洗去面膜，搽上适合自己皮肤的护肤霜即可。普通面膜可一星期做 1 ~ 2 次，视自己的空闲时间而定。普通面膜包括凝结性和非凝结性两种。

（1）凝结性面膜　也称黏土面膜。使用时在面部形成一层拉紧皮肤的膜，按规定时间将此膜层用水清洗掉。根据不同皮肤类型，常使用的普通凝结性面膜如下。

①贵妇人 1 号油脂面膜：内含龙胆精、樟脑、硫黄。可对皮肤进行深层清洁，吸收多余油脂，收缩毛孔，并对皮肤具有滋润、消炎、杀菌和镇定作用。适用于油性皮肤和长有暗疮的皮肤。

②贵妇人 2 号美洁面膜：内含北美金缕梅、尿囊素、白瓷土。具有调理皮肤角质和洁肤的功效，还有防止毛孔阻塞、促进血液循环、瞬间紧缩皮肤的作用。对任何皮肤都有漂白作用。

③同仁堂祛斑增白面膜：内含茯苓、丹参、益母草、白芷、柿叶。具有活血化瘀、祛斑滋肤的作用。适用于面部有黄褐斑、雀斑等色素斑的皮肤。

④粉刺清爽面膜：内含芦荟素、蜂蜜、小黄瓜提取液等。具有消炎杀菌、

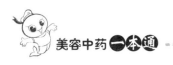

平衡油脂分泌、促进生肌、恢复弹性、舒缓神经的作用。适用于患有暗疮、黑头、白头疾病的皮肤。也适用与消除暗疮黑印或消除硬化角质层。

另外，其他各种商品霜膏面膜，如营养面膜、抗皱面膜、祛斑消炎面膜等均属于凝结性普通面膜。营养面膜含有植物提取液、水解蛋白液、维生素E等营养成分，特别适合于干性和中性皮肤的日常保养。抗皱面膜含有胎盘素、人参素、蜂蜜、灵芝等动、植物精华，适用于皱纹及衰老性皮肤。

自制的各种面膜也属于凝结性普通面膜。自制面膜以淀粉、牛奶、蜂蜜为基质，内掺鸡蛋、各种水果汁等营养成分，适合于各种性质的皮肤使用。

（2）非凝结性面膜　非凝结性面膜敷在皮肤上没有拉紧皮肤和干燥、紧绷的感觉，它在皮肤上形成的是一层薄薄的温膜，利于保持皮肤中的水分，对皮肤有较好的滋润作用。其感觉有点像倒模中的软模，所不同的是，取膜时不能将"模"揭掉，因为形不成一块整模，只能用水洗净。

常用的非凝结性普通面膜种类很多，有水果面膜、营养面膜、人参面膜、胎盘面膜及各种药物面膜。

商店里卖的面膜一般只写其成分及功效，不写其属于哪种面膜，使用后自己可体会面膜的属性。如果皮肤很干燥、缺水，适合使用非凝结性面膜；皮肤多油，则适合使用凝结性面膜。但是这种划分也不绝对，要在使用过程中选择并固定使用一种最适合自己皮肤的面膜。

普通面膜可以自己在家里做，程序比在美容院中皮肤护理的程序简单，一般洁面、磨砂（一星期做两次面膜可不磨砂，皮肤脆弱者两星期磨砂一次为宜）后，可直接做面膜。

5. 自制面膜

虽然大部分美容师都习惯采用商品面膜，但有时也会利用一些天然物质自制面膜，以适应特别需求。如果是自我美容，自制的面膜更有其得天独厚的优越性。自己利用天然的新鲜蔬菜、水果、蛋、奶、蜂蜜、橄榄油加工成各种面膜，使用方便，不受环境和经济条件的限制，而且新鲜、富含天然营养成分，副作用小。这种面膜内含的营养物质往往能够渗透到表皮层里，甚至可以达到真皮，因此，制作时量不要太多。够一次使用即可，如果有剩余，最好放在冰箱内收藏。面膜要一周用1~2次，持之以恒才能收到好的效果。下面介绍几种常见面膜的自制方法。

（1）祛斑、漂白面膜

①取面粉适量，3%双氧水10ml，用3~4倍的清水稀释后倒入面粉中，将面粉调成糊状，涂于面部，有斑部位可涂厚些，10~15分钟后洗去。

②将维生素E胶囊刺破，擦于面部。将5粒维生素C捣碎，加少量大蒜

汁、醋精调成糊状，敷面 10 ~ 15 分钟，然后用清水洗净。

③将 3% 双氧水 10ml、清水 5ml、牛奶 15ml、面粉 10g 混合调匀，用小刷子涂于脸上，10 ~ 15 分钟后洗去。

以上三种方法敏感性皮肤及炎性皮肤禁用。

④将黄瓜、西瓜、西红柿、柠檬、橙子（也可根据手头现有的水果，选其中几种）榨成汁，涂于面部，15 ~ 20 分钟后洗去。也可将上述瓜果切成薄片贴在皮肤上，等 10 ~ 15 分钟后取下。

⑤皮肤黝黑的人，睡前涂酸奶酪过夜，次日晨用温水洗净，日久可洁白皮肤。

⑥柠檬汁或食用白醋 1/4 汤匙、乙醇少量、鸡蛋 1 只（只用蛋白），将黄瓜榨汁与柠檬汁、乙醇混合，加入蛋白搅匀，敷面 15 分钟后洗去。

（2）普通营养面膜

①面粉适量、蛋清、蜂蜜，水少许混合调匀，涂于面部，15 ~ 20 分钟洗净。

②番茄汁加少许蜂蜜调匀涂面，15 ~ 20 分钟后洗去。

③将蛋白打至白泡状，可用作面膜，适合各种类型皮肤的护理。

（3）适用于油性皮肤的面膜 油性皮肤表面多油，要求面膜清淡。这类面膜的作用在于收敛皮肤，因此，不要涂抹或敷在眼皮周围，以避免眼周皮肤缺油而衰老。根据自己皮肤油性程度，每周做此类面膜 1 ~ 2 次，或冬天一周 1 次，夏天一周 2 次。

①将一条黄瓜榨成汁，一只鸡蛋打碎后取出蛋白，另取 1/4 汤匙的柠檬汁或食用白醋，混合调匀，涂于面部。普通油性皮肤敷 10 ~ 15 分钟，超油性皮肤敷 20 ~ 25 分钟。

②土豆榨碎（或切成片）敷面，可以收敛皮肤，消除面部水肿。如果眼睛肿胀也可将土豆片贴于眼周。

③将一只鸡蛋打碎取出蛋白，加少许鲜柠檬汁拌匀涂面，15 分钟左右洗去。

④将黄瓜捣碎敷面或切成薄片敷面 10 ~ 15 分钟，对吸收皮肤油脂效果极佳。

⑤高粱酒 120ml、生地 30g、白鲜皮 15g 浸泡 5 天后外涂于面部，每天 1 次。

⑥将黄瓜捣碎掺入半勺蜂蜜和一汤勺金镂梅汁拌匀，敷面 10 分钟后洗去。

（4）适用于干性皮肤的面膜 干性皮肤分缺油类干性皮肤和缺水类干性

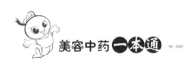

皮肤。当皮肤缺少油性时，面膜内含油脂成分可多些。当皮肤缺水时，可选用含水分较多的水果做面膜原料。这类面膜无收敛作用，可用于面部各处。此类面膜一周可做1~2次。

①取适量橄榄油（或香油）、蜂蜜、蛋黄混合调匀，敷于面部各处，10~25分钟后洗去。

②将胡萝卜1~2根去皮、蒸熟、捣碎后敷于面部，30分钟后洗净。此面膜适用于干性皮肤中肤色苍白者。

③取香蕉1~2根，切片后捣碎，敷于面部，20~25分钟后洗去。此面膜不仅适用于干性皮肤，对敏感性皮肤也有疗效。

④准备冬瓜250g、蜂蜜一匙、鸡蛋一只。先将冬瓜煮烂，捣成泥，鸡蛋打碎取出蛋黄打散。然后将冬瓜泥、蛋黄、蜂蜜混合搅匀。此种面膜适用于一般干性皮肤。

⑤准备苹果一个，蒸馏水一小杯、鸡蛋一只、蜂蜜一汤匙。将苹果去皮榨苹果果茸，鸡蛋黄搅匀。将蒸馏水、蛋黄、苹果茸、蜂蜜混合均匀。此面膜适用于一般干性皮肤。

⑥将橄榄油加热至37℃左右，然后取一块纱布浸在油中1~2分钟，取出后覆盖在脸上，只露出眼和嘴（如嘴唇干燥，也可将嘴唇覆盖住），10分钟后取下。此面膜适于特别干燥的皮肤使用。

⑦先在清洗后的面部搽上橄榄油，再涂一层蛋黄软膏（用蛋黄一只、酸奶一匙、蜂蜜半匙加少许面粉拌匀而成）。一分钟后再涂第二层蛋黄软膏，最后涂第三层，过15~20分钟后洗去。

（5）适用于衰老皮肤的面膜　皮肤的衰老有自然因素，也有人为因素。适用于衰老皮肤的面膜，可以及时给皮肤补充养分、增加油分，以加强皮肤弹性和活力，减少或消退皱纹，延缓皮肤的衰老。此种面膜可根据个人的具体情况一周做数次。

①蜂蜜一汤匙、鲜柠檬汁半汤匙混合搅匀，敷于面部，易生皱纹处可多涂一点儿。15~20分钟后洗净。

②准备维生素E胶丸1粒，钙片、胎盘片各5粒，醋精少量。先将维生素E胶丸刺破，挤搽于面部各处（额头、眼角、嘴角处可多涂一点儿），将钙片、胎盘片捣碎加入醋精调成糊状，敷于面部各处，15~20分钟后，用清水洗净。

③用一汤匙牛奶和数滴橄榄油调成面奶，每天用它敷面15~20分钟，1个月后对改善皮肤衰老状况有明显效果。

④将胡萝卜放入粉碎机中切碎并榨出汁，取出胡萝卜汁水，加入少许奶

粉和橄榄油搅匀，敷面 15～20 分钟。

⑤蛋黄 10～15g，杏仁皮粉 50g，樟脑油 1 滴，甘油和乙醇适量，搅拌均匀成软膏状，外搽颜面。

⑥黄豆油、豆浆、磷脂及维生素 A、维生素 D 适量，配制成人造奶油敷面。

6. 特殊面膜的特点和操作方法

（1）倒膜　倒膜是一种最常用的特殊面膜，也是目前国内美容院最常用的面膜种类。倒膜为粉状，以矿物有机体粉末为基质，加入不同的药物成分（如漂白、脱色、消炎、去脂等药物成分），对皮肤疾病进行治疗和对皮肤进行深层护理时，有较明显效果。

倒膜在使用时都要用水调成稠糊状，倒在面部（留出眼、眉、鼻孔、嘴），待水分蒸发后，在面部皮肤上形成一层厚厚的成形的"膜"，倒膜即由此而得名。

倒膜通常分为硬倒膜和软倒膜两大类：硬倒膜在面部成形后形成的是一石膏状硬壳整体，软倒膜则形成的是一层柔软的倒膜。硬倒膜又可分为热倒膜和冷倒膜两种。下面我们就对热倒膜、冷倒膜和软倒膜分别进行介绍。

①热倒膜：简称热膜，其特点是热膜形成硬壳后，从里向外发热。这种面膜通过扩张毛孔促进血液循环，达到活血去瘀、调理气血的作用，可以滋润皮肤和对皮肤补充营养。这种面膜适用于干性和衰老性皮肤，对于增白、祛斑、去皱、养颜有良好的效果。一般一个月做一次。

热膜的操作程序：洁面、喷面（蒸面）、磨砂去死皮、涂按摩膏、按摩、做热膜、拍柔肤水、涂营养霜。

热膜的操作方法：

ⓐ在清洁后的皮肤上薄薄地涂上一层营养霜，以便卸去倒膜。

ⓑ将纸巾对边折成两层，把纸巾呈 90°的一边塞如包头毛巾的边缘内，纸巾将皮肤与毛巾隔开，以免毛巾与倒膜互相粘连而不利于卸掉倒膜。此外，也可以将一块医用纱布铺盖在面部，是皮肤与倒膜隔开而不粘连，这样，既可减少卸膜时粘连等麻烦，又不影响倒膜中的药物及营养成分渗入皮肤发挥作用。用卫生棉片将眼、眉、嘴盖好。

ⓒ敷面膜。取 300g 左右的膜粉，加入 200ml 蒸馏水或清水搅拌成糊状，调匀后将面膜从额部轻轻倒下，边倒边用搅拌器（或医用压舌板）抹匀，除留出鼻孔呼吸外，将面膜平铺在整个面部。涂膜后不要讲话，以免松动面膜，达不到拉紧皮肤、除皱的目的。

ⓓ20～30 分钟后，取下面膜硬壳。取膜的方法是：从发际线处开始使倒

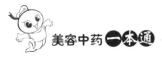

膜松动，并自额部向下方向取下全部倒膜。注意：卸膜时不要将倒膜从面部一侧掀起。

ⓔ用脱脂棉或洗面海绵蘸少量清水将面部倒膜残迹清洁干净。清洁时先从眼睛开始，从里至外，从上至下进行。取膜后不要马上洗脸，以保持面膜中的药物继续对皮肤发生作用。

②冷倒膜：又叫冷膜，其特点是倒膜形成硬壳后，贴靠皮肤的内侧又凉爽的感觉，接触空气的外侧温热。这种面膜适用于油性皮肤、易于生暗疮的皮肤和夏季使用。它可使皮肤表皮细胞兴奋，达到收缩毛孔、减少皮脂腺的分泌、清除毛孔内污物、消炎去瘀的作用。一般一个月做一次。

冷膜的操作程序：

ⓐ洁面。

ⓑ喷雾（蒸面）。

ⓒ使用真空吸管吸面部，清除毛孔中的异物。

ⓓ有暗疮的皮肤进行针清、电疗；针清时用专门的暗疮针将暗疮较脆弱的部位小心刺破，造成裂口后，用暗疮针带圆圈的一头（或用手指包裹上卫生棉）在暗疮附近加压力，使暗疮中的脓状物挤出，直到挤出清新血液为止，然后用少许暗疮消炎水消毒伤口。做针清时，可以边喷雾边针清，以减少痛楚，也可开着紫外光灯，以起到消炎杀菌的作用。对针清后的创面，可用高频率电疗仪进行 3~5 分钟的电疗，起到杀菌和治疗伤痕的作用。

ⓔ按摩：如果暗疮较多、较严重则不应进行按摩。

ⓕ倒冷膜。

ⓖ拍抗敏性收缩水。

ⓗ涂适合顾客皮肤性质的面霜。

冷膜的操作方法：冷膜的操作方法与热膜的操作方法完全相同。

③软膜　软膜也叫中药膜型软膜，是一种特殊面膜，由多种名贵中药配制而成。它与硬膜的区别是，在面部成形后，不是形成一硬壳，而是形成一层柔软的膜，对皮肤没有拉紧的感觉，取膜时可将软膜层轻轻揭掉。常用的药物有：当归、肉桂、珍珠粉、益母草等。因为软膜本身具有药性，所以有促进局部血液循环，美白皮肤，清热解毒，收敛生肌等功效。软膜最大的特点是适合于任何类型的皮肤使用，且没有副作用；可以极好地保养皮肤，补充水分，保持皮肤的润泽和弹性。

下面介绍几种常用的软膜。

ⓐ当归除斑软膜：主要成分有当归提取液，谷氨酸、参皂酮、红花液、

桃叶浸出液等。其功效是调节皮肤生理功能，平衡皮肤和汗腺分泌，补充皮肤水分，促进血液循环，有效地消减面部黄褐斑、黑色素沉着的辅助治疗。

ⓑ肉桂软膜：主要成分有肉桂油、紫草精、大青叶提取液、弹性维生素A、维生素 B_6、维生素 C 等。其功效是强力消炎、清热解毒、收缩毛孔、去除暗疮等。此软模可抑制皮脂分泌，增强皮肤的抵抗力和免疫力，促进细胞生长，防止凹凸瘢痕的形成。常用于暗疮皮肤及有炎症的皮肤。

ⓒ珍珠再生漂白软膜：主要成分有珍珠粉、胶原蛋白、再生素和牡蛎粉等。它可以营养、漂白、净化肌肤、增强皮肤细胞再生能力，同时能促进皮肤血液循环，收缩毛孔，达到洁白嫩肤，养颜驻颜目的。

ⓓ人参去皱软膜：主要成分有人参皂苷，银杏浸出液，维生素 A、维生素 B、维生素 E 等。它能扩张血管，改善微循环，为皮肤补充维生素等功能，还可以清除坏死细胞，消除皱纹。常用来改善衰老缺水肌肤。

软膜可直接均匀地涂于面部，不必使用底霜。若是粉状软膜，则要用蒸馏水调成糊状后再涂。厚度以完全遮盖面部皮肤为宜，一般再面部保留 15 ~ 20 分钟。

软膜的操作程序：

ⓐ洁面；

ⓑ喷雾（蒸面）；

ⓒ磨砂去死皮（暗疮较多者不去死皮，做针清和电疗）；

ⓓ涂按摩霜；

ⓔ按摩（暗疮严重者不按摩）；

ⓕ做软膜；

ⓖ使用适合自己皮肤性质的柔肤水或收缩水；

ⓗ涂适合自己皮肤性质的营养霜。

软膜的操作方法：

ⓐ将粉状软膜用水调匀成稀糊状。

ⓑ用专用刷子将软膜糊涂在面部。涂的顺序是从颈部开始，由下向上，由里向外，将软膜糊刷抹于整个面部和颈部的前部。面膜厚薄要适度，约厚 0.5cm，太薄达不到营养、治疗的预期效果；太厚又造成不必要的浪费。刷面膜时，应避开眉、眼、鼻孔、唇部。

ⓒ静躺 15 ~ 20 分钟（或按软膜说明书上规定的时间），使皮肤充分吸收面膜中的营养及药物成分。

ⓓ取膜。将软膜自边缘向中间轻轻揭下。

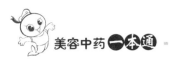

（2）拉皮面膜　其属于特殊面膜，呈粉状，外观同倒膜粉相同。使用时对皮肤又拉紧的作用，对减轻或延缓皱纹的产生有特殊效果。

拉皮面膜的操作程序同倒膜的操作程序相同。

拉皮面膜的操作方法如下。

①将拉皮面膜粉与专用胶水（或芦荟汁）混合，并调至不稀不稠的糊状。

②使用专门的刷子将糊状膜从颈部开始刷抹于整个面部，刷抹时需顺肌肉纹理进行。额头向上刷，外眼角、面颊、嘴两边向外刷，颈部向后刷至耳部，一般刷抹 3~4 遍，使其均匀，保持一定的厚度。

③静躺 20~25 分钟。

④在面膜上涂上专用卸妆奶液，再用洗面海绵将面膜擦洗干净。

（3）蜜蜡面膜　特殊面膜中的蜜蜡面膜，是国外较流行的一种面膜。其对缺乏水分、有皱的皮肤尤其见效，但不适合暗疮皮肤使用。

蜜蜡面膜中含有丰富的维生素、氨基酸等营养物质，倒在脸上温热适合，有很好的按摩作用，令人神经放松，并能增加皮肤的渗透力，促进汗腺活动，补充皮肤水分和营养。做蜜蜡面膜后，不仅会使面色红润光亮，而且会使一些细小的皱纹消失。

蜜蜡面膜的操作程序与倒膜的操作程序相同。

蜜蜡面膜的操作方法：

①将蜜蜡块放在专用的器皿中（如一铝制小盆），在电炉上加热使之熔化。

②将熔化后的蜜茸用小刷子沾起，轻轻涂抹在手背或手腕处，试验其温度，确定温度为皮肤最佳适应温度后（一般为 36~37℃），方可使用。

③用小刷子将温度适中熔化状蜜蜡涂于面部。从颈部开始涂，由下向上，由内向外，要避开眉、眼、口处。一般刷 3~4 遍。

④静躺 15~20 分钟。

⑤掀去面膜，也可借助于小药铲将面膜从颈部开始轻轻铲去。

⑥用洗面海绵或温棉片擦干面部、颈部。

（4）电子面膜　电子面膜是一种新型的特殊面膜。由于面膜本身温度适宜，因此，可以软化表皮，使面膜深入渗透皮肤。电子面膜不仅适用于干性皮肤，也适用于油性皮肤。对于油性皮肤，它可以用溶解死皮、脂肪的溶剂去软化油脂、污垢，深入清洁皮肤；对于干性皮肤，则可用晚霜、润肤霜或可深入渗透皮肤的面霜相配合，滋润皮肤。电子面膜不适于暗疮及敏感性皮肤使用。

电子面膜的操作程序与倒膜的操作程序相同。

电子面膜的操作方法：

①在洁肤和按摩后涂上面霜（按皮肤的性质选择）。

②将纸巾铺在顾客面部，鼻部剪出出气孔。

③在纸巾上铺一块消毒的洁净湿毛巾。

④提前 5 分钟对电子面膜加热、预热。

⑤将温度适中的电子面膜放在温毛巾上，将面膜罩在头部，并用带子系牢。

⑥5 分钟后取下电子面膜。

7. 对面膜、倒膜质量的鉴定

良好的面膜应具备以下条件。

（1）有适当的黏度，使用时易于涂抹。

（2）不管时凝结性面膜还是非凝结性面膜都能给予皮肤不同程度的紧张感。

（3）能在适当的短时间内干燥。凝结性面膜干燥的稍快些，非凝结性面膜干燥的要慢些。

（4）凝结性面膜要易成型、易剥离；非凝结性面膜要易脱落。

（5）用后皮肤应持续保持有湿润和爽快的感觉。

良好的倒膜应具备以下条件。

（1）倒膜粉有细腻柔滑的感觉，没有硬结小疙瘩。

（2）干燥时间适当，不过快，一般 30 分钟后，成型的硬膜或软膜仍保持一定的湿度。

（3）易于凝结成型，不成型的是劣质倒膜，并易于剥离。

（4）热膜发热良好，一般 5 分钟后倒膜变硬，开始释放热能，10 分钟后可达 38℃左右，20 分钟达 42℃左右，20 分钟后温度开始下降。

（5）冷膜则应凉爽无刺激，敷面 5 分钟后，皮肤有清爽的感觉，20 分钟左右有凉爽的感觉，用手摸成型膜的外表面，则有温热的感觉，取膜后，皮肤清爽、洁净，若皮肤出现红点等受刺激现象，则不是好冷膜。

第七章 常见损美性疾病的中药治疗

损美性疾病的中药治疗是在中医药理论指导下，辨证使用中药方剂和中药药膳，用以治疗以损美性疾病改变为主要表现的疾病。

一、毛发疾病

（一）斑秃

中医称"淋风""鬼舐头"。为一种突然发生的头部局限性斑片状脱发，呈圆形、椭圆形或地图状，大小不等，边界清楚，脱发处头皮正常或光滑或松软。少数患者数天或数月内头发可全部脱光，称为全秃；严重者可兼见眉毛、腋毛、阴毛脱落，称为普秃。

一般来说，恢复过程多是先有细软灰白的毛发长出，渐渐变黑变粗，恢复正常。有部分患者经半年或1年左右可自愈。

1. 病因病机

（1）血热　过食辛热、炙烤之品，或情志抑郁化火，或年少血气方刚，肝火化火，均可致血火生风，风热上扰，毛根失养而发病。

（2）血瘀　瘀血阻于头部经络，致毛壳失养，新血难以灌注发根而脱发。

（3）气血虚弱　气虚不能温煦，血虚不能濡养。致生机不旺，毛发不牢。

（4）肝肾亏损　肾藏精，肝藏血，肝肾同源，精血互化。肾其华在发，而发又为血之余。如劳伤肝肾或素体肝肾亏虚，可常见脱发。

2. 辨证施治

（1）内治法

①血热生风证：突然脱发，进展较快，常是大片脱发，部分伴有头部烘热，心烦易怒，急躁不安，失眠，舌红，苔少，脉细数。治宜凉血熄风，养阴护发。方用四物汤、六味地黄丸合裁。

②血瘀毛窍证：脱发前可有头痛或头皮刺痛，继而出现斑块状脱发，时间久则易于发生全秃。伴有夜多噩梦，烦热难以入睡等，舌质暗红或有瘀点，苔少，脉沉涩。治宜通窍活血。方用通窍活血汤加减。

③气血两虚证：患者多系病后、产后、疮后，脱发往往是渐进性加重，头皮光亮松软，在脱发区还能见到残存头发。伴有面色不华，口唇色淡、心

悸气短、倦怠乏力。舌质淡，苔薄白，脉细弱。治宜益气补血。方用八珍汤加味。

④肝肾不足证：平素头发焦黄或花白，年龄多在40岁以上，头发大片而均匀地脱落，严重时会出现普秃。伴有腰膝软酸，头晕耳鸣，性功能下降。舌淡红有裂纹，舌苔少，脉沉细。治宜滋肝益肾。方用七宝美髯丹加减。

加减法：心悸，不寐加五味子、百合、麦冬、柏子仁；情志抑郁，多愁善感加合欢皮、郁金、香附；风热偏盛，头发迅猛脱落加天麻、白附子、芜蔚子。

⑤肝郁血瘀型　患者头发片状脱落，呈圆形或椭圆形，甚至全部脱光，常伴有烦躁易怒或胸闷不畅，胸胀，喜叹息，失眠，舌质紫暗或有瘀斑，脉弦。治宜疏肝解郁，活血化瘀。药用柴胡、赤芍、丹参、川芎、青皮、甘草、鸡血藤、酸枣仁等。

（2）外治法

①乌发生发酊外涂患处。

②鲜姜块外涂或新鲜红皮蒜汁调甘油（3∶2比例）涂擦，每日3~4次。

3. 调摄护理

（1）注意劳逸结合，不过度操劳。保持心情平和宁静，切忌烦恼、悲观、忧愁、动怒。

（2）饮食多样化，不可偏食。

（3）不要用碱性太强的肥皂洗发，尽量少用电吹风和染发。

（4）处方用药不宜频频更换，应有耐心信心，守方守法，坚持治疗。

（二）脂秃

脂秃，中医称"蛀发脱发"。患者男性青壮年居多。在头顶区域均匀性脱发，马蹄形外观。有的头发油腻，如油涂水淋；有的头发焦枯柔细，缺少光泽。头皮屑较多，抓之叠叠飞起，落之又生。本病多有明显的家族史，病程进展缓慢，日久则难以恢复。

1. 病因病机

本病初期多是血热而生风，风胜化燥；湿性脱屑而痒重，头发油腻者，常由湿热上蒸所为。

2. 辨证施治

（1）内治法

①血热风燥证：头发干枯焦黄，头皮屑多，头皮燥痒。舌质红，苔黄微干。治宜凉血消风润燥。方用凉血熄风生发汤加减。

②脾胃湿热证：素喜肥甘厚味，头发潮湿油腻，头发鳞屑黄腻，舌质红，苔黄微腻，脉濡数。治宜健脾祛湿，清热护发。方用祛湿健发汤加减。

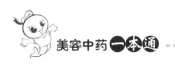

③肝肾湿热证：体弱或用脑过度，头发均匀而减少性脱落，以头顶为主，头皮松软油腻感重，伴口苦、心烦、眠差、头面多汗、腰膝酸软，舌质红、舌根苔腻，脉虚弦而滑。治宜补益肝肾，滋阴泻火。方用知柏地黄丸合龙胆泻肝汤加减。

加减法：头发油多加蚕沙、赤茯苓、滑石；头发干燥加桑椹子、菟丝子、何首乌；头汗多加五味子、桑叶。

④肝肾不足证：脱发多有遗传倾向，头发稀疏脱落日久，脱发处头皮光滑或遗留少数稀疏细软短发，伴眩晕失眠，记忆力差，腰膝酸软，夜尿频多，舌质淡红苔少，脉沉细，偏阴虚者，伴有口苦，五心烦热，梦多、梦遗、舌质红，苔少，脉细数。治宜补益肝肾，养血生发。药用制首乌、墨旱莲、山楂、菟丝子、生地黄、黄精、党参、山萸肉、枸杞子等。

（2）外治法

①外涂

祛脂生发酊：仙鹤草20g，藿香15g，侧柏叶20g，苦参15g，金粟兰20g，川椒8g，白鲜皮15g，加入75%乙醇1500ml中浸泡1周取滤液，瓶密封备用。适用于油性脂脱，每日2~3次外涂患处。亦可用脱脂水涂头皮或洗头。

止痒生发酊：鱼腥草20g，白芷20g，冰片1g，大枫子20g，甘草10g，薄荷20g，白鲜皮15g，加入75%乙醇1500ml，适用于瘙痒为主者。制备与用法同祛脂生发酊。

乌发生发酊：适用于干性脂脱或以脱发为主者，能控制脱发，促进毛发生长。

②外洗：溢脂洗方：苍耳子、王不留行各30g，苦参15g，明矾9g，水煎外洗，3日1次，可止痒祛屑。

3. 调摄护理

（1）少食甘肥厚腻之品，少饮酒及咖啡等刺激性饮料。

（2）洗头不宜过勤，秋冬季每周1~2次，春夏季每周2~3次。不宜用过热的水及碱性大的洗发水洗头，应取性质温和者。

（3）生活规律，不宜熬夜或过度操劳。

（4）平素常食山楂、草莓之类，对控制头发油腻感颇有好处。

（三）白发

白发指毛发全部或部分变白。除先天因素外，和脏腑失调有关。老人白发应视为正常现象，故此白发应指毛发早白。

1. 病因病机

（1）血热偏盛　青少年，血气方刚，易于肝旺而血燥，毛根失养则毛发早白。

（2）情志烦劳 忧愁恼怒，气郁化火，暗灼营血，致发白。

（3）精血虚弱 先天禀赋不足或后天过度劳累致肝肾亏虚、精血不足而发白。

2. 辨证施治

（1）内治法

①血热偏盛证：多见于青少年，毛发早白，可伴有烦躁易怒、头部烘热，舌质红，苔少，脉数。治易凉血乌发。方用草还丹加减。

②情志烦劳证：多见于性格抑郁之人，加之烦劳过度，往往在较短的时间里头发变白，病变多从两鬓开始。伴胁胀、纳差、口苦、失眠、心烦，舌质淡红、苔薄白、脉弦细。治宜疏理肝脾，养血宁神。方用归脾汤加减。

③精血亏虚证：多见于40岁以上，白发从鬓角开始，继而扩大乃至满头白发，伴有头晕眼花，健忘，腰膝酸软，不耐劳作，舌质淡红有裂纹，苔少，脉沉细。治宜补益精血，柔肝乌发。方用七宝美髯丹加减。

（2）外治法 外洗：何首乌30g，黄精20g，当归30g，川芎20g，丹参20g，水煎，每天洗头1次。

3. 调摄护理

老年性白发无需治疗。少年性白发应增强体质，加强营养，消除紧张和抑郁。如身体状况良好，无其他不适，可顺其自然，不予治疗。

二、面部五官疾病

（一）口臭

每个人的口腔在呼吸和说话时均有不同程度的气味，如果气味太重，甚至臭秽难闻，不可近人者，便称为口臭。

1. 病因病机

口腔不洁，龋齿，恣食油炸食物、蒜葱致脾胃蕴热，其他内脏郁热等均会引起口臭。寒湿内停亦致口臭。西医认为口臭主要是由于口腔及消化道、呼吸道的一些病症继发产生的，如口舌生疮、齿龈肿痛、龋齿藏垢、鼻炎、扁桃体炎等均可出现口气秽臭。

2. 辨证施治

（1）内治法

①肺热证：口气秽臭，口中如胶，口干口渴，呼吸气促，治宜清肺泄热。方如地骨皮丸。

②胃热证：口气秽臭，不可近人，反复发生口疮，大便秘结，口干舌燥，

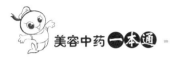

舌红苔黄，脉滑数。治宜清泻脾胃伏火。方用升麻黄连丸。

③心肝火旺证：口干口苦口臭，心烦，失眠多梦，精神紧张、抑郁、压力大、小便黄赤，舌尖溃疡，纳食减少，舌红苔黄，脉弦数。治宜清心泻肝。方用丹栀逍遥散合导赤散化裁。

④口齿郁热：口臭，同时患有牙周病及龋齿等口齿疾病，治宜宣散郁热。方用含香丸加减。

⑤寒湿内蕴证：口臭，病程较长，口中津液盈满，唾液清稀，口不渴，大便不调，腹部胀满，舌淡胖，苔白厚腻，脉沉缓。治宜温中化湿行气。方用芎芷含香丸加减。

（2）外治法　主要通过含、漱的方法使口腔和牙齿保洁。如可用浓茶叶水，每天漱口多次。或藿香适量，煎汤漱口。也可茶叶小撮，放入口中反复咀嚼。

3. 调摄护理

（1）口臭若由其他疾病引起，应积极治疗原发病。

（2）保持口腔清洁，做到早、晚刷牙，饭后漱口。

（3）饮食宜清淡，少食肥甘厚腻辛辣之品，保持大便通畅，排除肠中宿食。

（4）不要熬夜，保证睡眠充足，精神不宜紧张。

（二）雀斑

雀斑是色素性皮肤病，主要表现为面部皮肤出现浅褐色或深褐色斑点，好发于鼻梁两侧眶下部，无任何自觉症状，日晒后加重。

西医认为本病是一种常染色体显性遗传性疾病，并和日晒密切相关。

1. 病因病机

先天肾水不足，虚火上炎，火燥相结于肌肤。

2. 辨证施治

（1）内治法

①肾水亏损证：雀斑深褐色，肤色枯暗、干燥，中老年女性多见，可伴有五心烦热，腰膝酸软，舌红苔少，脉沉细。治宜滋肾化源。方宜六味地黄丸加减。

②火郁经络证：以青年女性为主，冬天减轻，夏天加重。治宜散火通络。方用犀角升麻汤加减。

（2）外治法

①雀斑方：白僵蚕、细辛、黑牵牛各等份，去杂质，黑牵牛研碎去壳，3药共研为粉末，每天以此为膜粉，做中药倒膜综合护理。

②五妙水仙膏疗法：皮肤消毒，擦去皮脂，用干净牙签将五妙水仙膏点在雀斑上，干后再点，上药 4 ~ 6 次。至斑点周围皮肤出现潮红。再用牙签蘸生理氯化钠溶液抹去药物，再用砂石针轻轻地将雀斑剔除。最后在创面上搽上珍珠粉即可。一般经 5 ~ 7 天后痂皮自行脱落而愈。

③陀僧当归乳膏：将精制密陀僧研极细粉，当归煎汁，与优质护肤乳膏配成陀僧当归乳膏备用。使用时先用洗面乳或温清水洁面后，取陀僧当归乳膏 0.5 ~ 1.0g 搽面部，雀斑多处要多搽，搽后按摩 1 ~ 3 分钟，每日早晚各 1 次。

④擦脸、洗澡法：用冬瓜藤熬水用来擦脸、洗澡，可使皮肤滋润、消除雀斑。金盏花叶汁也有护肤除斑的功效。将金盏花叶捣烂，取汁擦涂脸部，既可消除雀斑，又能清爽和洁白皮肤。蒲公英花水也能用于除斑，取一把蒲公英花，倒入一茶杯开水，冷却后过滤，然后以蒲公英花水早晚洗脸，可使面部清洁，少患皮肤病。

（3）食疗法

①西红柿汁：每日喝 1 杯西红柿汁或经常吃西红柿，对防治雀斑有较好的作用。因为西红柿中含丰富的维生素 C，被誉为"维生素 C 的仓库"。可抑制皮肤内酪氨酸酶的活性，有效减少黑色素的形成，从而使皮肤白嫩，黑斑消退。

②黄瓜粥：取大米 100g，鲜嫩黄瓜 300g，精盐 2g，生姜 10g。将黄瓜洗净，去皮去心切成薄片。大米淘洗干净，生姜洗净拍碎。锅内加水约 1000ml，置火上，下大米、生姜，武火烧开后，改用文火慢慢煮至米烂时下入黄瓜片，再煮至汤稠，入精盐调味即可。一日二次温服，可以润泽皮肤、祛斑、减肥。经常食用黄瓜粥，能消除雀斑、增白皮肤。

③柠檬冰糖汁：将柠檬搅汁，加冰糖适量饮用。柠檬中含有丰富的维生素 C，100g 柠檬汁中含维生素 C 可高达 50mg。此外还含有钙、磷、铁和 B 族维生素等。常饮柠檬汁，不仅可以白嫩皮肤，防止皮肤血管老化，消除面部色素斑，而且还具有防治动脉硬化的作用。

④黑木耳红枣汤：取黑木耳 30g，红枣 20 枚。将黑木耳洗净，红枣去核，加水适量，煮半个小时左右。每日早、晚餐后各 1 次。经常服食，可以驻颜祛斑、健美丰肌，并用于治疗面部黑斑、形瘦。

⑤胡萝卜汁：将新鲜胡萝卜研碎挤汁，取 10 ~ 30ml，每日早晚洗完脸后，以鲜汁拍脸，待干后用涂有植物油的手轻拍面部。此外，每日喝 1 杯胡萝卜汁也有祛斑作用。因为胡萝卜含有丰富的维生素 A 原。维生素 A 原在体内可转化为维生素 A。维生素 A 具有滑润、强健皮肤的作用，并可防治皮肤粗糙

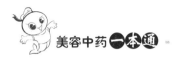

及雀斑。

3. 调摄护理

（1）尽量避免日晒，尤其夏日养成出门戴帽子或撑伞、涂防晒霜、防晒油的习惯，尽量避免在阳光下工作、游泳、旅游。

（2）起居规律，生活稳定，情绪平和。

（3）多吃富含维生素 C 的果蔬，如橘子、山楂、柠檬、西红柿以及富含维生素 E 的果蔬，如卷心菜、花菜、芝麻等。饮食应清淡。

（4）积极治疗原发病症。

（5）面部切忌涂抹含有激素的药膏。

（6）治疗应有耐心。

（三）黄褐斑

黄褐斑中医称为面尘、黑斑等。本病多发生于女性，尤多见于中青年，男性亦可见。主要表现为颜面两颊对称性淡褐至深褐色，甚或呈淡黑色之色素沉着斑，大小不一，形状不规则，边界清楚。无明显自觉症状。

西医认为本病多因妊娠、更年期内分泌紊乱、口服避孕药或日晒引起。也可因慢性病，如肝病、结核病、肿瘤病等继发本病。值得注意的是本病与精神情绪密切相关。过度疲劳、休息不足、精神负担过重，都可引起色素斑加深扩大；全身情况改善后，色素减轻，甚至消失。

1. 病因病机

（1）情志不遂　七情抑郁，肝气郁结，日久致血随气停，瘀血阻络于面而发病。

（2）劳伤脾土　饮食不节，劳累奔波，致脾土大伤，土不能制水，水气上泛，气血不能濡润，则变生褐斑。

（3）肾精受损　过度劳累，肝郁化火下灼肾阴、恣情纵欲，耗伤肾精，均可致水亏不能制火，虚火上炎，火燥相结而发为褐斑。

2. 辨证施治

（1）内治法

①肝郁证：患者以妇女为主，可伴有不孕或月经不调病史，亦可见于部分肝病男性患者。褐斑大小不定，匡廓易辨，形状如地图或蝴蝶状，烦躁抑郁时加深加重，可伴有胁痛乳胀、易怒、口苦、纳差，女性可于月经前色斑增大加深。苔薄白，脉弦。治宜疏肝理气、活血化瘀。方用清肝丸加减或加味逍遥汤。

②脾湿证：褐斑面积较大，可累及前额、鼻翼、口周；偏于湿热可见面部皮肤油腻，有秽垢之感；偏于气虚者可见体倦乏力；妇女可见白带量多，

或黄或白。腹胀纳呆，形体较为臃肿肥胖，舌质淡润，脉缓弱。治宜健脾益气利湿祛斑。方用实脾丸，湿热重可用清利消斑汤。

③肾虚证：褐斑色深，呈灰黑色，面色晦暗，皮肤干燥，形体较瘦，腰膝酸软，多梦，头晕头痛，舌红少苔，脉细数。治宜滋阴降火，凉血化瘀。方用益阴丸。如肾阳虚，形寒肢冷，夜尿清频，男子遗精，女子不孕。治宜温阳益肾，化瘀退斑，方用金匮肾气丸加减。

上述诸证可配服化瘀丸：当归、泽兰叶、泽漆各12g，苏木、香附、制乳香、制没药各10g，鸡血藤、益母草、丹参、桑寄生各30g，党参、牛膝、苍术各15g，桃仁20g，制成丸剂，每服10g，每日2次。可望疗效更佳。

（2）外治法　主要用外涂药膏方法治疗。可用祛斑霜（制法为：用当归、白芷、丹参、紫草各30g，经醇提浓缩，制成水包油型霜膏），早晚各用1次，薄薄涂于褐斑处。或用柿叶祛斑膏涂患处。也可用七白膏或祛斑粉做综合倒膜护理。

（3）食疗法

①干柿去斑方：干柿子，天天食之，久食有效。功效润心肺，去黑斑。适用于面部黑斑、雀斑。（《普济方》）

②桃仁牛奶芝麻糊：核桃仁30g，牛乳300g，豆浆200g，黑芝麻20g。先将核桃仁、黑芝麻放小磨中磨碎，与牛乳、豆浆调匀，放入锅中煮沸，再加白糖适量，每日早晚各吃1小碗。功效润肤悦颜。适用于皮肤黄褐斑及皱纹皮肤。

③猪肾薏苡仁粥：猪肾1对，去筋膜、臊腺，切碎，洗净，与去皮切碎的山药100g，粳米200g，薏苡仁50g加水适量，用小火煮成粥，加调料调味分顿吃。具有补肾益肤功效。适用于色斑、黑斑皮肤。

④牛奶核桃饮：牛奶、豆浆、黑芝麻各200g，核桃300g。将核桃、芝麻放入小石磨中；牛奶和豆浆混匀，慢慢倒入小石磨中边倒边磨，磨好后倒入锅内煮沸，后加入少量白糖调味，也可在煮沸时，打入生鸡蛋，边搅边煮。每日1次，每次1小碗。可经常食用。

⑤山楂橘皮饮：山楂、橘皮各适量，加水共煮，待凉，用纱布滤渣取汁加蜂蜜调用。

⑥美肤汁：雪梨100g，甘蔗200g，葡萄300g，蜂蜜100g。将雪梨、甘蔗、葡萄洗净搅汁去渣，与蜂蜜混合装瓶备用。早晚各吃10ml，用开水兑。

⑦消斑饮：黄豆、绿豆、赤豆各100g，白糖适量。将上述豆洗净浸泡至胀后混合捣汁，加入适量清水煮沸，用白糖调味饮服，每日3次。

⑧羊奶鸡蛋羹：羊奶250ml，鸡蛋2个，冰糖50g。用清水适量将冰糖煮

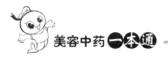

溶，倒入羊奶煮沸，打入鸡蛋，搅拌均匀煮沸，即可食用。

⑨三仁美容粥：桃仁、甜杏仁、白果仁各 10g，鸡蛋 1 个，冰糖 10g，粳米 50g。将桃仁等 3 味研成细末；粳米淘洗干净，放砂锅内，加桃仁等 3 味中药细末和适量水，旺火煮沸，打入鸡蛋，改用文火煨粥。粥成时加入白糖调匀。每日 1 剂，早餐食用。20 剂为 1 个疗程，间隔 5 日后可接着用下 1 个疗程。此粥具有活血化瘀、润肠通便、护肤美肤功效。老年人常服此粥能减少色素斑，延缓皮肤衰老

3. 调摄护理

（1）避免日晒，尤其夏日养成出门戴帽子或撑伞，涂防晒霜、防晒油的习惯，尽量避免在阳光下工作、游泳、旅游。

（2）起居规律，生活稳定，情绪平和。

（3）多吃富含维生素 C 的果蔬，如橘子、山楂、柠檬、西红柿；富含维生素 E 的果蔬，如卷心菜、花菜、芝麻等。饮食应清淡。

（4）积极治疗原发病症。

（5）面部切忌涂抹含有激素的药膏。

（6）治疗应有耐心。

（四）白癜风

白癜风，中医称为"白驳风"，是一种常见的，以局部色素脱失为特征的皮肤病。其主要临床表现为，皮肤突然出现白斑，边缘境界清楚，白斑大小不等，形状各异，数目不定。以面、颈、手背多见，往往呈对称性分布。白斑对光较敏感，曝晒后出现潮红。无自觉症状，不易治愈。

1. 病因病机

（1）六淫侵袭　风邪挟热、寒、湿侵袭于肌表，肺气不宣，郁于经络遂成白斑。

（2）七情内伤　七情内伤，气血失和，复感风邪，聚于肌肤造成白斑。

（3）瘀血阻滞　这是本病局部的直接病变基础。外伤或情志引起者多与此直接相关。

（4）肝肾不足　肝肾不足，阴虚火旺，火燥相结于肌肤；或肾阳不足，失于温阳；或久病及肾，精血不足，失于濡养。

西医认为本病原因不明，与遗传有关，部分患者有家族史。有人可伴有甲状腺功能亢进、肾上腺皮质功能减退、恶性贫血、糖尿病、肝炎、斑秃等，也有人认为是由于黑素细胞酪氨酸酶或其他氧化酶受到干扰的一种自身免疫性疾病。

2. 辨证施治

（1）内治法

①风燥证：白斑光亮，上半身头面多见，或泛发于全身，发病快，病情进展快，以青壮年居多，舌红少苔，脉洪数。治宜散风润燥。方用二至丸加丹参、黑芝麻、防风、何首乌等。

②湿热证：白斑呈淡褐色或粉红色，多发生在颜面七窍周围或颈项区域，往往夏秋进展快，冬春停滞。日晒或遇热，肤痒尤甚，舌淡红，苔薄黄，脉濡数。治宜除湿清热。方用萆薢四物汤。

③寒凝证：白斑晦暗，多在下半身或四肢末端，病情进展缓慢，以中老年人居多，舌质淡，苔薄白，脉沉。治宜散寒通络。方用阳和汤与消风散化裁。

④肝郁证：白斑淡红，多数局限于一处或者泛发全身，病程的进展常和情绪波动有关，以女性居多，可伴有月经不调，舌质瘀暗，苔少，脉弦数。治宜疏肝解郁，活血通络。方用疏肝活血祛风方加减。

⑤肾虚证：白斑如瓷，分布无规律，病情的进展和劳倦相关，以男性为主，常伴有阳痿、肢倦、头昏等，舌质淡、苔少、脉细弱。治宜补益肝肾。方用五子衍宗丸加减。

（2）外治法　可用外涂中药酊剂治疗。如可用白斑酊（制法：赤霉素1g，补骨脂200g，白鲜皮、骨碎补各100g，白蒺藜50g，斑蝥10g，菟丝子150g，二甲基亚砜430ml，75%乙醇适量。先将以上中药粉碎，加75%乙醇适量，浸泡7天，加压过滤，得棕色药液，若收回药液不足570ml，则加入75%乙醇至570ml，再加入赤霉素1g，二甲基亚砜适量，充分混合而成。）每日外涂1~3次，酌情配合日晒。也可用25%补骨脂酊外涂患处，配合远红外治疗仪照射。

3. 调摄护理

（1）避免滥涂药物，以防损伤肤表，尤其面部，更宜慎重。

（2）适当增加日晒，可增加疗效，促进恢复。

（3）要有耐心，治疗时间必须足够长。色素开始恢复平均在治疗3周以后，须持续治疗3个月或更长时间。

（4）注意调节患者的免疫功能，培补正气。

（五）痤疮

本病中医称为"肺风粉刺"，是一种主要发生于颜面部，以粉刺、丘疹为主要表现的毛囊皮脂腺慢性炎症性疾患。患者以青年男女居多，部分病情较重时，还会出现脓疱、结节、囊肿、脓肿和萎缩性瘢痕。部分随年龄增大，有自愈或减轻倾向。

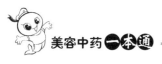
1. 病因病机

（1）血热证　青年人发育旺盛。血气方刚，体质偏于血热，或过食辛辣燥热，或五志化火亦可成为血热之证。血热外壅，气血郁滞因而发病。

（2）肺胃积热　多和长期不良的饮食习惯有关，譬如嗜食辛辣肥甘酒醴，中焦渐失运化，热郁上熏。

（3）气血凝滞　多由于皮肤护理不善，譬如皮肤不洁，尘埃附着；大汗之时，冷水洗面或冷风吹面，可使气血凝结于肌肤，遂生累累丘疹或粉刺。

（4）血瘀痰结　病情旷日不愈，痰瘀互结，致使皮疹扩大或出现结节、囊肿，相连而生。

除此之外，素体肾阳不足，阴阳失调，相火过旺也是发病的体质基础。

西医多认为与体内雄性激素水平增高或对雄性激素敏感有关。雄激素可使皮脂腺肥大，皮脂分泌增多，郁积于毛囊内形成脂栓，即粉刺。在厌氧环境下，原存于毛囊内的痤疮棒状杆菌大量繁殖并产生大量溶脂酶，分解皮脂中的三磷酸甘油酯，产生出游离脂肪酸，刺激毛囊引起炎症。以后毛囊壁损伤破坏，淤积的皮脂进入真皮，引起毛囊周围炎症，形成黑头粉刺、结节、脓疖、囊肿、脓肿等基本损害。遗传、内分泌紊乱、多糖多脂及刺激性饮食、高温气候及某些化学因素对本病的发生发展也有一定作用。

2. 辨证施治

（1）内治法

①肺热证：粉刺、红色丘疹，又少许小脓疱，彼此混杂而生，额头较多，病程较短，舌红，苔薄黄，脉数。治宜清肺凉血。方用枇杷清肺饮加减。热盛伤阴者，可用清热养阴丸。

②湿热证：皮肤油腻感颇重，丘疹、脓疱、小结节较多，丛生于面颊、下颌等部位。治宜清热化湿散结。方用平胃散加浙贝、白花蛇舌草、桔梗、夏枯草等。

③热毒证：颜面发热发红，脓疱、结节较多，时有少量黄脓液外溢。治宜清热解毒。方用五味消毒饮加减。

④血瘀证：痤疮日久不愈，面部反复出现大小不一的结节、囊肿和瘢痕，疮面紫暗。治宜活血破瘀散结。方用大黄䗪虫丸加减。

⑤冲任失调证：女性多见，痤疮日久，反复发作，以两颊为主，皮疹炎症不明显，肤色暗淡或㿠白，可有色素沉着，带下绵绵量多，四肢倦怠，月经不调。治宜健脾祛湿，清热活血。方用加味完带汤。

加减法：一般情况下，青年痤疮的各证型都可考虑加入二至丸，以调理阴阳；女性患者，有月经不调者可考虑逍遥丸。颜面发红，日久难退者，加鸡冠花、玫瑰花、炒槐花、生石膏、寒水石。脓肿胀痛较重可加蒲公英、紫花地丁、虎杖。囊肿结节为主者，加用黄药子、土贝母、皂刺、昆布。皮肤油腻感重加五味子、茵陈、虎杖。

（2）外治法　可用外敷法治疗。湿敷洁面法：①清热解毒类，槐花、蒲公英、山豆根、菟丝子、拳参、大青叶等；②消肿散结类，芒硝、马齿苋、芫花、凌霄花、陈皮等；③减轻皮脂类，芦荟、地榆、虎杖、山楂、荷叶；④减轻色素类，僵蚕、杏仁、天冬、冬瓜仁、白蔹、食醋、白扁豆衣等。按需要取上药若干，加水用小火煮沸取药汁，临睡前用纱布6~8层，蘸药汁呈饱和度，湿敷在面部（留出眼、鼻、口），持续30分钟，长期使用，消痤嫩肤效果尤佳。也可用舌丹霜、颠倒散、四黄洗剂等外擦患处，适用于初、中期痤疮炎症明显者。还可用玉容散面膜综合护理或取大黄䗪虫丸用凉茶水（花茶最好）调成糊状，外敷于整个皮损表面。30分钟后，温水洗去，每日2次，30天为一个疗程。适用于以囊肿、结节为主者。

3. 调摄护理

（1）饮食宜忌：忌肥甘辛辣之品，宜饮食清淡。

①慎食食品：腊制食品，如乳酪、火腿、香肠、腊肉、巧克力等；含脂肪多的食品，如牛油、全脂牛奶、肥牛肉、肥猪肉、腌鱼、香肠、油煎食品等；含糖分多的食品，如面包、米饭、点心、糖果等；辛味佐料或饮料，如芥末、辣椒、胡椒、酒类等；其他，如水生贝壳类动物、坚果、咖啡、冰淇淋等。

②宜食食品：改善血液微循环的食物，如麦芽、鲜酵母、山楂、香菇、芹菜、黑木耳等；增强皮肤抵抗力的食物，如动物的肝脏、冬菇、百合、薏苡仁等；减轻皮肤油腻的食物，各类新鲜果汁、萝卜、青菜、番茄、胡萝卜、绿茶、黄瓜等；有一定抗感染作用的食物，如冬瓜、丝瓜、绿豆、赤小豆、苦瓜等。

（2）克服用手去挤压痤疮的不良习惯，因为这样可使毛囊内容物挤入周围的表皮中，使本来没有炎症或炎症很轻的皮疹加重，进而转变为毁坏面容的瘢痕疙瘩。

（3）高温潮湿的环境以及剧烈运动，促使皮脂腺分泌增加，炎症性痤疮也会明显加剧。因此，当痤疮病情处于进展阶段，炎症明显，脓疱较多时，建议停止足球、篮球、跑步等运动，同时采用含有硫黄、甲酚皂液（来苏儿）、含苯酚成分的香皂，清洗皮肤，保持清洁。

（4）保证充分睡眠，情绪宜平稳。运动热身之后，不宜冷风吹面、冷水洗面。平素宜用温水清洗面部，不宜用油性化妆品。

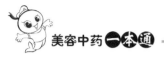

（六）酒糟鼻

酒糟鼻是以鼻部潮红、肿胀和伴有毛细血管扩张为特征的炎症性皮肤病。男女均可发生，但以男性病情较重。临床表现为三期：早期鼻头或鼻部周围的颜面皮肤出现小片状或弥漫性潮红，同时伴有毛细血管扩张和皮脂溢出过多，亦称红斑期；继之在红斑的基础上出现红色丘疹、小脓疱、为丘疹期；后期形成大小不一的结节和凹凸不平的肥大增生，叫鼻赘期。自觉灼热、胀痛不适或痒痛，对容貌影响较大。

1. 病因病机

（1）肺经血热　肺经素热，血热入肺窍，又遇风寒外束，瘀而使鼻渐红。

（2）脾胃积热　脾胃素热或长期嗜食肥甘辛辣燥热之食品，中焦热蕴，循经上蒸鼻窍而发红。

（3）寒凝血瘀　风寒客于皮肤，或用冷水洗面，以致血瘀凝滞，鼻部先红后紫，久则黯红。

现代医学认为本病和饮食失调关系密切，致肠胃功能紊乱，冷热不均，以及过食辛辣刺激性饮食，可使面部血管运动神经功能失调，毛细血管长期扩张导致本病。约有75%～95%的患者可以在皮损部位找到螨虫，认为毛囊虫感染也可作为本病的重要发病因素。此外，内分泌功能失调（尤其绝经期）、情绪激动、高温或寒冷、情绪激动及精神紧张等均与本病的发生有关。

2. 辨证施治

（1）内治法

①肺胃积热证：鼻区皮肤发红，毛细血管扩张，弥漫性红斑，油腻，遇热更红，灼热不适，可伴有便秘、口干渴，舌红苔黄脉数。治宜倾泻肺胃积热。方用枇杷清肺饮合泻白散化裁。

②热毒壅盛证：发病中期，鼻部转为深红色，在红斑上有较多的红色丘疹、小脓疱，灼热肿胀明显，皮损炎症较早期明显加重。治宜清热解毒凉血。方用五味消毒饮加减。

③血瘀凝滞证：鼻部暗红或紫红，逐渐肥厚增大，或者结节增生如瘤状，终至累赘，全身症状常不明显。治宜活血化瘀散结。方用大黄䗪虫丸或通窍活血汤加减。

（2）外治法　主要用外涂、外敷法治疗。如玉容粉倒面膜综合护理；或用颠倒散加入少许蜂蜜调成糊状，外涂患处；也可用三黄洗剂100ml加入氯霉素片2g，甲硝唑片2g，均匀外涂患处，每日2次。

3. 调摄护理

同痤疮。

（七）扁平疣

本病是好发于面部、手背以扁平丘疹为特征的病毒感染性皮肤病，中医称为扁瘊。患者多为青年，尤以青春期前后的少女更为常见。皮疹处起如芝麻大小，呈扁平，淡褐色，界限明显，少则十数个，多则可上百个。自觉微痒，用手搔抓则会使疣体扩散，列排成患。本病有自愈趋势，若发现疣突然增多、发痒、色红、鼓起，表明不久即可脱落。

1. 病因病机

肝经瘀热，气血不和，复感风热之毒，蕴结于肌肤。

西医认为本病因感染人类乳头瘤病毒所致。

2. 辨证施治

（1）内治法　症状如前所述。治宜清热疏肝活血。方用紫蓝方加减。

（2）外治法　主要采用外洗、外涂法治疗。如可用上述中药第二次煎液外洗，每日 2～3 次。或用鸦胆子油少许，点涂皮疹，切勿沾及四周健康皮肤。也可用五妙水仙膏点涂皮疹。

3. 调摄护理

（1）皮疹不宜搔抓和洗烫，以免扩散。

（2）选用各种疗法时，应坚持疗程。

（3）局部用药尤其是剥脱性、腐蚀性药物需仔细操作，以免损伤健康皮肤

三、四肢躯体损美性疾病

（一）腋臭

腋臭，中医称狐臭、体气。本病多见于青壮年男女，尤其是女性。腋窝散发出特殊的刺鼻臭味，天热、出汗多、衣服单薄或运动后臭味特别明显，少数患者除腋窝外，外阴、乳晕、足底等处也散发同样臭味。腋臭患者多伴有多汗和油耳。

1. 病因病机

（1）先天禀赋　由受禀未形之初，父母遗传，腋下积秽浊之气，熏蒸于外。

（2）湿热内蕴　过食辛辣肥甘、香浓厚腻之品，或者天暑衣厚，久不洗浴，使津液不能循行畅达，以致湿热污垢熏蒸体外。

西医认为本病和遗传相关。在遗传的基础上，患者腋窝大汗腺排泄的汗液中的有机物受到皮肤表面细菌（尤其是葡萄球菌）的分解，产生挥发性的不饱和脂肪酸而散发出气味。大汗腺受内分泌影响。故青春期开始活动、发

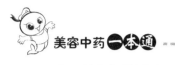

病，壮年期最严重，至老年逐渐减轻或消失。

2. 辨证施治

本病患者一般身体健壮，故应以外治为主。

（1）内治法

①秽浊内蕴证：常有家族遗传史，多在青春期开始发病。腋下、乳晕、脐周、外阴、腹股沟可散发臭味，盛夏或剧烈运动后尤其难闻，汗出色黄，耳道盯聍油腻稀软，舌脉一如常人。治宜芳香避讳增香。方用聚香丸或透顶香。

②湿热熏蒸证：可无家族史。腋下多黄汗，狐臭较轻微，经沐浴可明显减轻，皮肤油腻粗糙，舌红苔黄腻，脉滑数。治宜清热利湿解毒。方用甘露消毒丹加减。

③阴虚内热证：常于运动后腋下发臭，五心多汗，手足心热，心烦口干，常失眠多梦，小便短黄，舌红少苔，脉细数。治宜清热养阴敛汗。方用生地麦冬饮加减。

（2）外治法

①外涂、洗：汗多明显者用干葛洗剂外洗。或用腋臭散外扑或用油调敷。也可用雄黄、石膏各250g，枯矾500g，丁香20g，研成细末，每天早晚扑撒局部。

②枯痔液局部注射疗法：患者仰卧，手臂上举，腋窝处常规消毒，将枯痔液14ml加0.5%普鲁卡因稀释至20ml，注射于每侧腋毛分布区域的浅层皮下，并用无菌纱布轻柔1~2分钟，使药液均匀分布。每次每侧注射药液10ml。

3. 调摄护理

（1）少吃或不吃辛辣刺激性食品如蒜、葱、姜、咖喱、芥末、胡椒等，戒除烟酒。

（2）每天沐浴，保持皮肤清洁干爽。夏天或运动后，应多次沐浴冲洗。

（二）手足皲裂

手足皲裂中医称之为皲裂疮、裂口疮。表现为手掌、足跖部皮肤增厚、干燥粗糙，甚至皲裂、出血，疼痛等。其中拇指、食指突出部位、足跟及两侧最为多发。本病好发于冬季，成人发病率较高。

1. 病因病机

内因多责于血枯不荣；外因是触冒风寒，又有外力的摩擦、压力、浸渍，以致血脉阻滞，肤失濡养，燥胜枯槁而成。西医认为本病因气候寒冷，汗腺分泌减少，同时由于各种物理性、化学性、生物性等因素刺激、摩擦，使手掌、足趾等部位皮肤变干燥，弹性下降而易产生皲裂。此外，鱼鳞病，手足癣、慢性湿疹，掌跖角化等病均可使皲裂发生或发展。

2. 辨证施治

（1）内治法　本病一般不需内服药，但血虚化燥明显者可内服归脾丸合八珍汤化裁。

（2）外治法　用陈皮葱白煎汁，趁热浸泡患处，持续 10～15 分钟，拭干，外擦大枫子油等。或用大枫子 20g，陈皮 10g，黄精 15g，地榆 15g，威灵仙 20g，金毛狗脊 20g，红花 10g，煎水温泡，每日 1 次。也可视病情分别选用伤湿止痛膏、橡皮膏、太乙膏、白及硬膏等，外贴。

3. 调摄护理

（1）加强个人防护，平时少用洗衣粉、肥皂洗手，也应减少洗手次数。入冬应用温水浸泡手足，及时外涂防裂油之类。尤其在寒冬季节外出，应搽油、戴手套。

（2）因职业关系而引起的皲裂，应加强劳动保护，尽可能避免手足直接接触水泥、石灰、碱性物质或粗糙、干燥、吸水、脱脂的物理性或化学性刺激，病情严重者可考虑更换工作。

四、内科常见损美性疾病

（一）单纯性肥胖

当进食热量多于人体消耗量而以脂肪的形式储存于体内，使体重超过标准体重 20% 者为肥胖，超过 10% 为超重。若按体重质量指数计算，则超过 24，不论男女均属肥胖。

$$成人标准体重 = \left[身高(cm) - 100\right] \times 0.9$$

$$体重质量指数 = \frac{体重(kg)}{\left[身高(m)\right]^2}$$

1. 病因病机

（1）脾胃积热，食量过大或喜食肥甘，遂使湿热内生，壅滞肌肤使人肥胖。

（2）久坐少气，好坐好静，脾胃呆滞，运化失司，化生痰浊，留滞于经络、脏腑、肌肤而生为肥胖。

（3）七情失调、紧张、压抑、焦虑等持续不解，致五志化火，使胃热食欲亢进。

（4）肾气不足　中老年人，肾气亏乏，代谢滞缓，易生痰、浊、瘀。

（5）体质遗传　肥胖患者多有家族史。或素体脾胃亢进健运，或素体代谢不畅、易生痰、湿、瘀血。除此之外，也和家族长期形成的饮食习惯有关。

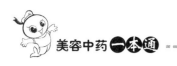

肥胖症是在正虚的（脾虚、肾虚）基础上，因生活安逸、进食过多、心情舒畅、好做好静，进而化生痰、浊、瘀，诱发或增加肥胖，是本虚标实之证。

西医认为单纯性肥胖应为无明显内分泌、代谢病因可寻者，根据发病年龄及脂肪组织病理又可分为两型。①体质性肥胖：有肥胖家族史；自幼肥胖；全身性肥胖，脂肪细胞增生肥大；限制饮食及加强运动疗效差，对胰岛素较不敏感。②获得性肥胖：起病于 20～25 岁，由于营养过度及遗传因素而肥胖；以四肢肥胖为主，脂肪细胞单纯肥大而无增生；饮食控制和加强运动疗效较好，胰岛素敏感性经治疗可恢复正常。

2. 辨证施治

（1）内治法

①脾虚湿盛证：肥胖，水肿，疲乏无力，四肢困重，尿少，腹部松软，月经量少，白带量多，中年妇女多见，舌质淡红，舌苔淡红，舌苔薄腻，脉沉细。治宜益气健脾，利水消肿。方用防己黄芪汤合二陈汤化裁。

②脾胃积热证：体壮肥硕，消谷善饥，面色红润，精神饱满，但性情急躁，口干舌燥，大便干结，小便黄赤，易于上火，口舌生疮，多见于青年男女。治宜清胃通腑，凉血润肠。方用防风通圣丸加减。

③气滞血瘀证：肥胖，时胸痛胁胀，烦躁易怒，食欲亢进，月经不调或经闭，大便偏干，失眠多梦，头痛，舌质暗淡，有瘀斑或瘀点，脉涩。治宜疏肝理气，活血化瘀。方宜丹栀逍遥散加减。

④阴虚内热证：肥胖，不耐操劳，五心烦热，心烦失眠多梦，腰膝酸软，头晕耳鸣，舌红、苔薄、少，脉细数。治宜滋阴降火补肾。方用知柏地黄丸加减。

⑤脾肾阳虚证：形体肥胖，臃肿，肌肉松软下坠，面色㿠白，形寒畏冷，精神疲惫，腰膝冷痛，白带清稀，宫寒不孕，舌质胖嫩，苔润，脉沉细。治宜温肾健脾壮阳。方用右归丸合防己黄芪汤加减。

⑥脾肺气虚证：体态肥胖，面色㿠白，食欲不振，气短懒言，疲乏无力，头晕易汗，大便稀溏，下肢水肿、舌淡胖苔白，脉沉缓。或兼有心悸，失眠等心气不足的症状，或兼有腰酸肢冷等肾阳虚的症状。治宜补益肺气。方宜四君子汤合补肺汤，药用人参、熟地、五味子、桑白皮、白术、茯苓、黄芪、甘草等。

（2）饮食疗法

①脾胃湿盛证

茯苓茶：茯苓5g，陈皮2g。将茯苓、陈皮先煎20分钟，再冲泡茶叶5分钟后代茶频饮。

薏米赤豆粥：薏米 50g，赤小豆 50g，泽泻 10g。将泽泻先煎取汁，用汁与赤小豆、薏米同煮为粥。

辟谷仙方：黑豆 375g，火麻仁 225g，糯米 500g。黑豆洗净后，蒸 3 遍，晒干去皮。火麻仁浸汤一夜，滤出晒干，去皮淘洗 3 遍，捣碎，伴黑豆为末，如糯米粥合成团如拳头大，蒸 3 ~ 5 小时后，停火冷却 5 小时，再取出，放于瓷器内贮存，不令风干，半饱为度，一日服 1 团。

②脾胃积热证

竹叶石膏粥：淡竹叶 30g，生石膏 30g，粳米 100g，银花 15g，生军 3g。生石膏先煮 25 分钟，下淡竹叶、金银花同煮约 15 分钟，生军煎 1 ~ 2 分钟，细筛滤汁，与粳米同煮至熟。

炒魔芋：魔芋 100g，调料适量。魔芋和调料入油锅中，翻炒后出勺即可。

罗布麻芹菜：芹菜叶 200g，罗布麻 5g。将芹菜叶洗净冲烫，罗布麻煎叶少许，合之凉拌并调味即可。

③气滞血瘀证

山楂根茶：山楂根（粗末）、茶树根（粗末）、茵陈、玉米须（切碎）各 10g。如无前两味，以山楂、茶叶取代亦可。共煎水代茶频饮。

降脂饮：枸杞子 10g，首乌 15g，草决明 15g，山楂 15g，丹参 20g。诸味文火水煎，取汁约 1500ml，储于保温瓶中，代茶频饮。

玫瑰茉莉茶：玫瑰花、茉莉花各 6g，菊花 6g，青茶 10g。沸水冲泡，代茶饮。

④阴虚内热证

决明子粥：决明子 10 ~ 15g，白菊花 10g，泽泻 10g，粳米 100g，冰糖少许。先将决明子放入锅内，炒至微有香气时取出，待冷却后与白菊花、泽泻同煮取汁去渣，放入淘洗干净的粳米，将熟时加入少许冰糖，煮沸即可。每日服食 1 次，7 天为 1 个疗程。

枸杞粥：枸杞子 30g，制首乌 30g，桑椹 30g，粳米 100g。将首乌、桑椹同煎取汁去渣，将枸杞子、粳米淘洗干净，放入汁中煮成粥。

爆炒三鲜：芹菜 250g，玉米笋 150g，香菇 20g（干品）。植物油、食盐、调料各适量。先将香菇泡好，芹菜摘洗净，切成段与玉米笋一同入锅，以植物油爆炒，待熟时加上调料，翻炒几次即可。

⑤脾肾阳虚证

芡实粥：芡实 10g，苡仁 10g，淮山药 10g，粳米 50g。淘洗干净，同煮为粥。

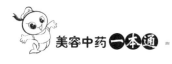

参芪鸡丝冬瓜汤：鸡脯肉 200g 切丝，党参、黄芪各 3g，同放在砂锅内，加水 500g，以小火炖至八成熟，入冬瓜片 200g，加盐、黄酒、味精适量，冬瓜熟透即可。

麻辣羊肉炒葱头：素油 50g，放锅中烧热，加花椒、辣椒少许，炸焦后捞出，再放入瘦羊肉丝 200g，姜丝 10g，葱头 100g 炒，加盐、味精、醋、黄酒适量，熟透收汁，即可出锅。

3. 调摄护理

（1）控制饮食，遵循低热量、低糖、低脂肪的饮食原则。

（2）合理的饮食结构：蛋白质摄入量每日每千克标准体重不宜少于 1g。所食脂肪选不饱和脂肪酸为主和胆固醇含量低者。忌食猪油、牛油、肥肉等。减少食盐的摄取量以减轻心肾负担和肥胖者常伴有的水钠潴留。适当增加植物粗纤维食物，如麦麸、海藻多糖、果胶等。

（3）提倡戒烟、戒啤酒，少饮白酒与果酒。限制零食，规律用餐。尤其晚餐切忌饮食过量，因夜晚阳气渐弱，经络气机运行减缓，易致水谷停留，内生痰湿。

（4）饮食以清淡为主，甜、咸、辛、酸均可刺激食欲，甜味还易助痰生湿，而清淡食物不刺激食欲并可利尿，通便。

（5）增加运动量，促进食物消化和热量消耗。

（6）推荐日常有益减肥的食品和药物如下，可视具体情况选用。偏于健脾利湿的有：茯苓、芡实、薏苡仁、淮山药、玉米须、萝卜、赤小豆、泽泻、黑豆、冬瓜；偏于行气活血化瘀的有：山楂、玫瑰花、丹参、罗布麻、三七；偏于清热泻火的有：竹叶、石膏、雪梨、兔肉、芹菜、马蹄、海蜇、西瓜、冬瓜、黄瓜。

（二）失眠

失眠是指经常不能获得正常睡眠为特征的一种病症。失眠使人显得神气不足，面带倦意，形容憔悴，目光暗淡，易生黑眼圈，对形神的美容影响很大。

1. 病因病机

（1）思虑太过，劳伤心脾。多见于脑力劳动者。

（2）心肾不交，水火不济。和体质差、久病、五志过极有关。

（3）阴虚火旺，肝阳上扰，神不安宁。

（4）心胆素虚，易惊善恐，情绪紧张，终日惕惕而不寐。

（5）胃气不和，宿食停滞，痰热上扰。

2. 辨证施治

（1）内治法

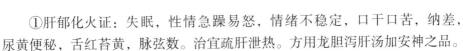

①肝郁化火证：失眠，性情急躁易怒，情绪不稳定，口干口苦，纳差，尿黄便秘，舌红苔黄，脉弦数。治宜疏肝泄热。方用龙胆泻肝汤加安神之品。

②痰热内扰证：失眠，头昏重，胸闷，心烦口苦，稍食即饱胀，舌苔黄腻，脉滑数。治宜化痰清热，和胃安神。方用温胆汤加减。

③阴虚火旺证：心烦失眠多梦，形体较瘦，皮肤油腻或干燥，脱发，黑眼圈，头晕耳鸣，五心烦热，腰膝酸软，舌红少苔，脉细数。治宜滋阴降火安神。方用知柏地黄汤合黄连阿胶汤化裁。心肾不交明显配交泰丸。

④心脾两虚证：多梦易醒，睡眠质量差，形容憔悴，面色无华，口唇色淡，精神疲惫，心悸健忘，纳食无味，四肢倦怠，舌淡苔薄，脉细弱。治宜补益心脾。方用归脾汤加减。

⑤心胆气虚证：失眠多梦，易于惊醒，遇事善惊，面色㿠白，目光畏缩，胆小怕事，易于倦怠，小便清长，舌淡，脉细弦。治宜益气安神定志。方用安神定志丸合酸枣仁汤化裁。

（2）饮食疗法

①肝郁化热证

佛香梨：佛手5g，制香附5g，菊花4g，梨2个。将佛手、香附研末，菊花切碎。梨去皮，切开挖空，各放入一半药末，合上，放入锅中大火蒸10分钟，即可食用。

三花糖水：茉莉花3g，玫瑰花3g，菊花3g，白糖适量。用沸水冲泡三花加白糖，频频饮用。

②痰热内扰证

竹沥贝蔻饮：新鲜苦竹1m长者10余根，白豆蔻3g，川贝母20g，冰糖20g。先将苦竹放在灶火上燃烧，将燃烧部位提高，竹沥始能顺着竹节下流，装瓶备用。将白豆蔻、川母贝、冰糖煎水，再滴入竹沥10余滴，候凉饮用。若放冰箱冷服，效果更佳。

雪羹汤：海蜇（或海蜇皮）30g，荸荠60g。加水适量同煮，数沸之后即成，食荸荠并饮汤。

③阴虚火旺证

枣竹灯心粥：枣仁20g，玉竹20g，灯心草6g，糯米200g。先将枣仁、玉竹、灯心草用纱布包扎，放入锅中，与糯米同煮成粥，捞出纱布包，即可食用。

安神梨：雪梨2个，炒枣仁10g，冰糖15g。雪梨洗干净，再靠近蒂把处用刀切下，将核挖出，拓展梨核四周，分别把枣仁、冰糖放入，将切下的梨盖合上，牙签插入使之牢固，放在碗中上笼蒸熟为度，尽食之。

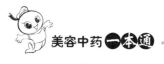

④心脾两虚证

龙眼莲子羹：龙眼肉 20g，莲子 20g，百合 20g，冰糖 20g。先用开水浸泡莲子，脱去薄皮；百合洗净，开水浸泡。将龙眼肉（去核）、莲子、百合、冰糖放入大碗中，加足水，上笼蒸透，即可食用。

龙眼枣仁饮：龙眼肉 10g，炒枣仁 10g，芡实 12g。3 物合煮成汁，其味甘酸适口。

⑤心胆气虚证

猪心朱砂肉，猪心洗净，开一口，将洗干净的枣仁、朱砂用清洁纱布包好，放入猪心，撒上葱、姜、放入笼中大火猛蒸 2 小时。猪心熟透，放入盐及味精，弃去纱布包，即可食用。

莲子牡蛎芦根汤：莲子 30g，生牡蛎 20g，芦根 30g，白糖 1 匙。将生牡蛎、芦根入锅中，煎汁 1 大碗去渣，同莲子入锅中，加水适量煮汤，调入白糖，稍炖即可，每日 1 剂，连用 7～10 天。

3. 调摄护理

（1）调理情志，疏导情绪，消除焦虑、不安、恐惧感，保持情绪平稳。

（2）适当加强体育锻炼及体力劳动，畅达血脉，促进代谢，对于实证不寐尤为重要。

（3）睡前要做到不看令人兴奋的电视节目、不多谈话、不看引人入胜的书籍、不喝咖啡及茶，不抽烟。

（4）饮食求阴阳平衡，切勿使用大辛大热，大寒大凉的食物。以不耗气、不动火、性味平和的食物为宜。

（三）便秘

便秘是大便秘结不通，排便时间延长，或欲大便而艰涩不畅的一种病症。长期便秘，腑气不通，浊气上泛，代谢滞缓，这些是引起精神不振、皮肤粗糙、面色不华、痤疮、肥胖等损美性改变的常见原因。

1. 病因病机

（1）素体阳盛，胃肠积热　津液逐渐耗伤，肠道失润。
（2）情志失和，气机郁滞　致通降失常，糟粕内停。
（3）气血不足，下元亏虚　劳倦饮食内伤或病后、产后、年高体弱。气虚则无力推动，血虚阴虚则肠燥便秘；阳虚则肠道失于温润。

2. 辨证施治

（1）内治法

①热秘：大便干结，小便短赤，面色发红，皮肤油腻粗糙，易生痤疮，形体肥壮，或兼有腹胀腹痛，口干口臭，舌红苔黄或黄燥，脉滑数。治宜清

热通便，方用防风通圣丸合麻子仁丸化裁。

②气秘：大便秘结，欲便不能，嗳气频作，胸胁胀满，纳差，情志不畅，舌苔薄腻，脉弦。治宜顺气导滞，方用六磨汤加减。

③气虚便秘：大便不干硬，甚或稀软，但排便无力，排出困难，便后疲乏，面色㿠白，自汗，神疲，倦怠，瘦弱，舌淡嫩，苔薄，脉虚。治宜益气润肠。方用补中益气汤加枳壳、麻子仁等。

④血虚便秘：大便干结，面色萎黄，口唇色淡，头晕心悸，舌淡脉细。治宜养血润燥。方用《尊生》润肠丸加减。

⑤阴虚便秘：大便干结，状如羊屎，形体消瘦，皮肤干燥，失眠，黑眼圈，五心烦热，腰膝酸软，头晕耳鸣，舌红少苔脉细数，治宜润肠通便。方用六味地黄丸合增液汤化裁。

⑥阳虚便秘：多见于老年人，大便秘结，形体消瘦，神疲不振，腰膝酸软，肌肤欠润。治宜温润通便。方用右归丸合济川煎化裁。

（2）饮食疗法

①热秘

番泻鸡蛋汤：番泻叶5g，鸡蛋1个，菠萝少许，食盐、味精适量。鸡蛋打入碗内搅散备用。番泻叶水煎去渣留汁，倒入鸡蛋，加菠萝、调料等，煮沸即成。

决明茄子：决明子10g，茄子2个，食盐、酱油、豆油、味精适量。决明子水煎取汁。茄子油炒，放入药汁及适量佐料炖熟食之。

②气秘

香槟粥：木香5g，槟榔5g，粳米100g，冰糖适量。木香、槟榔水煎去渣取汁，入粳米煮熟粥，将熟加入白糖适量。

枳实萝卜：枳实10g，萝卜、虾米、油、葱、姜、盐适量。水煎枳实取汁备用。萝卜切块，油煸炸，加虾米，浇药汁适量，煨至极烂，加葱、姜丝、盐适量即可。

③气虚便秘

黄芪苏麻粥：黄芪10g，苏子50g，麻子仁50g，粳米250g。将前3味洗净，烘干，打成细末，倒入300ml温水，用力搅匀，待粗粒下沉时，取上层药汁备用。洗净粳米，以药汁煮汁。

人参黑芝麻饮：人参5～10g，黑芝麻15g，白糖适量。黑芝麻捣烂备用。水煎人参，去渣留汁，加入黑芝麻及适量白糖，煮沸即可。

④血虚便秘

何首乌煲鸡蛋：何首乌50g，鸡蛋2个。将何首乌与鸡蛋加水同煮，鸡蛋

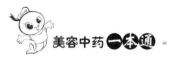

熟后，去壳取蛋再煮片刻，吃蛋饮汤。

当归柏仁粥：当归 20g，柏子仁 15g，粳米 100g，冰糖适量。将当归、柏子仁洗净，锅内放水 1 碗，文火煎至半碗，去渣取汁备用。洗净粳米，加水适量和药汁同入锅煮粥。先用大火煮沸，改用文火熬至粥熟，加冰糖适量继续煎汁粥黏稠为度。

⑤阴虚便秘

生地香蕉：生地 20g，香蕉 2 只，冰糖适量。水煎生地去渣留汁，入去皮香蕉和冰糖同煮。

桑椹地黄膏：桑椹 500g，生地黄 200g，蜂蜜适量。桑椹、生地洗净，加水适量煎煮。每 30 分钟取煎液 1 次，加水再煎，共取煎液 2 次，合并煎液，再以小火煎熬浓缩，至较黏稠时，加蜂蜜 1 倍，至沸停火，待冷装瓶备用。每次 1 汤匙，沸水冲化，日服 2 次。

⑥阳虚便秘

胡桃仁粥：胡桃仁 15g，粳米 100g。将胡桃仁同粳米入锅中煮粥。

锁阳红糖饮：锁阳 15g，红糖适量。水煎锁阳，去渣留汁，加红糖适量饮服。

土豆苁蓉蜜：鲜土豆 1000g，肉苁蓉 20g，蜂蜜适量。苁蓉水煎取汁，土豆洗净切碎。榨汁。二汁兑入锅中，煎熬浓缩至黏稠为止。加入蜂蜜 1 倍量，至沸停火，待冷装瓶备用。每次 1 汤匙，空腹饮之，日服 2 次。

（3）外治法 主要用敷贴法治疗。

敷气海穴法：大田螺 3 个捣烂，加盐少许，敷贴脐下气海穴。适用于热秘。

敷脐法：皮硝 9g，加水溶解，再加皂角末 1.5g，调敷脐上，适用于热秘。

3. 调摄护理

（1）勿过食辛辣厚味，忌饮酒无度。宜食清淡滑润之品，如蔬菜、水果、豆浆、麻油等。少食甘腻之品，以防滞中腻膈，助热伤津加重病情。

（2）养成定时大便的习惯。

（3）情绪要稳定，戒忧思郁怒。

（4）适当加强体育运动。

（四）虚劳

虚劳又称虚损。它是中医学中把以阴阳、气血、脏腑虚损为主要表现的一类慢性虚衰性疾病。

1. 病因病机

虚劳多因禀赋薄弱，或烦劳过度，损及五脏，或饮食不节，损伤脾胃，或大病久病，失于调理所致。以上各种病因，或是因虚致病，因病成劳，或是以病致虚，久虚不复成劳，常是多种疾病误治失治和病后失于调理的转归，原发性者很少。其病理性质，主要为气、血、阴、阳的亏耗。其病损部位，主要在于五脏，但以脾、肾为主要环节。

2. 临床辨证

临床辨证以气血阴阳为纲，五脏虚候为目。一般说来，病情单纯者，病变比较局限，容易辨清其气、血、阴、阳亏虚的属性和病及脏腑的所在。但由于气血同源，阴阳互根，五脏相关，所以各种原因所致的虚损往往互相影响，由一虚而渐致多虚，由一脏而累及他脏，使病情趋于复杂和严重，辨证时应加注意。

3. 辨证论治

虚劳治疗的基本原则是补益。在进行补益的同时，一是必须根据病理属性的不同，分别采取益气、养血、滋阴、温阳的治疗方药；二是要密切结合五脏病位的不同而选用方药，以增强治疗的针对性。此外，由于脾为后之本，肾为先之本，故应十分重视调整脾肾。

（1）气虚虚劳

①肺气虚：证见面色淡白，气短懒言，语声低微，体倦乏力，动则汗出，易感冒，舌质淡白，脉虚无力。治宜培土生金，补益肺气。方用四君子汤合玉屏风散化裁。

②脾气虚：证见面色萎黄，气短懒言，体倦乏力，动则汗出，形体消瘦，肌肉松软，皮肤松弛，口唇松萎失于饱满，唇色淡而无华，腹胀，纳差，便溏。舌质淡白，脉虚无力。治宜健脾益气。方用四君子汤或参苓白术散加减。

③心气虚：证见精神疲惫，心悸气短，活动时加剧，易受惊吓，面色㿠白，自汗，舌质淡白，脉虚无力。治宜益气养心。方用七福饮加减。

④肾气虚：神疲乏力，腰膝酸软，带下清稀，小便清长，舌质淡白，脉虚无力。治宜补肾益气。方用大补元煎。

（2）血虚虚劳

①心血虚：证见面色不华，口唇色淡，心悸心慌，失眠健忘，多梦，舌质淡，脉细或结代。治宜养血宁心。方用归脾汤加减。

②肝血虚：证见面色不华，口唇色淡，心虚胆怯，头晕目眩，视物不清，爪甲脆薄，缺乏光泽，肢体麻木，月经量少色淡，舌质淡，脉弦细或细涩。治宜补血养肝。方用四物汤加减。

（3）阴虚虚劳

①肺阴虚：证见皮肤干燥，毛发干枯，形体消瘦，两颧潮红，唇红口干，

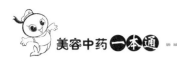

干咳、便秘，盗汗，舌质红苔少，脉细数治宜养阴润肺。方用沙参麦冬汤加减。

②心阴虚：证见两颧潮红，唇红口干，手足烦热，失眠多梦，口舌生疮，小便短赤，舌质红苔少，脉细数。治宜滋阴养心。方用天王补心丹加减。

③脾胃阴虚：不思饮食，形体消瘦，口干舌燥，大便干结，唇红，舌质红苔少，脉虚数。治宜养阴和胃。方用益胃汤加减。

④肝阴虚：证见眼目干涩，视物不清，羞明流泪，头痛耳鸣，性急易怒，两颧潮红，唇红，舌质红苔少，脉细数。治宜滋补肝阴。方用一贯煎合石斛夜光丸加减。

⑤肾阴虚：腰膝酸软，双足萎弱，眩晕耳鸣，唇红口干，午后低热，手足烦热，失眠多梦，易生黑眼圈，脱发，形体消瘦，舌质红苔少，脉细数。治宜滋补肾阴。方用左归丸加减。

（4）阳虚虚劳

①心阳虚：证见面色苍白，畏寒肢冷，自汗，喜卧懒动，心悸胸闷，舌质淡胖嫩，苔白润，脉沉迟。治宜温通心阳。方用保元汤加减。

②脾阳虚：证见面色苍白萎黄，神疲乏力，畏寒肢冷，皮肤松弛，下肢水肿，食少，腹痛泄泻，口淡吐清涎。舌质淡胖嫩，苔白润，脉沉迟。治宜温中健脾。方用小建中汤合牛乳丸化裁。

③肾阳虚：证见面色苍白，精神不振，畏寒肢冷，腰膝冷痛，阳痿遗精，小便清长，下利清谷，舌质胖有齿痕，苔白润，脉沉迟。治宜温补肾阳。方用右归丸合纯阳红妆丸化裁。

4. 饮食辨证疗法

（1）气虚虚劳

①肺气虚

人参炖乌鸡：人参 12 ~ 15g，乌鸡肉 250g（去皮骨），生姜 3 片，放入炖盅内并加清水适量，隔水炖 2 小时，加盐调味服食。

黄芪粥：黄芪 30g，粳米 50g。水煮黄芪取汁，再用汁煮米做粥，晨起空腹食之。

黄芪炖母鸡：黄芪 120g，母鸡 1 只，佐料适量。现将母鸡洗干净，再将黄芪放入母鸡腹内缝合，置锅内加水及姜葱、盐等佐料炖即可吃鸡喝汤，分 4 天服用。

②脾气虚

黄精煨肘：黄精 9g，党参 6g，红枣 5 颗，猪肘 750g，姜 15g，盐、味精各适量。将猪肘除净毛，刮洗干净；黄精切成薄片，党参切成节，同用于纱布口袋装好扎口，红枣择色红，圆润，无虫蛀者；姜洗净，拍破；以上药物和食物同放入砂锅中，加入水适量，置武火上烧沸，打去浮沫，移文火上继续煨至汁浓，猪肘熟烂为止；起锅时，除去药包，加入盐、味精，将肘、汤、红枣同时装碗即成。佐餐食用。适用于脾胃虚弱、饮食不振、肺虚咳嗽、病后体虚等症。

参枣米饭：党参10g，大枣20枚，糯米25g，白糖50g。党参、大枣洗净泡发。水煮半小时，捞出党参，枣、汤备用。糯米加水适量，煮熟成饭。将枣置于饭上，再把汤液加白糖煎成黏汁，浇于枣饭上。

山药茯苓包子：山药粉100g，茯苓粉100g，面粉200g，白糖300g。将山药粉、茯苓粉加适量水调成糊状，蒸半小时后，调面粉、白糖，发酵，调碱，以猪油、青丝、红丝少许为馅，包成包子，蒸熟即可食用。

期颐饼：生芡实米180g，生鸡内金90g，白面250g，白砂糖适量。将芡实洗干净，晒干，轧细过筛。再将鸡内金轧细过筛，置盆内，浸以滚开水，半日许，再入芡实粉、白面、白糖，合作极薄小饼，烙成焦黄色，随意食之。

③心气虚

心气虚食疗方一：黄芪15g，党参15g，瘦肉100g，红枣6个，煲汤。

心气虚食疗方二：白术15g，茯苓15g，瘦肉100g，蜜枣2个，煲汤。

葱枣汤：大红枣20枚，葱白7根（连须）。将红枣洗净后，用水泡发，葱白洗净备用。然后将红枣放入锅内，加清水适量，用武火烧沸约20分钟后，再加入葱白继续煮10分钟即可食用。

莲子茯苓糕：莲子500g，茯苓500g，麦冬500g，白糖、桂花各适量。莲子温水浸泡，去皮去芯，茯苓切成片。莲子500g，茯苓500g，麦冬共研细末，加白糖、桂花拌匀，再加清水适量调和，制成糕坯，上笼武火蒸15~20分钟即成。每日1次，早餐食用，每次100g。

④肾气虚

猪肾粥：猪肾2只，粳米50g，葱白、五香粉、姜、盐各适量。粳米淘洗干净，猪肾洗净，除去筋膜，切成颗粒状，葱白洗净，切成3cm的葱段。将诸料一起放入锅内，加清水适量，武火煮沸后，转用文火煮至米烂成粥。每日早晚各食一小碗。

一品山药：山药500g，面粉150g，核桃仁、果脯适量。山药去皮洗净，上笼蒸熟后，和面粉揉成面团，放入盘内，上摆核桃仁、果脯。上笼蒸20分钟即可食用。

（2）血虚虚劳

①心血虚

273

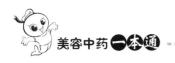

心血虚的食疗方一：当归15g，红枣6个，鸡蛋1只，红糖少许，加3碗水煮成1碗水。

心血虚的食疗方二：首乌15g，熟地15g，黄精15g，黑枣6个，乌鸡1/4只，煲汤。

桂圆莲子粥：桂圆肉15~30g，莲子15~30g（去皮、心），红枣5~10枚（去核），糯米30~60g，白糖适量。加水共煮粥如常法，食时可加白糖调味。

龙眼枣仁粥：龙眼肉10g，炒枣仁10g，芡实12g，三物合煮成汁，不拘时饮之。

②肝血虚

当归生姜羊肉汤：当归30g，羊肉250g，生姜15g，加适量水煮至羊肉烂熟为止，加盐调味吃肉饮汤。

当归肝：当归10g，猪肝60g。当归与肝同煮，肝熟后，作正餐菜食。

糯米阿胶粥：阿胶炒碎令黄为末，糯米煮粥如常法，临熟，下阿胶末搅匀即可。

（3）阴虚虚劳

①肺阴虚

鳖鱼骨髓汤：鳖鱼1只（去内脏），猪脊髓150g，生姜3片，加水共煲至烂熟，加盐调味服食。

百合粥：百合30~50g，粳米50g，冰糖适量。粳米煮粥如常法，将熟前放入百合煮熟即可，食时加冰糖适量矫味。

川贝梨：川贝母6g，鸭梨大者1个，冰糖适量。将鸭梨切一盖，挖去梨核，川贝母研细末，加入梨中，并加冰糖，再将切下的梨盖盖上，放在碗内，隔水武火蒸15分钟即可。

②心阴虚

心阴虚的食疗方一：当归15g，红枣6个，鸡蛋1只，红糖少许，加三碗水煮成1碗水。

心阴虚的食疗方二：首乌15g，熟地15g，黄精15g，黑枣6个，乌鸡1/4只，煲汤。

心阴虚的食疗方三：麦冬10g，天冬10g，太子参15g，蜜枣2个，母鸡1/4只，煲汤。

麦冬乌梅饮：麦冬15g，乌梅10g，冰糖适量。将麦冬、乌梅加水煮汁，加入冰糖，晚上睡前服用。

地黄枣仁粥：生地黄30g，酸枣仁30g，粳米50g，冰糖适量。先煮地黄、枣仁取汁，用汁水煮米做粥，食前放入冰糖。

③脾胃阴虚

银耳红枣羹（或百合莲子羹）：银耳、红枣（或百合、莲子）适量共煮羹，当点心服食。

甘蔗马蹄饮：红皮甘蔗（连皮去节）1 段，生马蹄 7 只。二物洗净，加水同煮，代茶饮。

五汁饮：梨汁、马蹄汁、甘蔗汁、麦冬汁、鲜芦苇汁适量。将五汁和匀，凉饮或热饮。

④肝阴虚

山萸肉粥：山萸肉 15 ~ 20g、粳米 100g、白糖适量。用砂锅煮粥，连食 3 ~ 5 天为 1 个疗程。适用于肝阴虚兼肾阴不足者。

仙人粥：制首乌 60g、粳米 100g、红枣 5 枚。先将首乌煮烂，去渣取汁；再同粳米、红枣放入砂锅煮粥，粥将成时，放入少许红糖，稍煮即食。连服 5 ~ 7 天为 1 个疗程。适用于肝阴虚兼肝血不足者。

⑤肾阴虚

豆蔻奶汁：将芹菜、青葱切成细丝，与四杯酸奶或奶酒混合，并加些豆蔻肉末和适量的盐，充分搅拌后放入冷藏室。每天清晨服用半杯（20 ~ 30g）。

芹菜蛋羹：将芹菜 300g 少洗净，切段，放入锅中用水煎煮片刻，加入少许面粉和 1 杯浓肉汤，再加入 1 个蛋黄，热饮最好。

胡萝卜羹：取胡萝卜两根，切成细线，与冷牛奶（加热过的）150g 混合搅匀，加入适量盐。每日 1 杯，分 3 次服用，连续一周最为有效。

蜂蜜果丁：取核桃仁 200g 捣碎，与无花果、杏干、葡萄干各 100g 混合，加上蜂蜜 100g，细心调和即成。每日饮用一食勺。

葡萄人参补酒：在 1kg 白葡萄酒加入 20g 桂皮，20g 人参，密封浸泡 15 天。然后启开，每天饮用一杯（50 ~ 80g）。

（4）阳虚虚劳

①心阳虚：当归 10g，黄芪 15g，母鸡 1/4 只，煲汤。

②脾阳虚：用熟附生姜煨狗肉，熟附子 15 ~ 20g，狗肉 500 ~ 1000g（切块），生姜 15g，蒜头适量。先用蒜头、生姜、花生油起锅，再加水及熟附子，煮 2 小时至狗肉烂熟，调味分多餐服食。

③肾阳虚

鹿茸枸杞猪腰子汤：鹿茸 10g，枸杞子 25g，猪腰 2 个（去内膜，切碎），然后将猪腰放入锅中，加生姜小炒至熟，与鹿茸、枸杞放入锅内隔水炖熟，调味即成（进食时可加半匙白酒）。每星期可食用一两次。功效：补肾阳，适

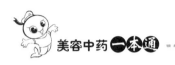

于因肾阳亏损而造成的头晕、耳鸣、倦怠无力、怕冷等。

冬虫夏草山药鸭汤：虫草 15g，山药 20g，鸭 1 只。将鸭和虫草、山药放入锅内隔水炖熟，加点调味即可。每星期可食用一两次。功效：滋阴补肾，适用于因肾阴不足而导致的失眠、耳鸣、腰膝酸痛、口干咽燥等。

羊肉汤：羊肉 150g、山药 120g、肉苁蓉 100g、菟丝子 150g、桃仁 15g。将山药、肉苁蓉、菟丝子、桃仁水煎取汁；羊肉切片，与药汁煮汤，加葱白食盐调味即可食用。适宜肾阳虚者食用，症见男子精神不振、腰膝酸痛，腰脊怕凉，身体发沉，虚喘气短、咳喘痰鸣，自汗，嗜睡、多梦，腰痛、关节痛，听力下降；女性腰膝酸痛、腰脊怕凉、身体发沉、虚喘气短、宫寒不孕、白带清稀、性欲减退、月经延后量少、色暗、有块或痛经。食肉饮汤。

子鸡龙马汤：公鸡仔 450g、鲜虾 150g、海马 40g、红枣 2 枚、生姜 2 片。将公鸡仔洗干净，去毛，去内脏；鲜虾洗净，挑去虾肠，剪去虾须；海马用清水洗干净；生姜洗干净，刮去姜皮；将红枣去核；以上所有材料一齐放入砂锅内，加入适量清水，文火炖 4 小时左右，食盐调味即可。本方有补肾壮阳，益精填髓的功效，对肾阳虚衰、阳痿、早泄、尿频功效。佐餐食用。

党参公鸡汤：公鸡 1 只、党参 30g、草果 3g、陈皮 5g、桂枝 5g、干姜 10g。先将公鸡去毛杂，洗净，余药布包，加清水适量煮沸后，调味，文火炖至鸡熟，去药渣。本方具有温补脾胃，益气养血，适用于脾肾阳虚所致的阳痿阴缩、遗精，胃脘冷痛等。食肉饮汤。

三仙糖醋排骨：猪肋骨 250g、淫羊藿 10g、仙茅 6g、仙鹤草 12g。将猪排洗净切块，再将淫羊藿、仙茅、仙鹤草放入纱布袋中，与排骨共放入锅中，加水煮至排骨熟烂，排骨汤只剩 200ml 时，弃去药袋，排骨捞出，入铁锅中煸炒，排骨汤中加入淀粉、糖、醋、酱油、盐，搅成糊状，加入排骨中收汁勾芡出锅。本方有补肾壮阳、强筋骨、祛风除湿、温肾壮阳、祛寒除湿、补虚强壮、消除疲劳，可提高骨密度、促进骨质形成，有利钙的吸收。可辅助治疗由于肾阳亏虚所致的骨质疏松。佐餐食用。

狗肉炖黑豆：狗肉 250g、黑豆 50g。将狗肉与黑豆调以适量的盐、姜、五香粉及糖，置砂锅中文火炖熟即可。本方有适宜肾阳虚者食用。佐餐食用。

索 引

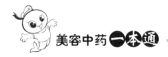

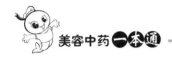

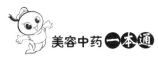

参考文献

1. 江苏新医学院. 中药大辞典 [M]. 上海：上海人民出版社，1977.

2. 中国中医研究院. 中医食疗营养学 [M]. 北京：人民卫生出版社，1988.

3. 傅杰英. 中医美容 [M]. 北京：北京科学技术出版社，2004.

4. 李俊华，王进虎. 现代中医美容学 [M]. 西安：陕西科学技术出版社，2003.

5. 周光优，陈兰玲. 美容健体保健药膳 [M]. 深圳：海天出版社，2004.

6. 国家药典委员会. 中华人民共和国药典 [M]. 2010年版. 北京：中国医药科技出版社，2010.

7. 陆茵，张大方. 中药药理学 [M]. 北京：人民卫生出版社，2012.

8. 王本祥. 现代中药药理学 [M]. 天津：天津科学技术出版社，1997.

9. 邓中甲. 方剂学 [M]. 北京：中国中医药出版社，2010.

10. 上海中医学院中药系. 中医方剂临床手册 [M]. 上海：上海科学技术出版社，1982.

11. 肖子英. 中国药物化妆品 [M]. 北京：中国医药科技出版社，1992.

12. 高学敏. 中药学 [M]. 北京：中国中医药出版社，2007.